Psicologia clinica del dolore

Enrico Molinari · Gianluca Castelnuovo (a cura di)

Psicologia clinica del dolore

Springer

a cura di

Enrico Molinari
Professore Ordinario di Psicologia Clinica
Laboratorio di Ricerche Psicologiche
IRCCS Istituto Auxologico Italiano
Facoltà di Psicologia
Università Cattolica del Sacro Cuore
Milano

Gianluca Castelnuovo
Ricercatore di Psicologia Clinica
Laboratorio di Ricerche Psicologiche
IRCCS Istituto Auxologico Italiano
Facoltà di Psicologia
Università Cattolica del Sacro Cuore
Milano

ISBN 978-88-470-1468-8

ISBN 978-88-470-1469-5 (eBook)

DOI 10.1007/978-88-470-1469-5

9 8 7 6 5 4 3 2 1

In copertina: "Luci e colori di Pellicani in volo" di Angelo Antonio Falmi, Firenze, 2009 (www.angeloantoniofalmi.it)
Layout copertina: Simona Colombo, Milano

Impaginazione: Graphostudio, Milano

Springer-Verlag Italia S.r.l., Via Decembrio 28, I-20137 Milano
Springer fa parte di Springer Science+Business Media (www.springer.com)

Prefazione

Negli ultimi anni, all'interno del vasto panorama della psicologia clinica e delle sue applicazioni, è emersa sempre più la necessità di studiare il dolore cronico e le sue componenti per poter meglio offrire supporto sia agli psicologi, nel loro operare con le sofferenze dei pazienti, sia alle altre figure sanitarie che possono essere interessate alla conoscenza di aspetti psicologici del dolore per migliorare le proprie attività assistenziali.

Nel testo viene data una specifica attenzione al dolore cronico e alla dimensione trasversale della sofferenza che investe molte problematiche relative al lavoro dei medici, degli psicologi, degli psicoterapeuti, degli infermieri, dei fisioterapisti e di altri operatori sanitari.

Nella prima parte del volume abbiamo voluto offrire una panoramica sul dolore a livello di definizione, classificazione e inquadramento psico-fisiologico.

Nella seconda parte vi è una rassegna sulle principali modalità di valutazione, misurazione e trattamento del dolore stesso con particolare riferimento all'uso dell'ipnosi.

Dopo un "interludio" di riflessione teologica sulla dimensione spirituale del dolore, il libro, nella terza parte, presenta esperienze cliniche e di ricerca condotte presso centri ospedalieri e clinici che hanno ottenuto interessanti risultati in campo scientifico e applicativo. Vi è spazio per l'Istituto Auxologico Italiano, con una ricerca realizzata tramite l'impiego di valutazioni psicofisiologiche presso l'Ospedale San Giuseppe di Piancavallo, e per l'Ambulatorio di Terapia del dolore e il Servizio interno di Psicologia Clinica dell'Istituto Ortopedico Galeazzi di Milano, con il progetto VIRNOPA (*VIRtual reality and hypNOsis for the treatment of PAin*) condotto in collaborazione con Laboratorio di Psicologia Clinica dell'Università Cattolica di Milano.

Vi è poi il contributo offerto dai medici di famiglia, punto di riferimento sul territorio per i pazienti con dolore cronico; segue la presentazione di una ricerca, ancora in itinere, ma con risultati preliminari promettenti, su possibili utilizzi di tecnologie estreme come la Realtà Virtuale 4D e il lettino vibroacustico nell'integrazione del trattamento del dolore.

Il libro riporta inoltre un contributo del Dipartimento di Psicologia Clinica della Facoltà di Medicina e Chirurgia dell'Università di Bologna, una riflessione di FederDolore, Coordinamento Italiano dei Centri di Terapia del dolore e un'indagine dell'Onlus NOPAIN, Associazione Italiana per la cura della malattia dolore, sulla situazione dei Servizi esistenti nel territorio italiano relativamente al trattamento del dolore.

Crediamo che per l'intervento sul dolore cronico sia necessaria la collaborazione e l'integrazione di diversi specialisti. In questo volume, attraverso i molteplici contributi di Associazioni, centri di ricerca, medici, psicologi, abbiamo voluto offrire a tutti gli attori coinvolti nella cura uno spazio di confronto teorico e operativo.

Claudio Cricelli, Presidente della SIMG (Società Italiana di Medicina Generale), in un intervento sul tema *Combattiamo il dolore per una società più civile*, scrive: "Questa assistenza, in accordo con i modelli avanzati di cura nei paesi europei più evoluti, dovrebbe essere erogata da un''équipe di curanti' in cui, oltre al medico di famiglia e all'infermiere del territorio, si aggiunge il medico esperto in cure palliative, l'assistente sociale, lo psicologo, l'assistente spirituale, ecc." (Quaderni de Il Sole 24 Ore Sanità, 30-6-2009). Sulla scia di quanto affermato da Cricelli, il volume che presentiamo vuole fornire all''équipe di curanti' possibili chiavi di lettura, teorica e pratica, del fenomeno "dolore" e delle sue possibilità di cura.

Milano, gennaio 2010

Enrico Molinari
Gianluca Castelnuovo

Indice

Elenco degli Autori

Alessandro Agostini
Dipartimento di Psicologia
Università di Bologna
Bologna

Daniela Ambrosi
Ambulatorio di Terapia del dolore
IRCCS Istituto Ortopedico Galeazzi
Milano

Lara Bellardita
Laboratorio di Psicologia
Università Cattolica del Sacro Cuore
Milano

Andrea Brioschi
Laboratorio di Ricerche di Neurobiologia
IRCCS Istituto Auxologico Italiano
Ospedale S. Giuseppe
Piancavallo (VB)

Gianluca Castelnuovo
Laboratorio di Ricerche Psicologiche
IRCCS Istituto Auxologico Italiano
Facoltà di Psicologia
Università Cattolica del Sacro Cuore
Milano

Andrea Cottini
Ambulatorio di Terapia del dolore
IRCCS Istituto Ortopedico Galeazzi
Milano

Stefano Cugno
Psicologo clinico
Milano

Paola Cuzziol
Laboratorio di Ricerche Psicologiche
IRCCS Istituto Auxologico Italiano
Ospedale S. Giuseppe
Piancavallo (VB)

Mauro Ercolani
Dipartimento di Psicologia Clinica
Facoltà di Medicina e Chirurgia
Università di Bologna
Bologna

Valentina Forni
Psicologo clinico
Borghetto Lodigiano (LO)

Diego Kriscak
Centro CARMA srl
Tavagnacco (UD)

Vito Mancuso
Facoltà di Filosofia
Università Vita-Salute San Raffaele
Milano

Alessandro Mauro
Dipartimento di Neuroscienze
Università di Torino
Laboratorio di Neurologia e
Neuroriabilitazione
IRCCS Istituto Auxologico Italiano

Adriano Meroni
Associazione Italiana per la cura
della malattia dolore
Onlus NOPAIN
Milano

Enrico Molinari
Laboratorio di Ricerche Psicologiche
IRCCS Istituto Auxologico Italiano
Facoltà di Psicologia
Università Cattolica del Sacro Cuore
Milano

Maria Cesarina Montagna
Associazione Italiana per la cura
della malattia dolore
Onlus NOPAIN
Milano

Michele Monticelli
Ambulatorio di Terapia del dolore
IRCCS Istituto Ortopedico Galeazzi
Milano

Vincenzo Montrone
U.O. di Fisiopatologia, Terapia del dolore
e Cure Palliative
A.O. "Antonio Cardarelli"
Napoli

Carlo Nobili
Ambulatorio di Terapia del dolore
IRCCS Istituto Ortopedico Galeazzi
Milano

Paolo Notaro
S.S. di Terapia del dolore
A.O. Ospedale Niguarda Ca' Granda
Milano

Alberto Raffaelli
Centro CARMA srl
Tavagnacco (UD)

Daniele Rovaris
Cooperativa Sociale Calypso ONLUS
Milano

Fabio Rubino
Associazione Italiana per la cura
della malattia dolore
Onlus NOPAIN
Milano

Mario Tavola
S.S di Rianimazione
U.O. Anestesia e Rianimazione
Ospedale Civile A. Manzoni
Lecco

Alessandra Voltolini
Associazione Italiana per la cura
della malattia dolore
Onlus NOPAIN
Milano

Emanuele Zacchetti
Neurofisiologia clinica e Psicoterapia
ASL 11 Vercelli
Borgo Sesia
Vercelli

Introduzione

M. Ercolani

"... rimangono fiducia, speranza e amore
ma delle tre, la migliore, è l'amore"
1 Cor. 13:13

Il dolore rappresenta una sfida sempre diversa, impegnativa e stimolante. La comunità clinica e scientifica ha ormai acquisito la nozione che la presenza del dolore è riconducibile a una complessa esperienza in cui si intrecciano componenti di ordine diverso, che appartengono sia alla realtà corporea sia a quella psichica e relazionale.

Non è possibile curare, e soprattutto *prendersi cura* delle persone con dolore cronico, senza una solida e continua formazione medico-psicologica; come in altri ambiti complessi e delicati della vita è necessario avere un atteggiamento di instancabile curiosità, sostenuta dalla consapevolezza dei nostri limiti e della fragilità delle nostre convinzioni e conoscenze di operatori a contatto con il dolore dell'altro. Quando si ha a che fare con l'essere umano, le certezze e i dogmi devono essere ridimensionati, per osservare, ascoltare e imparare il linguaggio multiforme e sempre nuovo del corpo. Un dolore addominale insorto improvvisamente in una persona in buona salute generale può indicare per esempio un problema acuto di origine gastrica, colica o biliare, ma anche il bisogno di essere accuditi da una figura dai tratti materni o paterni quale può essere un medico, uno psicologo, un fisioterapista, un infermiere, oppure un amico o un vicino di casa. Nei casi in cui il dolore diventa cronico il bisogno di ricevere attenzione e affetto può essere letto con maggiore difficoltà, specie se sono presenti concomitanti disturbi della funzionalità di organi e apparati, ma non deve mai essere dimenticato o sottovalutato.

L'efficacia di un'accoglienza calda e amorevole, di un ascolto attento e non frettoloso, di rassicurazioni non sbrigative, e l'offerta di disponibilità emotiva nel tempo sono valori necessari anche se non sempre sufficienti a mitigare angosce, paure e ansie di malattia e di morte, abbandono e solitudine. In molti casi il farmaco, anche se non strettamente necessario, può essere utile come compagno quotidiano (carico di significati talvolta non riconosciuti ed espressi), che a orari precisi porta una pic-

M. Ercolani (✉)
Dipartimento di Psicologia Clinica, Facoltà di Medicina e Chirurgia, Università di Bologna, Bologna

Psicologia clinica del dolore. Enrico Molinari, Gianluca Castelnuovo (a cura di)

cola dose di sollievo e consolazione in attesa di vedere di nuovo la figura di riferimento su cui sono riposte fiducia e speranza.

È necessario incontrare molte volte la persona che soffre di dolore cronico, e ascoltarla sempre come alla prima visita, anche se le parole sembrano ripetersi e le lamentele possono annoiare e affaticare. Non solo non è inutile, ma è terapeutico riascoltare il paziente che parla delle proprie sofferenze, rivolgendo l'attenzione al corpo che duole e al linguaggio, quasi sempre uguale ma anche diverso: finché il paziente ha bisogno di raccontare il proprio dolore, è nostro compito ascoltare; verrà il giorno in cui non avrà più bisogno di parlarne, perché il dolore è sparito, si è attenuato o è diventato meno importante e limitante. Allora acquisiranno importanza persone, situazioni, conflitti che fino a quel momento erano stati taciuti e che possono prendere corpo e sostituire le vecchie lamentele. La nostra pazienza sarà così premiata e avrà aiutato il paziente a crescere verso una dimensione per lui nuova, fonte di stupore e meraviglia, in cui il dolore dell'anima avrà preso il posto del dolore del corpo. Oppure per un certo tempo coesisteranno entrambi, in una dimensione più accettabile. Ho avuto modo di osservare questa situazione in una giovane donna sofferente da anni di una lombalgia fortemente limitante, la quale, dopo aver compreso di avere portato per anni il peso schiacciante di una madre gravemente depressa, andò incontro a una riduzione del dolore alla schiena, dopo aver imparato a sfuggire alle montagne di lamentele che la madre le scaricava addosso.

A volte i compromessi rappresentano un grande successo, ed è necessario saper rinunciare alla realizzazione di un risultato straordinario; un miglioramento è un obiettivo realistico e gratificante, quando la guarigione totale è impossibile. Inoltre, nei casi in cui si verifica, la guarigione può risultare disorientante: la rinuncia a un dolore che dura da anni richiede un processo di elaborazione non sempre rapido e semplice. Alleviare la sofferenza senza avere in mente a tutti i costi la guarigione miracolosa è la nostra missione di medici, psicologi, infermieri, fisioterapisti... noi che ci siamo sentiti chiamati a una professione che intende curare e prendersi cura di chi è in una situazione di bisogno, sia esso dichiaratamente riferito al corpo oppure alla sfera degli affetti.

Parte I
Conoscere il dolore

Il concetto di dolore: definizioni, contesti di interesse e modelli teorici 1

S. Cugno, V. Forni, D. Rovaris, P. Cuzziol, E. Molinari, G. Castelnuovo

1.1 Le definizioni del dolore

Sebbene il dolore sia un'esperienza comune a tutti gli esseri umani, definire questo termine in modo sintetico ed esauriente è un'impresa non facile. La difficoltà maggiore consiste nel descrivere in poche parole una realtà complessa e totalizzante, il cui significato viene costruito in maniera soggettiva dalla persona che la vive, e che è costituita da specifiche componenti fisiopatologiche, psicologiche, comportamentali e socio-culturali, la cui gestione integrata richiede conoscenze in costante aggiornamento oltre a un dialogo continuo tra diverse figure professionali. La parola dolore spesso è pronunciata dal paziente quando si rivolge al medico per spiegare e comunicare il proprio star male. Questo vissuto è causato dalla percezione di un cambiamento inaspettato e inaccettabile, che da una parte impaurisce e dall'altra, mediante una domanda di salute, rafforza la volontà di ripristinare lo stato precedente (Notaro et al. 2009).

Da una prospettiva funzionale, il dolore agisce come un sistema di allarme in grado di indicare precocemente la presenza di un danno. In questo senso, esso svolge un ruolo di chiaro valore adattivo per la salute e il benessere degli esseri viventi. Del resto, se il danneggiamento o la mancanza di un sistema sensoriale come la vista o l'udito possono essere in larga parte compensati attraverso lo sviluppo di funzionalità complementari, senza la percezione del dolore gli esseri umani rischierebbero di trovarsi in situazioni pericolose per la loro sopravvivenza (Zimmerman e Handwerker, 1988). Proprio in virtù della sua imprescindibile funzione di difesa della vita, il dolore è stato definito come il *quinto segno vitale*, al pari di frequenza cardiaca e respiratoria, pressione arteriosa e temperatura corporea (Stephenson, 1999).

S. Cugno (✉)
Psicologo clinico, Milano

Psicologia clinica del dolore. Enrico Molinari, Gianluca Castelnuovo (a cura di)

Tuttavia, quando il dolore si trasforma da episodio acuto in condizione cronica, cioè quando la sua durata si protrae oltre al normale tempo di guarigione, esso perde il carattere funzionale di allarme e acquisisce le caratteristiche della malattia cronica (Bonica, 1953). In questo senso, il cambiamento più significativo degli ultimi decenni nell'approccio scientifico e clinico al dolore consiste proprio nella sostituzione del paradigma del *dolore come sintomo*, cioè indicatore di altri processi patologici, con quello del *dolore come malattia* (Portenoy, 2006).

In generale, l'*International Association for the Study of Pain* (IASP) descrive il dolore come "un'esperienza sensoriale ed emotiva spiacevole associata a un danno reale o potenziale del tessuto, o descritta con riferimento a tale danno" (Turk e Okifuji, 2001). Tale definizione, accolta anche dall'Organizzazione Mondiale della Sanità (OMS), sottolinea come il dolore non debba essere inteso unicamente come sintomo di una lesione organica, ma soprattutto come esperienza somatopsichica unitaria. Si tratta, quindi, di un fenomeno non del tutto collegato in modo diretto e oggettivo all'intensità dello stimolo nocicettivo, ma che ha origine e si modifica anche sulla base dell'elaborazione soggettiva compiuta dalle strutture cerebrali coinvolte nella gestione e nell'integrazione degli elementi cognitivo-valutativi e affettivo-motivazionali dei vissuti (De Benedittis, 2008; Melzack e Casey, 1968). In particolare, si deve alla disciplina della fenomenologia l'enfasi posta sulla dimensione personale del dolore, concepito come interruzione della precisa corrispondenza tra corpo ed esistenza: non è tanto l'organo che soffre, quanto la vita che si contrae e che, persa ogni intenzionalità, si organizza al ritmo del dolore (Galimberti, 2002). Quest'ultimo, qualunque sia la sua origine e in qualsiasi modo venga vissuto, mette in discussione gli snodi fondamentali della vita dell'uomo, creando "quella discontinuità sufficiente per gettare nuova luce sulle cose ed essere insieme patimento e rivelazione" (Natoli, 2004).

1.2
I principali contesti di interesse del dolore

1.2.1
Storia

Affrontare il tema del dolore in una propettiva storico-culturale significa indagare come l'uomo abbia espresso la propria sofferenza nelle diverse epoche storiche, cercando di acquisire un atteggiamento più aperto nell'ascolto e nella comprensione di chi soffre.

Gli esseri umani hanno sempre cercato di contrastare il dolore e di fornire risposte adeguate a questo problema. Quando ancora vivevano di caccia e di raccolta, i nostri antenati hanno appreso, probabilmente osservando la condotta degli animali feriti, alcune modalità di comportamento, come per esempio inumidire con la saliva le parti contuse e doloranti del proprio corpo. Si può ipotizzare che in seguito la ragione e l'esperienza li abbiano indotti a bagnarle con acqua fredda e ad applicarvi foglie e radici per contrastare sintomi, come una tumefazione, o indurre uno stato specifico, per esempio di rilassamento (Tiengo, 2002). Con l'avvento della società stanziale e la conseguente specializzazione dei ruoli all'interno della comunità, alcuni individui sono diventati esperti nell'uso dei rimedi officinali (Minuzzo, 2004). Agli albori della civiltà, magia, religione e medicina sono strettamente combinate, e la malattia e il dolore vengono per lo più considerati una punizione divina causata da una negligenza umana individuale o collettiva, oppure una conseguenza dell'intrusione di spiriti maligni nel corpo del malato (De Bernardo, 2002). Questa visione trascendente subisce una forte battuta d'arresto quando, prima in Grecia grazie a Ippocrate (460-377 a.C. circa) e alla sua teoria dei quattro fluidi, e poi nel resto del mondo conosciuto, una rinnovata concezione della medicina permette di interpretare in modo razionale i fenomeni naturali come il dolore.

Durante il Medioevo, in Occidente la cultura giudaico-cristiana attribuisce grande valore al dolore come mezzo di espiazione attraverso cui l'uomo può giungere alla salvezza dell'anima dopo aver messo scompiglio nell'ordine stabilito da Dio. Grazie al sostegno della Chiesa, in questo periodo ha grande successo la logica della pedagogia della sofferenza, secondo la quale il dolore deve essere accettato, se non addirittura ricercato attraverso pratiche auto-punitive, come modalità di redenzione e crescita spirituale (D'Onofrio, 1992; Minuzzo, 2004).

Con il superamento del temuto anno Mille ha inizio in tutta Europa la cosiddetta fase preuniversitaria della medicina durante la quale, soprattutto grazie al contributo della Scuola salernitana, la medicina affronta un processo di laicizzazione, e la malattia e il dolore sono nuovamente considerati prodotti di cause naturali (Sterpellone, 2004).

Solo con Cartesio (1596-1650) il dolore, considerato in precedenza un indicatore della precarietà della vita, diviene segnale di precisi malfunzionamenti somatici. Il filosofo francese sviluppa il primo paradigma organicista del dolore e ne sottolinea la funzione biologica protettiva, recuperata e sistematizzata in chiave scientifica dal fisiologo e neurologo inglese Charles Sherrington (1857-1952) all'inizio del XX secolo (De Benedittis, 2008; Sherrington, 1900). Nel periodo illuminista, al di là della sua funzione ormai riconosciuta di segnale di allarme nei confronti dei pericoli imminenti, il dolore viene concepito soprattutto come sintomo in grado di facilitare la diagnosi da parte del medico (Rey, 1998).

L'inizio dell'epoca moderna è segnato dalla fondamentale scoperta della trasmissione elettrica del dolore e dalla nascita della neurofisiologia, eventi che chiudono la secolare diatriba fra l'ipotesi aristotelica del dolore come emozione che irrompe nella coscienza, e quella di Galeno (129-216 d.C. circa), che per la prima volta localizzava i meccanismi del dolore nel sistema nervoso centrale (Agrò et al. 2006). Nonostante gli enormi progressi rispetto al passato, ancora oggi la medicina occidentale tende a considerare il dolore esclusivamente come un problema tecnico, spogliandolo del suo caratteristico significato personale (Illich, 1977). Tale esperienza viene così ridotta a un disvalore, a un retaggio inutile che rende l'uomo infermo e misero. Con la scomparsa della cultura del dolore, la sofferenza è rimossa dall'esperienza comune e relegata a luoghi preposti, come gli ospedali o gli studi specialistici (Ercolani, 1997; Natoli, 2004). In modo apparentemente paradossale, tuttavia, nella civiltà contemporanea mentre da una parte si delinea la possibilità di togliere di scena il dolore mediante l'impresa tecnologica, dall'altra si diffonde l'attitudine a ricercare il dolore stesso. Rientrano in questa tendenza alcune delle più recenti forme di manipolazione corporea, come il *piercing* (perforarsi), il *tattooing* (tatuarsi) e il *branding* (marchiarsi a fuoco). Queste prassi sono equiparabili alle cicatrici, ai tatuaggi e alle forature della carne che certe tribù aborigene praticano ancora a scopo apotropaico o per designare l'appartenenza a un gruppo. L'individuo di oggi, abbandonato a se stesso ed estraneo al proprio universo incerto, attraverso il dolore e la marchiatura del corpo cerca di riappropriarsi della propria dimensione antropologica e di un senso di appartenenza, elementi che nella cultura della ricerca del piacere e del benessere sembrano venuti meno (Agrò et al. 2006).

1.2.2 Filosofia

Dal punto di vista filosofico, la questione della sofferenza si declina spesso nel complesso rapporto fra dolore di origine somatica e dolore di origine psichica. In questo senso, le prime speculazioni filosofiche sul dolore cominciano a diffondersi con l'avvento della civiltà presocratica. Secondo il cofondatore dell'atomismo Democrito (460-360 a.C. circa), per esempio, i dolori sono indizi del male che possono essere neutralizzati attraverso il perseguimento della saggezza e la resistenza ai cosiddetti beni inferiori (Agrò et al. 2006). Secondo Platone (427-347 a.C. circa) il dolore non proviene solo dagli stimoli sensoriali, ma anche dall'esperienza emozionale dell'anima che ha sede nel cuore, e rappresenta la sanzione per colui che si è discostato dalla verità assoluta; tramite la sofferenza, intesa come strumento di purificazione, la persona può ritrovare il bene (Bellucci e Tiengo, 2005). La scuola degli stoici riconosce all'uomo la capacità di sopportare e controllare il dolore senza lamentele, vedendo in ciò un possibile strumento per superare Dio stesso: se Dio ignora la sofferenza, gli uomini la vincono (Lamanna, 1972). Per Agostino d'Ippona (354-430 d.C.) il dolore presenta alcuni caratteri distintivi, come l'universalità, il simultaneo legame con il corpo e con l'anima, e la derivazione diretta dal peccato.

In piena epoca medievale, Tommaso d'Aquino (1224/1225-1274) scrive del dolore come di una passione dell'anima: quando il corpo patisce, soffre anche l'anima. Tommaso d'Aquino è anche uno dei primi studiosi ad avanzare l'idea che la compassione degli altri possa produrre una forte mitigazione del dolore: chi compatisce l'altro, porta insieme con questi il fardello del suo dolore, alleggerendolo (Mondin, 1992).

Nel campo dell'algologia – lo studio delle cause e dei trattamenti del dolore –, i secoli che separano il Seicento dall'epoca contemporanea sono segnati dalla primazia della lezione cartesiana che, in virtù della sua logica dualistica, esclude la possibilità che fattori metafisici o psicologici possano integrare il semplice danno somatico e concorrere alla definizione dell'esperienza del dolore (De Benedittis, 2008).

Nella prima metà del XX secolo, i precursori e i sostenitori della filosofia esistenzialista, storicamente influenzata dagli orrori della Prima guerra mondiale, celebrano il dolore come valore morale, capace di rendere tutti gli esseri umani uguali e solidali attraverso la sofferenza. Particolarmente stimolanti sono le posizioni di Søren Kierkegaard (1813-1855), secondo cui la sofferenza è il segno del rapporto con Dio e non del suo abbandono, e di Ludwig Wittgenstein (1889-1951), per il quale l'uomo, esprimendo il dolore attraverso il linguaggio, contiene la sofferenza, la posiziona in un luogo e le assegna un significato; prima della parola, il dolore sovrasta l'uomo come sensazione sorda e muta (Agrò et al. 2006; Wittgenstein, 1986).

1.2.3 Religione e spiritualità

All'interno della teologia cristiana il concetto di dolore assume connotazioni differenti nel Vecchio e nel Nuovo Testamento. Nel primo, la sofferenza è generalmente concepita come una punizione di carattere espiatorio inflitta da Dio in seguito ai peccati commessi dall'uomo. Nel Libro di Giobbe, tuttavia, si assiste a un ribaltamento di questo presupposto. La sofferenza di Giobbe è quella di un uomo irreprensibile e deve essere accolta come un mistero che l'intelligenza umana non può comprendere pienamente. In altri termini, "se è vero che la sofferenza ha un senso come punizione, quando è legata alla colpa, non è vero, invece, che ogni sofferenza sia conseguenza della colpa e abbia carattere di punizione" (Agrò et al. 2006). Già nel Vecchio Testamento dunque, si riscontra una tendenza a superare l'ideazione del dolore come punizione del peccato e a interpretare la pena come sempre associata a una finalità educativa. Il Dio cristiano spiega le sofferenze inflitte alla sua gente in questo modo: "I castighi non vengono per la distruzione ma per la correzione del nostro popolo" (2 Mac 6,12).

Nel Nuovo Testamento, la figura di Dio si trasforma: colui che punisce diventa colui che partecipa con compassione alla sofferenza degli uomini. Il dolore trova un significato nel disegno divino per la redenzione del mondo. A questo proposito Paolo VI, in occasione della chiusura del Concilio Vaticano II, sostiene che "la sola verità capace di rispondere al mistero della sofferenza e di arrecare un sollievo senza illusioni sono la fede e l'unione all'Uomo dei dolori, al Cristo, Figlio di Dio, messo in croce per i nostri peccati e per la nostra salvezza" (Concilio Vaticano II, 1965). La sofferenza e il dolore fisico incarnano una modalità di partecipazione alla sofferenza di Cristo e quindi una via per avvicinarsi a Dio.

Se da una parte l'orizzonte di senso proposto dalla tradizione giudaico-cristiana intende trasformare la sofferenza umana in uno strumento per perseguire il bene per sé e per gli altri, dall'altra, come viene ricordato nella *Summa Theologiae* di Tommaso d'Aquino, il fine ultimo della vita dell'uomo è il raggiungimento della felicità dapprima terrena e poi eterna (Brena, 1997). Questa visione non appartiene unicamente alla tradizione cristiana, ma è anche alla base della spiritualità orientale (Yogananda, 1953). Per raggiungere uno stato duraturo di felicità e affrancamento dal dolore, tuttavia, è necessario pagare il prezzo dell'autodisciplina, che nella civiltà giudaico-cristiana si raggiunge osservando i dieci comandamenti, e nella tradizione orientale mettendo in pratica le regole dello *yama-niyama* (astensione-disciplina) dell'induismo. L'esercizio dell'autodisciplina finisce per incrementare l'autostima e diventare sorgente di gioia e felicità man mano che l'essere umano comprende di poter controllare, con esso, i propri pensieri, comportamenti ed emozioni, inclusi dolore e sofferenza, che in questo modo si liberano degli aspetti più terreni e spaventosi (Brena, 1997).

1.3 I principali modelli teorici sul dolore

Negli ultimi quattro secoli, la ricerca scientifica ha privilegiato un approccio meccanicistico al tema del dolore. In questa prospettiva, le *teorie della specificità* (Schiff, 1858) sostengono che il dolore rappresenti una specifica forma di sensibilità, dotata di un proprio apparato indipendente rispetto a quello degli altri sensi. Questa ipotesi si è lungamente scontrata con la *teoria dell'intensità dello stimolo* proposta dal neurologo tedesco Wilhelm Erb, in base alla quale ogni tipo di stimolo sensoriale può causare dolore nel caso raggiunga un'intensità sufficiente (Luckey, 1895). Escludendo la presenza di qualsiasi elemento mediatore fra lo stimolo nocicettivo e la risposta del singolo individuo, le teorie della specificità vedono nella causa diretta e lineare della sofferenza il principale oggetto di interesse e studio. Tale concezione rispecchia il dualismo cartesiano che, distinguendo il dolore dall'esperienza soggettiva, descrive il primo a partire dalla sola osservazione del comportamento della persona. Così, per esempio, il ritrarsi del braccio in presenza di uno stimolo dannoso va considerato come semplice prodotto dell'azione di un circuito nervoso (Minuzzo, 2004). L'influenza del dualismo mente-corpo ha contribuito a determinare quel processo di medicalizzazione del dolore ancora oggi così invalso (De Benedittis, 2008; Illich, 1977). Secondo le teorie della specificità, diffusesi soprattutto nell'Europa tra la seconda metà del XIX e l'inizio del XX secolo, i casi di dolore che non si possono spiegare mediante un modello lineare di causalità devono essere considerati non reali, sintomo di malattia psichiatrica. Nel 1840 il fisiologo tedesco Johannes Peter Müller (1801-1858) sostiene l'ipotesi che il cervello sia in grado di ricevere informazioni sugli stimoli esterni, compresi quelli dolorosi, esclusivamente attraverso la parte sensitiva del sistema nervoso. È tuttavia Maximilian von Frey (1852-1932), fisiologo austriaco, a sviluppare nel 1894 una più organica e completa teoria della specificità del dolore, a partire dall'evidenza che la cute umana possiede una grande varietà di punti sensoriali unici per le diverse sensazioni. Secondo von Frey, le terminazioni libere dei nervi sono recettori specifici per il dolore (Minuzzo, 2004). Le scoperte di von Frey hanno consentito alle successive ricerche in campo fisiologico di individuare i diversi tipi di fibre coinvolte nel processo di trasmissione e modulazione delle informazioni dolorose, e di identificare nel tratto spinotalamico quella che Horn e Munafò (1997) definiscono "la via del dolore".

Già alla fine del XIX secolo, il fisiologo tedesco Alfred Goldscheider (1858-1935) prova a dimostrare la debolezza delle ipotesi di von Frey e, pur riconoscendo come utili alcune sue intuizioni, suggerisce che, per poter capire a fondo i meccanismi sottesi al fenomeno del dolore, si debba ipotizzare un qualche processo centrale di sommazione (*teoria della sommazione*). Grazie alla *teoria dei modelli*, che partendo dalla proposta di Goldscheider arriva a considerare il dolore come il risultato di precisi pattern spaziali e temporali di trasmissione e scarica, per la prima volta è possibile capire una serie di fenomeni difficili da spiegare ricorrendo ai modelli precedenti, come la persistenza della sensazione dolorosa dopo la scomparsa della causa iniziale o l'inasprimento del dolore dovuto all'effetto cumulativo (Rey, 1998). Secondo William Livingstone (1943), questo processo di sommazione delle informazioni sensoriali periferiche con quelle dolorifiche avviene a livello delle corna dorsali del midollo spinale.

La teoria dei modelli ha rappresentato il primo passo di un lungo processo di allontanamento dalle teorie della specificità, che si sono rivelate troppo semplicistiche per poter spiegare diverse tipologie di dolore. Sviluppate a partire dagli anni Cinquanta del secolo scorso, esse rappresentano una premessa necessaria alla *teoria del cancello* di Melzack e Wall (1965). Nota anche come *ipotesi del controllo del dolore in entrata*, essa è probabilmente la più conosciuta fra le teorie sul dolore. Grazie a questo approccio, la moderna medicina psicosomatica ha in parte recuperato la concezione unitaria del fenomeno doloroso, che la dottrina cartesiana aveva innaturalmente separato (De Benedittis, 2008). Secondo la teoria del cancello, l'esperienza del dolore implica tre dimensioni distinte ma interconnesse. La prima, quella fisiologica, descrive il cammino dello stimolo doloroso attraverso le vie afferenti al sistema nervoso centrale. La seconda e la terza sono, invece, di natura psicologica: una riguarda la dinamica di valutazione cognitiva collegata al processo di costruzione di significato dell'esperienza del dolore, l'altra si riferisce a un processo affettivo-motivazionale, che dipende in larga parte dai valori, dalle credenze, dai tratti e dalle esperienze del singolo individuo (Summers, 2000). La grande novità introdotta da Melzack e Wall, la cui teoria verrà trattata più approfonditamente in seguito (vedi Capitolo 3), risiede nell'ipotesi che a livello delle corna dorsali del midollo spinale esista un cancello, vale a dire un meccanismo in grado di modulare in senso facilitatorio o inibitorio la trasmissione delle informazioni dolorose dai distretti periferici verso il sistema nervoso centrale (Melzack e Wall, 1965). Fattori come la memoria, il livello di attenzione, le emozioni, le esperienze precedenti e i tratti di personalità possono aumentare o diminuire il passaggio dei segnali dolorosi, mediando la relazione fra danno fisico e dolore percepito (Minuzzo, 2004).

Nel 1975 Hughes, Smith e Kosterlitz riescono per la prima volta a isolare i cosiddetti oppioidi endogeni, sostanze morfino-simili prodotte dal cervello che, legandosi ai rispettivi recettori nel sistema nervoso centrale, svolgono un'azione analgesica simile a quella della morfina. La scoperta di queste sostanze ha permesso la formulazione della *teoria biochimica dei recettori oppioidi* (Hughes et al. 1975). Questa teoria permette di fornire un'interpretazione dei casi di assenza di percezione dolorosa di fronte a seri danni tissutali ricorrendo non soltanto ai fattori psicologici, ma chiamando in causa anche un vero e proprio correlato fisiologico, vale a dire il rilascio di oppioidi endogeni nell'organismo (Minuzzo, 2004).

A partire dagli anni Novanta del secolo scorso, lo stesso Melzack (1990, 1999), basandosi sull'osservazione di alcuni pazienti con dolore da arto fantasma, avanza l'ipotesi che le sensazioni associate alla presenza illusoria di una parte del corpo possano essere spiegate mediante l'attività di una specifica rete di neuroni cerebrali, disposti fra talamo e corteccia e fra corteccia e sistema limbico: la neuromatrice (*body-self neuromatrix*). Sebbene la distribuzione spaziale e le connessioni sinaptiche di questo network neurale siano geneticamente determinate, la sua struttura può modificarsi in funzione delle esperienze sensoriali (Melzack, 2005). Il substrato anatomico della neuromatrice comprende, oltre ad alcune aree della corteccia parietale, due vie nervose: la prima, attraverso il talamo, proietta alla corteccia somestesica segnali sensitivi, successivamente elaborati in sensazioni, per esempio termiche o tattili; la seconda, percorrendo il sistema limbico, conferisce alle sensazioni le dimensioni emozionali collegate al dolore e all'ansia (Cardon et al. 2008). Secondo la *teoria della neuromatrice*, che costituisce un'evoluzione della teoria del cancello, il cervello non si limita a elaborare i segnali provenienti dalle aree periferiche, ma genera invece uno schema integrale del corpo, assumendo un ruolo preminente rispetto alle strutture nervose inferiori (Melzack, 2001). Questa teoria fornisce una nuova cornice concettuale alla questione del dolore, e in particolare a quella delle sindromi dolorose croniche, caratterizzate da una grande intensità del dolore, ma da un ruolo indefinito della patologia sottostante. Secondo questa prospettiva quindi, il dolore, piuttosto che essere prodotto direttamente dagli stimoli sensoriali scatenati da una lesione tissutale o da una patologia, è originato dall'architettura sinaptica della neuromatrice, capace di creare, fra gli altri, anche il pattern neuronale (*neurosignature*) specifico del dolore, costituito dall'intersezione di neuromoduli sensoriali, affettivi e cognitivi (Melzack, 2005).

Bibliografia

Agrò FE, Fusco BM, D'Antuono A, Carassiti M (2006) Antropologia del dolore. In: Mercadante S (ed) Il dolore. Valutazione, diagnosi e trattamento. Masson, Milano, pp 7–19

Bellucci G, Tiengo M (2005) La storia del dolore. Momento Medico, Salerno

Bonica J (1953) The management of pain. Lea and Febiger, Philadelphia

Brena S (1997) La sofferenza umana nelle grandi tradizioni religiose: un breve saggio di psicologia religiosa. In: Beltrutti D, Lamberto A (eds) Aspetti psicologici nel dolore cronico. Dalla valutazione alla terapia. CELI, Faenza, pp 111–120

Cardon N, Lanfredini M, Perrella G (2008) L'arto fantasma. BM&L-Italia feb-giu:1–12

Concilio Vaticano II (1965) Messaggio ai poveri, agli ammalati e a tutti quelli che soffrono, 8-2-1965. In: Acta Apostolicae Sedis (1966) 58:17

De Benedittis G (2008) È davvero tutto nella mia mente? Il dolore psicogeno rivisitato. Pathos 15(4):6–24

De Bernardo G (2002) Il rispetto della sofferenza e della morte dell'uomo nella società. In: AA.VV. Il rispetto della sofferenza e della morte nelle principali confessioni. Pensiero, indicazioni e linee guida di accoglienza nelle strutture sanitarie. Libreria Cortina, Verona, pp 47–57

D'Onofrio F (1992) Il dolore, un compagno scomodo. Edizioni Paoline, Milano

Ercolani M (1997) Malati di dolore. Aspetti medici e psicologici del paziente con dolore cronico. Zanichelli, Bologna

Galimberti U (2002) Enciclopedia di psicologia. Garzanti, Torino

Horn S, Munafò M (1997) Pain: theory, research and intervention. Open University Press, Buckingham
Hughes J, Smith T, Kosterlitz H (1975) Identification of two related pentapeptides from the brain with potent opioid agonist activity. Nature 258:577–579
Illich I (1977) La nemesi medica. Mondadori, Milano
Lamanna E (1972) Letture filosofiche. Seneca. Le Monnier, Firenze
Livingstone W (1943) Pain mechanisms. Macmillan, New York
Luckey G (1895) Some recent studies of pain. Am J Psychol 7:109
Melzack R (1990) Phantom limbs and the concept of a neuromatrix. Trends Neurosci 13(3):88–92
Melzack R (1999) Pain and stress: a new perspective. In: Gatchel R, Turk D (eds) Psychosocial factors in pain. Guilford, New York, pp 89–106
Melzack R (2001) Pain and the neuromatrix in the brain. J Dent Educ 65:1378–1382
Melzack R (2005) Evolution of the neuromatrix theory of pain. The Prithvi Raj lecture. Pain Practice 5(2):85–94
Melzack R, Casey KL (1968) Sensory, motivational and central control determinants of pain: a new conceptual model. In: Kenshalo D (ed) The skin senses. CC Thomas, Springfield, pp 423–443
Melzack R, Wall P (1965) Pain mechanisms: a new theory. Science 150:971–979
Minuzzo S (2004) Nursing del dolore. Carocci, Roma
Mondin B (1992) Dizionario enciclopedico del pensiero di Tommaso d'Aquino. ESD, Bologna
Müller JP (1840) Handbuch der Physiologie des Menschen für Vorlesungen. Hölscher, Coblenz
Natoli S (2004) L'esperienza del dolore. Le forme del patire nella cultura occidentale. Feltrinelli, Milano
Notaro P, Voltolini A, Ferrario M et al (2009) Dolore cronico, dolore inutile. Strutture di Terapia del dolore in Italia. Perché un Libro Bianco. www.nopain.it/ Accessed 8 novembre 2009
Portenoy R (2006) Presentazione. In: Mercadante S (ed) Il dolore. Valutazione, diagnosi e trattamento. Masson, Milano, pp IX-X
Rey R (1998) The history of pain. Harvard University Press, Cambridge
Schiff M (1858) Lehrbuch der Physiologie des Menschen, I. Muskel und Nervenphysiologie. Lahr, Schauenburg
Sherrington C (1900) Cutaneous sensations. In: Schäfer (ed) Textbook of psychology. Pentland, London, pp 1002–1025
Stephenson J (1999) Veterans' pain a vital sign. JAMA 281(11):978
Sterpellone L (2004) I grandi della medicina. Le scoperte che hanno cambiato la qualità della vita. Donzelli, Roma
Summers S (2000) Evidence-based practice, I: pain definition, pathophysiologic mechanisms and theories. J Perianesth Nurs 15(5):357–365
Tiengo M (2002) Il dolore e il suo controllo. L'Arco di Giano 33:37–56
Turk D, Okifuji A (2001) Pain terms and taxonomies of pain. In: Loeser J, Bonica J, Butler S et al. (eds) Bonica's management of pain. Lippincott Williams and Wilkins, Philadelphia, pp 16–25
von Frey M (1894) Beiträge zur Physiologie des Schmerzsinns. Königl Sächs Ges Wiss, Math Phys Classe 46:185–196
Wittgenstein L (1986) Zettel. Einaudi, Torino
Yogananda P (1953) The science of religion. SRF, Los Angeles
Zimmerman M, Handwerker H (1988) Il dolore. Lineamenti e prassi medica. Fogliazza, Milano

I sistemi di classificazione del dolore 2

S. Cugno, V. Forni, D. Rovaris, P. Cuzziol, E. Molinari, G. Castelnuovo

2.1 I sistemi di classificazione del dolore

Più che in altre discipline, per l'algologia utilizzare un linguaggio comune e un sistema di classificazione unitario rappresenta una necessità fondamentale. Negli ultimi decenni infatti, gli enormi progressi nel campo dell'eziologia e della fenomenologia del dolore hanno favorito la moltiplicazione di vocabolari, linguaggi e modelli classificatori spesso incompatibili, che hanno generato confusione e difficoltà nei processi di valutazione e studio. Secondo John Bonica, pioniere della moderna algologia, "lo sviluppo e la diffusa acquisizione di una terminologia universalmente accettata e di una classificazione delle sindromi dolorose sono tra i più importanti obiettivi e responsabilità della *International Association for the Study of Pain* (IASP). Anche se le definizioni e le classificazioni adottate non saranno perfette, esse sono sicuramente migliori della Babele che esiste oggi" (Bonica, 1979). Nel 1986 la IASP pubblica la prima classificazione del dolore cronico, aggiornata nel 1994 a cura della Task Force on Taxonomy della stessa associazione (Merskey e Bogduk, 1994). Alcune delle voci più significative sono riportate di seguito:

- *allodinia*: dolore dovuto a uno stimolo che normalmente non provoca dolore;
- *analgesia*: assenza di dolore in risposta a stimolazioni che normalmente sarebbero dolorose;
- *causalgia*: sindrome caratterizzata da dolore bruciante prolungato, allodinia e iperpatia in seguito a lesione nervosa traumatica, spesso accompagnata da disfunzioni vasomotorie e modificazioni trofiche tardive;
- *disestesia*: sensazione anormale sgradevole sia spontanea sia provocata;

S. Cugno (✉)
Psicologo clinico, Milano

- *parestesia*: sensazione anormale non sgradevole sia spontanea sia provocata;
- *ipoestesia*: diminuita sensibilità allo stimolo, esclusi i sensi speciali;
- *iperalgesia*: aumentata risposta a uno stimolo normalmente doloroso;
- *ipoalgesia*: diminuita risposta a uno stimolo normalmente doloroso;
- *iperpatia*: sindrome nella quale dopo uno stimolo, soprattutto se ripetuto, si ha una reazione dolorosa anormale;
- *soglia del dolore*: la più piccola esperienza di dolore che un soggetto può riconoscere come tale;
- *tolleranza al dolore*: il livello massimo di dolore che una persona può sopportare;
- *sofferenza*: stato di angoscia, associato o non associato a dolore, connesso a eventi che minacciano l'integrità della persona.

2.2 I sistemi di classificazione monodimensionale del dolore

Attualmente, quasi tutte le classificazioni del dolore si fondano sul lavoro di esperti del settore, che affrontano aspetti specifici del fenomeno, quali l'origine, l'intensità, il timing e la durata (Turk e Okifuji, 2001). Molte tassonomie si basano su un unico criterio monodimensionale e risultano pertanto limitate e incomplete. Per ottenere un inquadramento migliore si può utilizzare una combinazione di più classificazioni (Mangione e De Santis, 2006).

2.2.1 Classificazione basata sull'origine del dolore

Secondo Jaume (2006), medico e biologo francese membro della IASP, è possibile distinguere diverse tipologie di dolore in funzione della sua origine:

- *dolore da ipernocicezione*: deriva da un attacco esterno al sistema nervoso, per esempio un taglio, che attiva i meccanismi fisiologici del dolore. La natura della lesione può essere tissutale, infiammatoria, ischemica o meccanica;
- *dolore da deafferentazione (o neurogeno o neuropatico)*: a differenza di quello da ipernocicezione, il dolore da deafferentazione è provocato da un'aggressione interna originata da un'anomalia dell'integrità strutturale del sistema nervoso centrale (encefalo e midollo spinale) o periferico (nervi e gangli nervosi rachidei). Questa condizione provoca un malfunzionamento dei meccanismi di regolazione del dolore, a seguito del quale la persona si trova più facilmente esposta a tale esperienza, come accade nell'allodinia, nell'herpes intercostale e nel dolore da arto fantasma;
- *dolore dovuto al sistema nervoso vegetativo*: questo tipo di dolore si origina da un'attività efferente del sistema nervoso autonomo, in base alla quale le fibre che si diramano dai centri nervosi vegetativi sono colpite da una patologia, come nel caso dell'algodistrofia e della causalgia;

- *dolore riferito (o trasferito o proiettato)*: questa particolare forma di dolore si manifesta, grazie all'attività di neuroni specifici e non specifici, in una sede diversa dal luogo in cui si origina;
- *dolore memoria*: si tratta di una tipologia di dolore difficile da diagnosticare, in cui, nonostante la risoluzione del danno neuroanatomico, l'organismo continua a mantenere una traccia mnesica della percezione dolorosa;
- *dolore iatrogeno*: la sua particolarità risiede nel fatto che il dolore ha origine dall'azione di cura stessa, in cui sono presenti interventi invasivi o prescrizioni sgradevoli;
- *dolore postoperatorio*: questo tipo di dolore è conseguente alla lesione tissutale provocata dal gesto tecnico del chirurgo;
- *dolore psicogeno*: generalmente si pone questa diagnosi quando gli esami complementari e gli approfondimenti clinici danno esito negativo, assicurando l'assenza di cause organiche alla base della sintomatologia algica;
- *dolore senza oggetto (o sine materia)*: quando il normale processo diagnostico non rivela cause organiche o psichiche o di memoria, si è soliti ricorrere al concetto di dolore senza oggetto, secondo il quale la percezione del dolore può sussistere in modo completamente autonomo.

2.2.2
Classificazione basata sull'intensità del dolore

Si tratta di una categorizzazione molto diffusa nella ricerca sperimentale e nella pratica clinica, basata sulla dichiarazione soggettiva del paziente circa l'intensità del dolore avvertito, misurato mediante strumenti come la *Verbal Rating Scale* (VRS), la *Visual Analogue Scale* (VAS) e la *Visual Numeric Scale* (VNS) (vedi Capitolo 6).

2.2.3
Classificazione basata sul timing del dolore

Sulla base di questo criterio si è soliti effettuare una distinzione fra *dolore continuo*, che perdura per più di una giornata intera senza mai recedere completamente, pur potendo variare di intensità, *dolore alternante*, che si manifesta solo in specifici periodi della giornata e non presenta alcuna connessione con attività, movimenti, ritmi biologici o situazioni psicofisiche, e *dolore incidente*, determinato da movimenti attivi o passivi (Mangione e De Santis, 2006).

2.2.4
Classificazione basata sulla durata del dolore

Il solo criterio della durata, anch'esso molto utilizzato nella pratica clinica e di ricerca, rischia di non rappresentare un sistema valido di categorizzazione, giacché la dinamica patologica responsabile del dolore può mostrarsi in parte indipendente dal tempo necessario per il suo decorso. Di solito, in base a questo parametro si pratica la distinzione fra dolore acuto e dolore cronico.

Il *dolore acuto* è definito come un dolore istantaneo, a inizio recente e probabile durata limitata, che svolge il fondamentale compito di suscitare una rapida risposta difensiva a uno stimolo nocicettivo. Diversamente da quanto accade con il dolore cronico, esso ha quasi sempre una connessione causale e temporale ben definita con una specifica lesione tissutale o malattia (Varrassi et al. 1997). Prendersi tempestivamente cura del dolore acuto può risultare di fondamentale importanza per evitare che esso cronicizzi, radicandosi nell'organismo somatico e psichico della persona.

In funzione del modello teorico di riferimento, i due criteri temporali più utilizzati per definire il *dolore cronico* sono la durata di tre mesi per la *International Association for the Study of Pain* (Merskey e Bogduk, 1994) oppure di sei mesi per l'*American Psychiatric Association* (APA 2001) a partire dal momento della sua insorgenza. Secondo un'altra proposta, si ha dolore cronico quando esso perdura oltre il normale tempo di guarigione (Bonica, 1953). Ritenendo questi criteri troppo arbitrari o ambigui, Turk e Okifuji (2001) hanno proposto di distinguere il dolore cronico da quello acuto in base all'intersezione di due dimensioni: durata e ruolo della patologia fisica sottostante. Di solito, i casi di dolore acuto presentano una durata breve e un ruolo rilevante e ben identificabile della patologia fisica, e i casi di dolore cronico una durata estesa e un ruolo ridotto e incerto della malattia fisica. Questa prospettiva consente di definire il dolore cronico come generalmente "causato da una lesione, ma che può essere mantenuto da fattori patogeneticamente e fisicamente lontani dalla causa originaria. Esso perdura per un lungo periodo di tempo e rappresenta livelli bassi della patologia sottostante, che non giustifica la presenza né l'entità del dolore. Questo tipo di dolore porta spesso i pazienti a cercare assistenza medica, anche se raramente viene curato in modo efficace. Vista la durata prolungata del dolore, è probabile che fattori ambientali e affettivi interagiscano col danno tissutale, contribuendo alla persistenza del dolore e ai comportamenti di malattia" (Turk e Okifuji, 2001).

Attualmente il dolore cronico rappresenta uno dei principali problemi in ambito sanitario. La sua presenza, che varia tra il 10 e il 55% della popolazione mondiale, secondo i principali studi epidemiologici internazionali (Breivik e Collett, 2006), è più elevata tra gli individui di genere femminile e aumenta con l'avanzare dell'età, soprattutto dopo i sessantacinque anni (Notaro et al. 2009). In Italia si calcola che oltre il 20% delle persone soffra, anche per lunghi periodi della vita, di sindromi dolorose conseguenti a patologie croniche non neoplastiche. Il dolore cronico non trattato può condurre a disabilità fisica e a importanti problematiche psicologiche e sociali, spesso non diagnosticate. Infatti, oltre alle conseguenze sfavorevoli su muscoli e articolazioni, dovute soprattutto alla scarsa mobilità fisica, una percentuale molto elevata di pazienti con dolore cronico soffre di depressione, per lo più reattiva, acuita in molti casi dalla presenza di disturbi ansiosi (Fishbain et al. 1997; APA, 2001; Turner e Romano, 2001). Inoltre, a causa della frequente riduzione delle normali attività quotidiane, soprattutto lavorative, e dell'incremento del ricorso alle cure sanitarie, i costi sociali ed economici del dolore cronico risultano elevatissimi. Recenti dati indicano che la spesa annua collegata al dolore cronico in alcuni paesi europei paragonabili per caratteristiche socioeconomiche all'Italia (Notaro et al. 2009) è di 1,8-2 punti del prodotto interno lordo.

2.3
I sistemi di classificazione multidimensionale del dolore

A partire dal 1965, anno di pubblicazione della teoria del cancello di Melzack e Wall, viene sempre più riconosciuto e avvalorato il ruolo delle componenti psicologiche e sociali nella genesi e nel mantenimento del dolore cronico.

L'*Emory Pain Estimate Model* (EPEM) (Brena e Koch, 1975; vedi Capitolo 6) rappresenta uno fra i primi tentativi di integrare in un'unica classificazione le dimensioni biofunzionale (o patologica) e psicologico-sociale (o comportamentale) del dolore. Dall'incrocio di queste due dimensioni emergono quattro cluster di pazienti con dolore cronico:

- pazienti in cui risulta rilevante la dimensione patologica, ma non quella comportamentale;
- pazienti in cui risulta rilevante la dimensione comportamentale, ma non quella patologica;
- pazienti in cui entrambe le dimensioni risultano trascurabili;
- pazienti in cui entrambe le dimensioni risultano rilevanti.

Alla fine degli anni Ottanta, sulla scorta del lavoro di Brena e Koch, viene ideato il *Multidimensional Pain Inventory* (MPI), costituito da una serie di scale di chiara derivazione empirica, che propone una classificazione di natura psicologico-sociale del dolore (Turk e Rudy, 1988; vedi Capitolo 6). Usando la cluster-analysis, Turk e Rudy distinguono tre profili unici, non sovrapponibili, di pazienti affetti da dolore cronico:

- *pazienti disfunzionali (dysfunctional)*, che riferiscono dolore intenso, nonché considerevoli interferenze nella vita quotidiana, elevati livelli di stress psicologico e bassi livelli di attività dovuti al dolore;
- *pazienti con stress interpersonale (interpersonally distressed)*, i quali hanno la percezione di non ricevere un adeguato sostegno da parte delle figure significative;
- *pazienti adattivi (adaptive copers)*, che riferiscono appropriato supporto sociale, scarse interferenze dovute al dolore e livelli relativamente alti di attività.

Attualmente, la classificazione multidimensionale più utilizzata è quella proposta dalla *Task Force on Taxonomy* della IASP (Merskey e Bogduk, 1994). Tale tassonomia, che rappresenta uno fra gli approcci più esaustivi e globali al tema del dolore cronico, ruota attorno a cinque assi, ognuno dei quali descrive una caratteristica del dolore, identificata da una commissione di esperti di diverse discipline sulla base della letteratura esistente in materia:

- *asse I – Regioni del corpo coinvolte*: testa, faccia e bocca; regione cervicale; spalla e arti superiori; torace; regione addominale; schiena, rachide lombare, sacro e coccige; arti inferiori; regione pelvica; regione anale, perineale e genitale; oltre tre localizzazioni principali;
- *asse II – Sistemi coinvolti*: nervoso e sensi speciali (disturbo o disordine fisico); nervoso (psicologico e sociale); respiratorio e cardiovascolare; muscoloscheletrico e tessuto connettivo; cute, sottocute e ghiandole associate; gastrointestinale; genitourinario; altri organi o visceri; più di un sistema; non noto;
- *asse III – Caratteristiche temporali del dolore (tipo di evento)*: non registrato, non applicabile o sconosciuto; singolo episodio, durata limitata; continuo o quasi continuo, senza fluttuazioni; continuo o quasi continuo, di severità fluttuante; ricorrente in modo irregolare; ricorrente in modo regolare; parossistico; prolungato con parossismi sovrapposti; altre combinazioni; nessuno dei precedenti;
- *asse IV – Intensità e durata (dichiarazione del paziente)*: lieve, moderata, grave; meno di un mese, da uno a sei mesi, più di sei mesi;
- *asse V – Eziologia*: disordini genetici e congeniti; traumi, interventi chirurgici, ustioni; infettiva, parassitaria; reazioni immuni infiammatorie; neoplasie; tossica, metabolica; degenerativa, meccanica; disfunzionale (inclusa psicofisiologica); sconosciuta o altro; origine psicologica.

Sebbene questa classificazione escluda dai criteri tassonomici principali gli aspetti psicologico-sociali e comportamentali del dolore, essa lascia spazio per annotazioni sui fattori psicologici nell'asse II, dove si può registrare la compresenza di un disturbo mentale, e nell'asse V, dove, tra le possibili eziologie, si possono indicare quelle psicofisiologiche e psicologiche.

2.4
I sistemi di classificazione del dolore in psichiatria

Il dolore gioca un ruolo importante in numerosi quadri psicopatologici, fra cui le nevrosi fobiche e ossessive, l'isteria, i disturbi ansioso-depressivi e le perversioni sado-masochistiche (Jaume, 2006). Cionondimeno, secondo il *Manuale diagnostico e statistico dei disturbi mentali* (APA, 2001) il dolore cronico deve essere collocato fra i disturbi somatoformi, in particolare il disturbo di conversione, quello di somatizzazione e quello algico.I criteri diagnostici proposti dal DSM-IV per il *disturbo di conversione* sono:

a) uno o più sintomi o deficit riguardanti funzioni motorie volontarie o sensitive, che suggeriscono una condizione neurologica o medica generale;
b) si valuta che qualche fattore psicologico sia associato col sintomo o col deficit, in quanto l'esordio o l'esacerbazione del sintomo o del deficit è preceduto da

qualche conflitto o altro tipo di fattore stressante;

c) il sintomo o deficit non è intenzionalmente prodotto o simulato;
d) il sintomo o deficit non può, dopo le appropriate indagini, essere pienamente spiegato con una condizione medica generale, o con gli effetti diretti di una sostanza, o con una esperienza o comportamento culturalmente determinati;
e) il sintomo o deficit causa disagio clinicamente significativo, o menomazione nel funzionamento sociale, lavorativo, o in altre aree importanti, oppure richiede attenzione medica;
f) il sintomo o deficit non è limitato a dolore o disfunzioni sessuali, non si manifesta esclusivamente in corso di disturbo di somatizzazione, e non è meglio spiegabile con qualche altro disturbo mentale.

Inoltre, è necessario specificare il sottotipo di conversione in base alla natura dei deficit osservati, classificati in motori, epilettiformi, sensitivi, fra cui rientrano anche quelli dolorosi, o misti. Secondo l'ICD-10, la conversione rientra fra i disturbi dissociativi e include criteri distinti per le *sindromi dissociative motorie*, le *convulsioni dissociative* e l'*anestesia e perdita sensoriale dissociative* in una sezione che comprende anche la *fuga dissociativa* e l'*amnesia dissociativa* (OMS, 1992).

Perché si possa effettuare una diagnosi di *disturbo di somatizzazione*, invece, il DSM-IV richiede:

a) una storia di molteplici lamentele fisiche, cominciata prima dei 30 anni, che si manifestano lungo un periodo di numerosi anni, e che conducono alla ricerca di trattamento o portano a significative menomazioni nel funzionamento sociale, lavorativo, o in altre aree importanti;
b) tutti i criteri seguenti debbono essere riscontrabili, nel senso che i singoli sintomi debbono comparire in qualche momento nel corso del disturbo:
    1. quattro sintomi dolorosi: una storia di dolore riferita ad almeno quattro localizzazioni o funzioni;
    2. due sintomi gastrointestinali: una storia di almeno due sintomi gastrointestinali in aggiunta al dolore;
    3. un sintomo sessuale: una storia di almeno un sintomo sessuale o riproduttivo in aggiunta al dolore;
    4. un sintomo pseudo-neurologico: una storia di almeno un sintomo o deficit che fa pensare ad una condizione neurologica non limitata al dolore;
c) l'uno o l'altro di 1. e 2.:
    1. dopo le appropriate indagini, ciascuno dei sintomi del Criterio b non può essere esaurientemente spiegato con una condizione medica generale conosciuta o con gli effetti diretti di una sostanza;
    2. quando vi è una condizione medica generale collegata, le lamentele fisiche o la menomazione sociale o lavorativa che ne deriva risultano sproporzionate rispetto a quanto ci si dovrebbe aspettare dalla storia, dall'esame fisico e dai reperti di laboratorio;
d) i sintomi non sono prodotti intenzionalmente o simulati.

Secondo l'ICD-10, perché si possa parlare di *somatizzazione* è necessario che siano presenti almeno sei dei quattordici sintomi previsti, classificabili in gastrointestinali, cardiovascolari, genitourinari, cutanei e dolorosi. I sintomi devono essere di almeno due tipi. Inoltre, il paziente deve mostrare una persistente tendenza a rifiutare il responso medico che non vi sia un'adeguata causa somatica alla base dei sintomi (OMS, 1992).

Infine, il DSM-IV prevede il rispetto dei seguenti criteri per diagnosticare il *disturbo algico*, già noto come *disturbo da dolore somatoforme* nel DSM-III:

a) il dolore in uno o più distretti anatomici rappresenta l'elemento principale del quadro clinico ed è di gravità sufficiente per giustificare attenzione clinica;
b) il dolore causa malessere clinicamente significativo oppure menomazione nel funzionamento sociale, lavorativo o in altre importanti aree;
c) si valuta che qualche fattore psicologico abbia un ruolo importante nell'esordio, gravità, esacerbazione o mantenimento del dolore;
d) il sintomo o deficit non viene intenzionalmente prodotto o simulato (come nei Disturbi fittizi o nella Simulazione);
e) il dolore non è meglio attribuibile a un disturbo dell'umore, d'ansia o psicotico e non incontra i criteri per la dispareunia.

È inoltre necessario specificare il tipo di disturbo, scegliendo fra *disturbo algico associato con fattori psicologici*, *disturbo algico associato con fattori psicologici e con una condizione medica generale*, e *disturbo algico associato con una condizione medica generale*. Per i primi due tipi di disturbo, risulta altresì indispensabile precisare se si tratti di dolore acuto, la cui durata sia cioè inferiore ai sei mesi, oppure di dolore cronico. L'ICD-10 non usa il termine disturbo algico ma *sindrome somatoforme da dolore persistente*. I criteri diagnostici richiedono che il dolore duri almeno sei mesi e che non risulti adeguatamente spiegato dall'evidenza di un processo fisiologico o di una patologia somatica (OMS, 1992).

Bibliografia

American Psychiatric Association (2001) DSM-IV-TR Manuale diagnostico e statistico dei disturbi mentali. IV ed. Text Revision. Masson, Milano

Bonica J (1953) The management of pain. Lea and Febiger, Philadelphia

Bonica J (1979) The need of a taxonomy. Pain 6:247–252

Breivik H, Collett B (2006) Survey of chronic pain in Europe: prevalence, impact on daily life and treatment. European Journal of Pain 10(4):287–333

Brena S, Koch D (1975) A pain estimate model for quantification and classification of chronic pain states. Anesth Rev 2:8–13

Fishbain D, Cutler R, Rosomoff H et al (1997) Chronic pain-associated depression: antecedent or consequence of chronic pain? A review. Clin J Pain 13:116–137

Jaume J (2006) Trattato pratico di algologia. Un approccio completo e aggiornato alle terapie contro il dolore. Red, Milano

Mangione S, De Santis F (2006) Tassonomia del dolore. In: Mercadante S (ed) Il dolore. Valutazione, diagnosi e trattamento. Masson, Milano, pp 56–64

Merskey H, Bogduk N (1994) Descriptions of chronic pain syndromes and definitions of pain terms. IASP, Seattle

Notaro P, Voltolini A, Ferrario M et al (2009) Dolore cronico, dolore inutile. Strutture di Terapia del dolore in Italia. Perché un Libro Bianco. www.nopain.it/ Accessed 8 novembre 2009

Organizzazione Mondiale della Sanità (1992) Decima revisione della classificazione internazionale delle sindromi e dei disturbi psichici e comportamentali. Descrizioni cliniche e direttive diagnostiche. Masson, Milano

Turk D, Okifuji A (2001) Pain terms and taxonomies of pain. In: Loeser J, Bonica J, Butler S et al (eds) Bonica's management of pain. Lippincott Williams and Wilkins, Philadelphia, pp 16–25

Turk D, Rudy T (1988) Toward an empirically derived taxonomy of chronic pain patients: integration of psychological assessment data. J Consult Clin Psychol 56:233–238

Turner J, Romano J (2001) Psychological and psychosocial evaluation. In: Loeser J, Bonica J, Butler S et al (eds) Bonica's management of pain. Lippincott Williams and Wilkins, Philadelphia, pp 329–341

Varrassi G, Marinangeli F, Cocco C (1997) Il dolore acuto. In: Beltrutti D, Lamberto A (eds) Aspetti psicologici nel dolore cronico. Dalla valutazione alla terapia. CELI, Faenza, pp 45–58

Aspetti fisiologici del dolore 3

D. Rovaris, S. Cugno, V. Forni, P. Cuzziol, E. Molinari, G. Castelnuovo

I mali, se affliggono duramente, affliggono per poco,
altrimenti se lo fanno a lungo
vuol dire che si possono sopportare.
Epicuro

3.1 La nocicezione

La nocicezione può essere definita come il processo sensitivo in base al quale uno stimolo lesivo è captato a livello periferico e trasmesso al cervello (Jaume, 2006). Qui viene riconosciuto e localizzato, potenziato o inibito, e infine memorizzato. Tale fenomeno si basa sulla presenza all'interno dei tessuti di nocicettori. Questi sensori costituiti da terminazioni libere di nervi periferici afferenti primari, che sono in grado di rispondere in modo differenziato agli stimoli nocicettivi, si trovano quasi in ogni organo. Il dolore è lo stato mentale associato all'attivazione dei circuiti della nocicezione cosciente (Tiengo, 2006).

Nei nostri organi sono presenti diversi tipi di nocicettori: per esempio cutanei, unimodali (se eccitati da stimoli di alta intensità), polimodali (se eccitati da stimoli meccanici), termici, chimici, con una soglia elevata e un campo recettoriale ampio, neuromuscolari e articolari, eccitabili in parte da una pressione violenta o da una variazione di temperatura, con campi recettoriali ristretti, viscerali (Beltrutti e Lamberto, 1997). Prima di essere decodificate e interpretate in modo cosciente nei centri superiori, le informazioni nocicettive sono modulate da diversi meccanismi. Da un punto di vista fisiologico, il dolore è un fenomeno caratterizzato da un sistema di comunicazione di natura biologica composto di tre fasi (Ercolani e Pasquini, 2007):

- *trasduzione*: ricezione del segnale e trasformazione dello stimolo algico (meccanico, termico, chimico) in impulsi elettrici;
- *trasmissione*: trasferimento degli impulsi elettrici verso il cervello;
- *modulazione*: stadio di controllo, inibizione o amplificazione dell'informazione

D. Rovaris (✉)
Cooperativa Sociale Calypso ONLUS, Milano

nocicettiva, a cui fa seguito la fase della *percezione* e della seguente presa di coscienza del dolore. Solo attraverso la percezione l'evento nocicettivo diventa un fenomeno soggettivo che porta a diverse risposte individuali.

Per essere percepita, l'informazione deve raggiungere le parti del cervello in cui si originano i pensieri, gli affetti, la memoria, l'apprendimento, le emozioni e la coscienza di sé. Le informazioni ricevute dal talamo si integrano fra loro nel cervello in modo da creare un fenomeno tridimensionale costituito da sensazione, cognizione ed emozione, il cui risultato viene identificato come dolore o sofferenza. Senza l'integrazione di queste dimensioni non vi è sofferenza. Damasio (2000) descrive un caso di interruzione chirurgica dell'integrazione cognitivo-emotiva nel quale si ottiene una palese "dissociazione tra dolore in quanto tale ed emozione causata dal dolore", con il curioso risultato che il paziente riporta il dolore, ma non la sofferenza.

A livello cellulare, il dolore passa attraverso i neuroni e le connessioni sinaptiche. Il neurone risponde allo stimolo algico depolarizzandosi, vale a dire cambiando istantaneamente la quantità e qualità delle cariche elettriche presenti sulle due facce della membrana cellulare, e facendo così viaggiare il segnale lungo la fibra neuronale (Gilman e Newman, 2004). Grazie a una variazione di potenziale, la forte attività elettrica che caratterizza il neurone crea diverse connessioni che formano reti in grado di mettere in comunicazione le cellule. Il neurone non risponde agli stimoli in modo graduale, ma seguendo il principio *on-off* (tutto o nulla), secondo il quale lo stimolo produce una risposta completa oppure nessuna risposta, senza alcuna gradualità (Kandel e Schwartz, 1991). L'intensità della sensazione avvertita dipende, infatti, in parte dal numero di recettori reclutati dallo stimolo nocivo e in parte dalla loro sensibilità. Un recettore può risultare, a seguito di stimoli ripetuti o particolarmente intensi, abituato o sensibilizzato rispetto a un determinato stimolo, per cui può rispondere a una soglia più alta o più bassa del normale (Jaume, 2006; Marlin e Miller, 1981).

3.2
La trasduzione del segnale

La prima fase di trasduzione del segnale, cioè di trasformazione dello stimolo in impulso elettrico, avviene grazie all'attivazione dei nocicettori da parte di stimoli fisici e mediatori chimici, fra cui prostaglandine e leucotrieni, acetilcolina e citochine. I neuropeptidi, come le prostaglandine e le citochine, partecipano sia all'infiammazione, provocando aumento di flusso ematico (aumento di temperatura e rossore) e all'edema, sia al fenomeno dell'iperalgesia (Camaioni e Evangelista, 1997). Alla base dell'iperalgesia primaria (distale) ci sono, infatti, modificazioni della sensibilità dei nocicettori (Ercolani e Pasquini, 2007); tale fenomeno di sensibilizzazione è determinato dall'aumentato rilascio di queste sostanze chimiche, che possono sia attivare direttamente i nocicettori sia diminuire la loro soglia di attivazione.

3.3 La trasmissione del segnale

A seguito del processo di trasduzione l'impulso si propaga e viene trasmesso dalla periferia verso il centro. Le fibre nervose periferiche che veicolano le informazioni dolorifiche possono essere di tre tipi (Umiltà, 1999; Jaume 2006; Ercolani e Pasquini, 2007):

- fibre A-α mieliniche, di grosso diametro, rispondono sia alle stimolazioni meccaniche di bassa intensità (tattili e pressorie) sia a quelle di alta intensità (nocicettiva);
- fibre A-β lievemente mielinizzate (con minore velocità di conduzione), rispondono a stimoli meccanici e termici di intensità molto elevata e a stimoli chimici. Conducono dolori rapidi e acuti detti epicritici, come le punture;
- fibre C non mielinizzate (a conduzione lenta), di piccolo diametro, rispondono a stimoli meccanici, termici e chimici di alta intensità e rappresentano gli afferenti primari provenienti dai visceri. Conducono dolori lenti, sordi, detti protopatici.

I più importanti mediatori chimici coinvolti nella trasmissione sono somatostatina, glutammato e aspartato, GABA, noradrenalina, serotonina e peptidi oppioidi endogeni[1] (Ercolani e Pasquini, 2007). Rispetto ad altre informazioni derivanti dai neuroni periferici (la cui velocità di trasmissione può raggiungere i 100 m/s), le informazioni di natura nocicettiva sono molto lente (Waxman, 2006).

A livello viscerale, in particolare per la scarsezza di fibre veloci, il dolore viene descritto come profondo, urente, mal definito e poco localizzabile. Inoltre, questo tipo di dolore provoca forti reazioni riflesse del sistema nervoso autonomo con nausea, risposte vasomotorie e un'importante reazione di allarme.

I nervi periferici penetrano nel midollo spinale o nel tronco encefalico con le corrispondenti strutture dei nervi cranici. Come avviene per tutte le fibre sensoriali, l'informazione proveniente dai nocicettori non arriva direttamente al cervello, ma lo raggiunge attraverso tappe successive e diversi percorsi.

3.4 La modulazione del segnale

La modulazione del segnale è un processo complesso che permette il controllo, l'inibizione o l'amplificazione dell'informazione nocicettiva, a cui fa seguito la fase di

[1] Piccole proteine che agiscono a livello dei recettori per gli oppiacei presenti nel sistema nervoso centrale (SNC) e che presentano un'azione farmacologicamente simile a quella della morfina e degli altri oppioidi di sintesi. Gli oppioidi endogeni comprendono endorfine, encefaline, dinorfina, e α-noradrenalina. Questi composti sono sintetizzati dall'organismo soprattutto in risposta agli stimoli nocivi e algici. Tali mediatori chimici, in particolare le endorfine, come verrà spiegato di seguito, sono fondamentali nella modulazione dello stimolo algico.

percezione e di presa di coscienza del dolore (Ercolani e Pasquini, 2007; Price, 2004). Prima di divenire fenomeno psicologico a seguito della fase di percezione, il segnale deve passare attraverso specifiche "stazioni" collegate tra loro da vie, ascendenti e discendenti, che trasportano l'informazione.

3.4.1 Prima stazione: il midollo spinale

Il midollo spinale in sezione orizzontale appare di forma pressoché rotonda: la parte esterna bianca, dovuta alla presenza di mielina, è costituita da fasci di fibre nervose afferenti che collegano il midollo al cervello, e da fasci di fibre discendenti che connettono il cervello al midollo. La zona centrale del midollo è invece costituita da materia grigia. Dal punto di vista anatomico, la sostanza grigia del midollo spinale è divisa in dieci lamine (Rexed, 1952): diversi tipi di neuroni afferenti primari terminano in lamine differenti, costituite da cellule con caratteristiche specifiche.

Le lamine implicate nella nocicezione sono la I, II, III, IV, V; in particolare, le fibre A-δ terminano nelle lamine I e II, le fibre A-β nelle lamine III e IV, e le fibre C t nelle lamine I e V. Quando si verifica una condizione di danno tissutale, nella sede della lesione si produce un fenomeno detto sensibilizzazione (iperalgesia primaria), a causa del quale le fibre C scaricano in modo ripetitivo e la risposta dei neuroni del corno dorsale aumenta progressivamente. Nella zona circostante, invece, si produce un'area più vasta di iperalgesia (iperalgesia secondaria), cioè una risposta ritardata la cui origine è complessa e ancora non perfettamente chiarita, che coinvolge sia la sensibilizzazione periferica sia le modificazioni nel SNC (Varrassi et al. 2008).

3.4.2 Le vie ascendenti e discendenti del dolore

L'informazione nocicettiva è la conseguenza dell'interazione tra due sistemi: quello della trasmissione nocicettiva ascendente e quello della modulazione antinocettiva discendente (Schmidt et al. 2009).

Le informazioni nocicettive vengono ritrasmesse dal midollo spinale al talamo e alla corteccia attraverso alcune vie ascendenti principali. La via ascendente più sviluppata è il tratto spinotalamico, costituito dai fasci neospinotalamico e paleospinotalamico, che originano a livello del corno dorsale del midollo e terminano nei nuclei talamici. Il sistema *neospinotalamico* è la via del dolore filogeneticamente recente, rapida e con fibre grosse, che riesce a localizzare con precisione lo stimolo nocicettivo. Il sistema *paleospinotalamico* è un sistema che giunge al talamo e proietta ai nuclei della base e a numerose aree corticali. È la via del dolore filogeneticamente più antica, profonda; fornisce informazioni relative agli stimoli che attivano un sistema aspecifico che presiede lo stato di vigilanza e il suo legame con il dolore. Le vie ascendenti fanno risalire un messaggio doloroso dal midollo verso il cervello, in modo che questo messaggio venga recepito. Il luogo anatomico dell'incontro di questi fasci è il tronco cerebrale, fra l'encefalo, il cervelletto e il midollo spinale. Questo è il punto d'incontro fra le informazioni sensoriali provenienti dal corpo che passano attraverso il midollo spinale e le informazioni sensoriali del cranio: a questo livello non vi è ancora una presa di coscienza dell'informazione nocicettiva.

Dopo i primi esperimenti di Sherrington (vedi Macchi, 1981; Albanese, 1991) sulle influenze inibitorie toniche provenienti dal tronco cerebrale, sono stati effettuati altri esperimenti che hanno consentito la scoperta di vie nervose e meccanismi che contribuiscono all'inibizione discendente nella modulazione del dolore. Le strutture coinvolte nei processi antinocicettivi non esercitano un controllo autonomo sul dolore. Queste sembrano funzionare più come un'unica unità che esercita un controllo globale e non semplicemente localizzato e topografico sui neuroni che convogliano il dolore nel corno dorsale, esercitando a questo livello una modulazione soprattutto di tipo presinaptico sulle fibre che trasmettono lo stimolo. Il talamo è situato a lato del terzo ventricolo cerebrale ed è composto da sostanza grigia I fasci discendenti con la funzione di regolazione del messaggio doloroso non solo proiettano e si stabiliscono nella formazione reticolare, ma anche nel talamo.

3.4.3
Seconda stazione: il talamo

Il talamo è situato a lato del terzo ventricolo cerebrale ed è composto da sostanza grigia. Alcune aree del talamo sono importanti sedi dei principali neuroni di terz'ordine: nucleo ventroposterolaterale (VPL), submediale (SM) e centrolaterale (CL) del talamo (Waxman, 2006). A livello mesencefalico non c'è coscienza. Per ottenere un'integrazione sensoriale bisogna risalire fino al talamo, che partecipa alla percezione del dolore attraverso le sue funzioni sensoriali e integrative. Esso può essere considerato come un filtro generale della sensibilità e un centro di controllo del dolore. I fasci spinotalamici, come già specificato, proiettano sul talamo con una ripartizione precisa.

Dal talamo le proiezioni verso le aree della corteccia forniscono la dimensione spaziale della percezione dolorosa, permettendo di localizzarla. Essenziale per il fenomeno doloroso è la formazione reticolare talamica, una struttura che svolge una funzione regolatrice delle informazioni, sia dolorose che non. Esso ha un ruolo fondamentale nella paura, nelle componenti emotive della memoria e del comportamento, e nelle risposte automatiche e somatomotorie agli stimoli minacciosi.

Il talamo svolge invece un ruolo di integrazione delle sensazioni dolorose, sia viscerali sia non viscerali. Esiste un controllo intratalamico del dolore, che produce dolori caratteristici in caso di lesione. Il talamo indirizza le vie di tipo motivazionale e quelle di tipo epicritico destinate all'analisi spazio-temporale delle sensazioni verso una struttura chiamata sistema limbico. Tale area conferirebbe alle sensazioni una tonalità affettiva facendo di conseguenza variare l'intensità in funzione del contesto interno ed esterno dell'organismo. I nuclei cerebrali del sistema limbico partecipano anche ai processi di modulazione emotiva dell'individuo. Si può supporre che tali nuclei intervengano nella regolazione della soglia del dolore rispetto a stimoli e condizioni di stress sia di tipo chimico-fisico sia di tipo emotivo (Ercolani e Pasquini, 2007).

3.4.4 Terza stazione: la corteccia cerebrale

Nel 1932 Muniz ha introdotto la lobotomia come pratica chirurgica per pazienti psicotici (Goldberg, 2001). Tale procedura consiste in una resezione della sostanza bianca nel piano coronale del lobo frontale con conseguente interruzione delle vie di proiezione alla corteccia del cingolo. L'esito produce un'aumentata tolleranza al dolore e soprattutto una diminuzione della partecipazione emotiva a stimoli nocicettivi. I pazienti sottoposti a tale pratica continuano a descrivere il dolore con le medesime caratteristiche sensoriali, ma lo affrontano con distacco, senza sofferenza e con totale indifferenza (Grossi e Trojano, 2005; Pollo e Benedetti, 2001).

Per avere la sensazione soggettiva di sofferenza non è sufficiente un'esperienza sensoriale dolorifica, ma è necessario un processo di elaborazione superiore, legato alle connessioni tra la corteccia anteriore del cingolo (AAC) e il lobo frontale, in particolare la corteccia prefrontale. È nella corteccia prefrontale che avviene la presa di coscienza del dolore. Dal punto di vista anatomico, la corteccia prefrontale è caratterizzata da una notevole presenza di sostanza bianca ricca di connessioni neurali, grazie alle quali può agire come "direttore d'orchestra" (Goldberg, 2001) del comportamento e delle funzioni cognitive superiori. Tali connessioni conferiscono specificità alle funzioni delle regioni prefrontali.

La corteccia prefrontale può essere suddivisa in tre regioni fondamentali in base alla sua morfologia e funzionalità:

- *regione laterale*, la sede di gran parte dei processi esecutivi, dei processi di valutazione, di adattamento alla situazione e di pianificazione di comportamenti adeguati al contesto;
- *regione orbitaria*, la sede coinvolta nei processi decisionali finalizzati alla gratificazione personale che deriva da una scelta appropriata tra una serie di possibili alternative comportamentali più o meno vantaggiose;
- *regione mediale*, che può essere distinta in una parte dorsale e una anteroinferiore. La parte dorsale è implicata nei processi cognitivi, la parte anteroinferiore nella regolazione delle emozioni e del comportamento. Con l'amigdala e l'AAC, essa riveste un ruolo cruciale nella regolazione della vita affettiva e, in particolare, nell'elaborazione della sofferenza (Grossi e Trojano, 2005).

Fino a questo stadio dell'elaborazione degli stimoli dolorifici si potrebbe credere che, a parità di nocicezione, vi possa essere, in ciascun individuo, la medesima risposta e valutazione dell'esperienza dolosa. Invece, non solo ciò non avviene, ma nello stesso individuo un identico stimolo nocicettivo può provocare risposte e valutazioni profondamente differenti sulla base delle molteplici situazioni ambientali e psicologiche. A tal proposito si potrebbe anche pensare che la globalità del fenomeno dolorifico possa produrre una sensazione continua di dolore (Jaume, 2006). Questo tuttavia non avviene, ed è uno dei motivi per cui si è postulata, e in seguito dimostrata, l'esistenza di meccanismi modulatori dell'input algico. Il nostro organismo possiede alcune modalità di regolazione del messaggio doloroso che possono renderlo globalmente positivo e permettere l'adattamento. Questi centri di controllo sono situati a diversi livelli, in particolare nel midollo spinale.

3.5 Teoria del cancello e meccanismi fisiologici modulatori dell'input algico

La *teoria del cancello* (*gate control*), proposta da Melzack e Wall (1965, 1976, 1982, 1994), ha inizialmente rappresentato il tentativo più meritevole di spiegare i processi sottostanti il dolore. Secondo gli autori, un meccanismo nelle corna dorsali del midollo spinale può agire come sistema di controllo in grado di aumentare o diminuire il flusso di impulsi nervosi dai nervi periferici al SNC. Non tutti i messaggi provenienti dai nervi periferici devono ricevere attenzione: alcuni di essi sono bloccati dal "cancello" presente a livello del midollo spinale, che può impedire il passaggio dell'informazione.

Il modello concettuale alla base della teoria del controllo di entrata come proposto in origine da Melzack e Wall (1976), si basa sui seguenti punti:

a) la trasmissione degli impulsi nervosi da fibre nervose a cellule di trasmissione (T) del midollo spinale è modulata da un meccanismo spinale di controllo situato nelle corna dorsali;
b) il meccanismo spinale di controllo è influenzato dalla quantità relativa di attività di trasmissione nelle fibre di grande diametro (attività di inibizione) e in quelle di piccolo diametro (attività di facilitazione);
c) il meccanismo di controllo spinale è influenzato da impulsi nervosi discendenti dall'encefalo;
d) un sistema specializzato di fibre a grande diametro e rapida velocità di conduzione (attivatore del controllo centrale) attiva processi selettivi che influenzano, per mezzo delle vie discendenti, le proprietà regolatrici del sistema spinale di controllo in entrata;
e) quando la scarica delle cellule di trasmissione del midollo spinale supera il livello critico, si attiva il "sistema di azione", costituito da quelle aree nervose che stanno alla base dei modelli comportamentali complessi e coordinati tipici del dolore (Melzack e Wall, 1976).

Durante la stimolazione intensa, l'attività delle fibre piccole a soglia elevata può essere importante, specialmente all'aumentare della scarica delle cellule T sopra il livello critico necessario per il dolore. Si ritiene che le fibre di piccolo diametro facilitino la trasmissione (aprendo lo sbarramento) e forniscano quindi la base per la diffusione del dolore verso altri distretti corporei. Tale influenza facilitatrice attribuisce alle piccole fibre un potere molto più grande di quello implicito nel concetto di "fibre del dolore". Per questo motivo gli impulsi delle fibre di piccolo diametro sono suscettibili anche di modulazione da parte dell'attività dell'intero sistema nervoso.

Melzack e Casey (1968) hanno notato che l'afferenza delle cellule T è trasmessa verso l'encefalo attraverso le fibre spinoanterolaterali. Le proiezioni di queste fibre si dirigono, come descritto precedentemente, verso due importanti sistemi encefalici: il talamo ventrobasale e la corteccia.

Questi due sistemi di attività interagiscono per fornire l'informazione percettiva (localizzazione, grandezza e proprietà spazio-temporali), la tendenza motivazionale (fuga o attacco), l'informazione cognitiva (analisi dell'informazione multimodale e probabilità di attuazione di differenti strategie di risposta) e i complessi meccanismi motori responsabili delle risposte manifeste che caratterizzano il dolore.

La teoria del cancello ha permesso di mettere in evidenza alcuni sistemi di controllo come il midollo spinale, senza coinvolgere i sistemi superiori di tipo encefalico.

La neuroanatomia e la neurofisiologia non riescono a spiegare in maniera esaustiva i meccanismi alla base della nocicezione e della modulazione del messaggio doloroso. L'organismo mette in atto altri processi che condizionano il modo di vivere e far fronte al dolore, e che si possono ritrovare in teorie che affrontano la questione da un punto di vista psicologico.

Bibliografia

Albanese A (1991) I gangli motori e i disturbi del movimento. Piccin, Padova

Basbaum AI, Fields HL (1978) Endogenous pain control mechanisms. Review and hypothesis. Ann Neurol 4:451

Beltrutti D, Brena SF, Tiengo M (2006) Dolore ed energia. Mattioli 1885, Fidenza

Beltrutti D, Lamberto A (1997) Aspetti psicologici nel dolore cronico. Dalla valutazione alla terapia. CELI, Faenza

Bonezzi C, Bettaglio R (1997) La valutazione fisiologica. In: Beltrutti D, Lamberto A (eds) Aspetti psicologici nel dolore cronico. Dalla valutazione alla terapia. CELI, Faenza, pp 123–132

Bonica JJ (1990) The management of pain. Lea and Febiger, Philadelphia

Camaioni D, Evangelista M (1997) Definizione e teorie del dolore. In: Beltrutti D, Lamberto A (eds) Aspetti psicologici nel dolore cronico. Dalla valutazione alla terapia. CELI, Faenza, pp 13–21

Damasio A (2000) Emozione e Coscienza. Adelphi, Milano

Devinsky O, Morrel MJ, Vogt BA (1995) Contribuition of anterior cingulated cortex to behaviour. Brain 118:279–306

Epicuro (1992) Lettera sulla felicità. Stampa Alternativa, Roma

Ercolani M (1997) Malati di dolore. Aspetti medici e psicologici del paziente con dolore cronico. Zanichelli, Bologna

Ercolani M, Pasquini L (2007) La percezione del dolore. Il Mulino, Bologna

Gilman S, Newman SW (2004) Le basi essenziali di neuroanatomia clinica e neurofisiologia. Piccin, Padova

Goldberg E (2001) The executive brain. Frontal lobes and the civilized mind. Oxford University Press

Grossi D, Trojano L (2005) Neuropsicologia dei lobi frontali. Sindromi disesecutive e disturbi del comportamento. Il Mulino, Bologna

Jaume J (2006) Trattato pratico di algologia. Un approccio completo e aggiornato alle terapie contro il dolore. Red, Milano
Kandel ER, Schwartz JH (1991) Principles of Neural Science. Elsevier, New York, capp. 19, 23
Macchi G (1981) Malattie del sistema nervoso. Piccin, Padova
Marlin NA, Miller RR (1981) Associations to contextual stimuli as a determinant of long-term habituation. J Exp Psychol 7:313–333
Melzack R, Casey K (1968) Sensory, motivational and central control determinants of pain. In: Kensalo D (ed) The skin senses. Charles C Thomas, Springfield
Melzack R, Guite S, Gonshor A (1980) Relief of dental pain by ice massage of the hand. CMAJ 122:189–191
Melzack R, Wall P (1965) Pain mechanisms: a new theory. Science, 150: 971–979
Melzack R, Wall P (1976) L'enigma del dolore: aspetti psicologici, clinici e fisiologici. Zanichelli, Bologna
Melzack R, Wall P (1982) The challenge of pain. Penguin, Harmondsworth
Melzack R, Wall P (1994) Textbook of pain. Churchill Livingstone, New York
Pollo A, Benedetti F (2001) Componente emotiva del dolore e lobo frontale. In: Tiengo MA (ed) La percezione del dolore: ruolo della corteccia frontale. Springer-Verlag Italia, Milano, pp 41–50
Porro CA, Baraldi P, Pagnoni G, Serafini M, Facchin P, Maieron M, Nichelli P (2002) Does anticipation of pain affect cortical nociceptive system? J Neurosci 22:3206–3214
Rexed B (1952) The cytoarchitectonic organization of the spinal cord in the cat. J Comp Neurol 96(3):414–495
Schmidt AP, Böhmer AE, Schallenberger C et al (2009) Spinal mechanisms of antinociceptive action caused by guanosine in mice. Eur J Pharmacol 613(1–3):46–53
Silverthorn DU (2007) Fisiologia di un approccio integrato, 3a ed. CEA, Milano, capp. 8, 9, 10
Tiengo (2006) Il dolore e la coscienza. In: Beltrutti D, Brena SF, Tiengo M (eds) Dolore ed energia. Mattioli 1885, pp 15–24
Umiltà C (1999) Manuale di neuroscienze. Il Mulino, Bologna
Varrassi G, Marinangeli F, Cocco C (2008) Il dolore acuto. Università degli Studi di L'Aquila, Servizio di Anestesia e Rianimazione. http://www.salus.it/dol/dolore_acuto.html. Accessed 9 settembre 2009
Waxman SG (2006) Neuroanatomia clinica. Piccin, Padova
Zhang Z, Yang S, Chen J et al (1995) Interaction of serotonin and norephrine in spinal antinociception. Brain Res Bull 38:161–171

La multidimensionalità del dolore: aspetti psicologici

4

V. Forni, S. Cugno, D. Rovaris, P. Cuzziol, E. Molinari, G. Castelnuovo

Gli esseri umani incontrano spesso il *dolore*, un'esperienza che si presenta in forme anche molto diverse: per esempio può accompagnare eventi naturali come il parto, emergere nell'intimità dei rapporti sessuali, assumere i tratti di cronicità o raggiungere la massima intensità in occasione di patologie organiche gravi come quelle oncologiche (Ercolani e Pasquini, 2007). Affrontare la tematica del dolore è molto importante, e lo spostamento dall'ottica della guarigione (che pretende di trovare una risoluzione alla malattia) all'ottica della cura (se per cura si intendono sollecitudine interiore, partecipazione attiva alla sofferenza della persona e attenzione ai suoi bisogni; Borgatti, 2006), ha favorito diversi cambiamenti. I più rilevanti sono una maggiore attenzione per la qualità di vita dei pazienti che soffrono di dolore cronico e l'impegno delle organizzazioni sanitarie per l'istituzione di servizi adeguati per i pazienti, e corsi di formazione e aggiornamento per medici e operatori del settore (Ercolani, 1997).

Come si è visto nel Capitolo 1, dare una definizione precisa di dolore è piuttosto difficile. Fino alla fine degli anni Cinquanta, i ricercatori hanno prestato particolare attenzione alla dimensione anatomica e neurofisiologica, nella convinzione che il dolore fosse un'esperienza unicamente sensoriale, e che gli aspetti emozionali ne rappresentassero solo la conseguenza. Oggi il dolore può essere considerato come una complessa esperienza che deriva dall'interazione di aspetti fisiologici, cognitivi, motivazionali, affettivi, e comportamentali (Minuzzo, 2004). In questa prospettiva le caratteristiche psicologiche degli individui giocano un ruolo nell'aumentare, mantenere o originare il dolore (Minuzzo, 2004).

V. Forni (✉)
Psicologo clinico, Borghetto Lodigiano (LO)

Psicologia clinica del dolore. Enrico Molinari, Gianluca Castelnuovo (a cura di)

4.1 La quotidianità di chi convive con il dolore cronico

Il dolore cronico non irrompe all'improvviso. Spesso i pazienti si sottopongono, per settimane o mesi, a svariati test clinici e diagnostici, esami di approfondimento, fisioterapie o interventi chirurgici e terapie alternative nella speranza di porre fine alla propria sofferenza. Questa situazione è frustrante dal punto di vista fisico e psicologico, ed è facile perdere la fiducia negli specialisti se ci si sente incompresi, abbandonati e indifesi senza aver ottenuto il minimo miglioramento dal punto di vista fisico (Shone, 1994). Il disagio del paziente può degenerare in nervosismo, senso di colpa, rabbia, e portare alla sospensione della cura (Wall, 1999). È anche possibile che quando non si trovano ragioni organico-fisiologiche per giustificare il dolore lamentato l'atteggiamento dei medici e degli infermieri cambi (Ercolani, 1997). In questa situazione infatti, il personale medico potrebbe mettersi in discussione dal punto di vista professionale, in quanto incapace di capire cosa stia succedendo, oltre a preoccuparsi per la mancanza di efficacia delle cure prescritte.

I pazienti con dolore cronico lamentano una evidente modificazione del loro *stile di vita*: interruzione dell'attività lavorativa o ricerca di una riduzione del carico di lavoro con la scelta di un orario part time, impossibilità a gestire la casa o la famiglia, abbandono di hobby o attività sportive a causa del dolore derivante, ma soprattutto difficoltà nelle relazioni interpersonali. Sembra molto difficile far accettare agli altri di provare veramente dolore, un dolore talvolta così forte da compromettere tutta la propria giornata. Si tende a credere alla sofferenza se ci sono cause organiche che possano confermala, ma diversamente è facile pensare che il paziente stia fingendo o tenti di sottrarsi a qualche attività rimanendo comunque al centro dell'attenzione. Non si può negare il beneficio secondario che la malattia porta con sé: il dolore cronico risulta un modo semplice di evitare qualcosa non gradevole, un lavoro non apprezzato, un partner difficile o una situazione familiare stressante (Shone, 1994). Anche gli amici possono modificare il loro atteggiamento se il dolore, inizialmente comprensibile e atteso, non tende ad attenuarsi (Wall, 1999), e questo può compromettere in modo significativo la vita di relazione.

Chi soffre di dolore cronico in molti casi non si rende conto del complesso sistema nel quale si trova imprigionato. In molti casi non è più libero di muoversi come vorrebbe, vive ogni spostamento fisico con fatica e paura di provare dolore, ha dovuto riorganizzare la propria quotidianità e il ruolo in famiglia, sul lavoro e nella società (Shone, 1994). Queste persone hanno spesso superato i cinquant'anni, un dato che rende ancora più complessa la situazione psicologica. A questa età infatti si va incontro a una profonda modifica del proprio ruolo sociale: doversi accontentare di un lavoro part time o addirittura licenziarsi perché non più in grado di sostenere il proprio lavoro anticipa la fuoriuscita dalla comunità lavorativa. Tale esito può essere vissuto con notevole sofferenza e amplificare la convinzione di essere più un peso che un elemento attivo nel mondo circostante, alimentando così, oltre alla sofferenza fisica, anche quella psicologica.

Per quanto ogni paziente sia unico, si possono individuare alcuni aspetti caratteristici della vita quotidiana che accomunano le persone che soffrono di dolore cronico:

- *l'aspettativa del riposo*. È molto frequente che il medico prescriva ai pazienti il riposo assoluto: a seconda dei casi si può raccomandare di stare sdraiati, di non utilizzare la mano che duole, di non sforzare la gamba fino al momento di cessazione del dolore. Questa indicazione delega al paziente la responsabilità di stabilire il giusto decorso della malattia (Shone, 1994). Non dare precise direttive può essere interpretato dal paziente come un'indicazione vaga che lo espone al rischio di peggiorare, muovendosi non opportunamente, la situazione già non positiva. Tale atteggiamento potrebbe portare a condotte iperprotettive da parte del paziente e della sua famiglia, incrementando lo sviluppo della cronicità dell'invalidità e della sofferenza. Il rischio è che, in assenza di movimento, i sintomi possano peggiorare, non a causa della lesione iniziale, ma in conseguenza di un calo del tono muscolare tipico di un corpo che non si tiene in esercizio e che diventa meno efficiente a causa di arti doloranti, limitazione del movimento e incremento del dolore (Shone, 1994);
- *l'efficacia della comunicazione*. Spesso l'uso di un linguaggio "troppo medico" è la causa principale delle difficoltà di comprensione tra medico e paziente: conoscere la denominazione esatta della malattia non è sufficiente, serve una spiegazione, è necessario contenere le preoccupazioni del paziente e le sue ansie, anche perché lasciarlo andare a casa spaventato per la diagnosi appena ricevuta potrebbe essere pericoloso (Shone, 1994). Il paziente deve essere aiutato a esprimere una descrizione del dolore che lo affligge prestando attenzione anche alle sensazioni che esso provoca;
- *il rifugio nei farmaci*. Il sogno di un paziente con dolore cronico è che qualcuno sperimenti un farmaco in grado di alleviare il dolore senza provocare i classici effetti che concorrono a diminuire la capacità di pensare in maniera lucida, prendere decisioni ed esercitare il controllo sulla propria vita (Shone, 1994). La gran parte dei farmaci antidolorifici di uso comune sono efficaci a breve termine: si tratta di rimedi validi per occasionali mal di testa, ma inefficaci per il trattamento del dolore cronico. Farmaci come la morfina rientrano tra gli antidolorifici più potenti, sono utilizzati per brevi periodi per dolori postoperatori o per i malati terminali di cancro; hanno un alto potenziale di assuefazione a causa del quale si rendono necessarie dosi sempre più elevate di farmaco per ottenere risultati apprezzabili. Il loro impiego è pertanto sconsigliato nei lunghi periodi, per i quali è preferita la prescrizione di analgesici, miorilassanti e antinfiammatori non steroidei (FANS) (Shone, 1994). In una società come la nostra, che ripone tanta fiducia nei farmaci, è difficile promuovere una giusta educazione al loro utilizzo: se un farmaco non necessita di prescrizione non significa che può essere assunto in ogni momento e in combinazione con altri farmaci; per questo bisogna invece informare i pazienti dei notevoli rischi che l'abuso dei farmaci può provocare alla loro salute;
- *il dolore cronico che invade* la persona. Oltre al dolore che non abbandona mai l'individuo durante la giornata, c'è una parte di sé che viene quotidianamente ferita: subentra la perdita di autorità nel mondo del lavoro e in famiglia, si fanno

strada un'opinione negativa di sé stessi, preoccupazioni per la gravità del proprio stato di salute, la perdita di speranza nelle proprie capacità di ripresa, la convinzione di non essere più attraenti agli occhi degli altri, si realizza inoltre una compromissione di reddito, reputazione e relazioni, ma soprattutto un aumento del dolore (Shone, 1994);

- *la famiglia*. La famiglia è vista comunemente come valido sostegno al quale appoggiarsi nei momenti felici, ma soprattutto in quelli di difficoltà. In questo contesto dobbiamo però riflettere su quanto e quando la famiglia possa trasformarsi da sostegno in ostacolo che limita il recupero del paziente e contribuisca ad aumentare la sua dipendenza (Shone, 1994). Paradossalmente, la famiglia potrebbe avere bisogno di un membro su cui concentrare l'attenzione per evitare di scontrarsi con qualche altro problema, e in questo senso il paziente potrebbe diventare il collante per una famiglia che altrimenti non riuscirebbe più a restare insieme. Nell'ambito familiare è probabile che la relazione con il proprio partner risulti compromessa, in particolare riguardo i rapporti sessuali (Shone, 1994). Infatti, chi soffre di dolore cronico lamenta spesso una diminuzione del desiderio, i rapporti sessuali sono vissuti con estrema preoccupazione, c'è la forte paura di provare dolore o di peggiorare la situazione. Dall'altra parte, il partner potrebbe reprimere qualunque fantasia sessuale per paura di ricevere un rifiuto. La coppia può andare incontro a un momento in cui le carezze, un tempo ricercate, diventano un elemento di fastidio e di preoccupazione (Shone, 1994);
- *le reazioni fisiologiche*. Come sottolinea Shone (1994) la difficoltà nella deambulazione e nei movimenti può provocare problemi alla circolazione, la sudorazione aumenta, la pelle è fredda e umidiccia, possono presentarsi problemi digestivi con aumento di acidità allo stomaco. La tensione dei muscoli può causare mal di testa oppure aumento del ritmo cardiaco. Il sonno è spesso agitato. È facile svegliarsi stanchi al mattino, aver passato la notte con continue interruzioni del sonno e tendere ad appisolarsi durante il giorno. Un corpo sfinito è nella condizione ideale per incrementare il dolore, intensificato da pensieri negativi che rendono difficoltoso l'addormentamento. Stare sdraiati può non essere tollerato per tempi lunghi, la tensione accumulata durante la giornata può trovare sfogo durante la notte e provocare agitazione e dolore. La frustrazione e la collera causate dal non riuscire ad addormentarsi aumentano lo stato di tensione e si sommano alle preoccupazioni per la propria salute. L'aspettativa della difficoltà di addormentarsi o svegliarsi nel pieno della notte, come spesso avviene, rischia di diventare una previsione che si autoavvera.

4.2
La psicologia del dolore cronico

Nei pazienti con dolore cronico è molto importante affrontare gli aspetti affettivi, cognitivi e comportamentali, e precisare i potenziali rischi di incorrere in condizioni psicologiche più gravose.

4.2.1
La componente affettiva del dolore

Il primo aspetto da tenere presente è quello delle emozioni. Le emozioni sono manifestazioni dinamiche create a partire da processi cerebrali di valutazione dei significati che sono influenzate da fenomeni sociali (Siegel, 2001). Sono in grado di provocare delle variazioni a livello somatico, vegetativo e psichico, rappresentano la prima grande valutazione che il soggetto compie del mondo circostante decretando la positività o negatività degli eventi, e consentono di prepararsi all'azione (Siegel, 2001). Le emozioni sono influenzate dalla valutazione cognitiva almeno quanto sono in grado di influenzarla, lasciano spesso trasparire ciò che la persona sta provando; a volte trovano espressione attraverso le parole, altre volte invece si dipingono sul volto delle persone e costituiscono parte di quella comunicazione non verbale dalla quale si possono ottenere preziose informazioni sul paziente. La rabbia e la paura, trattate nei prossimi paragrafi, rientrano senza dubbio tra le emozioni più frequenti in coloro che soffrono di dolore cronico.

4.2.1.1
La rabbia

Si può definire la rabbia come quella emozione legata alla convinzione che una persona importante per noi sia stata trattata senza rispetto e comprende il relativo desiderio di ripristinarlo (Smedslund, 1992). Questa emozione può intervenire rendendo il paziente irascibile e non disposto a sottoporsi alle cure o alle dovute visite di accertamento, compromette soprattutto le relazioni interpersonali e la fiducia verso i propri familiari o verso il personale sanitario (Ercolani e Pasquini, 2007). La rabbia può manifestarsi con intensità molto diverse, come leggero fastidio o vera collera, e comprende una serie di valutazioni cognitive rispetto alle aspettative costruite, alla desiderabilità della situazione, al senso di colpa per ciò che sta accadendo (Ercolani, 1997). La collera spreca tutte le energie, alimenta la tensione e l'ansia (Shone, 1994).

Oltre alla rabbia, tra le reazioni negative del paziente rientra anche l'ostilità, cioè la tendenza personale a percepire le altre persone come non meritevoli della nostra fiducia. L'ostilità si concretizza con mancanza di collaborazione e impegno nei confronti del personale sanitario, ritardi agli appuntamenti, silenzi o tendenza alla logorrea. L'aggressività e la frustrazione sono altri due ostacoli al raggiungimento degli obiettivi terapeutici connessi alle forme latenti. Forme latenti di aggressività possono essere l'ingratitudine, il broncio – espressione infantile usata dall'adulto per dimostrare la propria non disponibilità a partecipare attivamente al trattamento e a parlare – e la lamentosità, che incita a riportare continuamente le proprie rimostranze perché convinti di non poter porre rimedio all'ingiustizia subita. Non è escluso che quanti mostrano una tendenza a lamentarsi piuttosto elevata siano anche affetti da stati depressivi che vanno riconosciuti quanto prima. La rabbia può manifestarsi anche mediante il sarcasmo, l'arroganza o l'amarezza, ma in qualunque forma costituisce uno dei fattori che caratterizzano la condizione psicologica dei pazienti che soffrono di dolore cronico, tanto da poterlo favorire (per questo paragrafo vedi Ercolani e Pasquini, 2007).

La rabbia è, tra le emozioni negative, quella più soggetta alla negazione, per motivi personali e sociali. Il fatto di temere le conseguenze che essa potrebbe generare per sé e per le persone vicine, fa in modo che questa emozione venga il più possibile contenuta e poco manifestata e, per questo motivo, può trasformarsi in forti sensi di colpa e rimorsi. Il fatto di lasciarsi guidare dalla rabbia può avere ripercussioni serie sullo stato di salute generale del soggetto, potrebbe portarlo a evitare una sana attività fisica, la cura della persona, l'alimentazione o a facilitare l'assunzione di comportamenti pericolosi per sé e per gli altri (Ercolani, 1997). Nei pazienti che soffrono di dolore cronico, aggressività e rabbia possono agevolare ritardi nelle diagnosi, difficoltà relazionali con il personale sanitario, fallimenti terapeutici, mancanza di visite di parenti e/o amici, irritabilità (Antonelli, 2003).

4.2.1.2
La paura

Un'altra emozione tipica di questa tipologia di pazienti è la paura, che serve a proteggere l'individuo da pericoli avvertiti come imminenti; essa è rivolta dunque alla percezione di stimoli concreti (Ercolani e Pasquini, 2007). La paura può essere decritta attraverso tre componenti: cognitiva, fisiologica e comportamentale (Ercolani e Pasquini, 2007). La dimensione cognitiva rimanda alla continua presenza di pensieri sul pericolo o sulla morte, il suo fine è mantenere un'attenzione elevata verso le ipotetiche minacce e farsi trovare sempre preparati ad agire. La dimensione fisiologica implica l'attivazione del sistema nervoso simpatico per avviare cambiamenti fisiologici che aumentino la possibilità di sopravvivenza. La dimensione comportamentale è orientata a mettere in atto possibili soluzioni che possano proteggere l'individuo dal probabile attacco della minaccia riconosciuta; le risposte di lotta o fuga sono quelle privilegiate, ma qualora non attuabili, è possibile ricorrere a comportamenti di difesa passiva come il rimanere immobili. Nei pazienti la paura può riferirsi nello specifico a tre conseguenze possibili:

- *la paura che il dolore possa interrompere* (Ercolani e Pasquini, 2007): interrompendo le azioni quotidiane del paziente, il dolore accentra l'attenzione su di sé, e ostacola così la realizzazione degli obiettivi prefissati. Con il passare del tempo aumenta il rischio che il paziente si metta nella condizione di aspettare il dolore, che ormai si presenta assiduamente, e aumenta il rischio di ipervigilanza verso le proprie sensazioni somatiche. Come conseguenza aumenta anche l'incapacità di programmare i propri impegni, perché si prevede che sarà impossibile portarli a termine a causa della comparsa del dolore;
- *la paura che il dolore possa interferire* (Ercolani e Pasquini, 2007): il dolore interferisce nella vita quotidiana, occupa tutta l'attenzione e tutti i pensieri del paziente. Per questo motivo sono compromesse le prestazioni, la concentrazione e la memoria, e aumentano le difficoltà in campo sociale e relazionale;
- *la paura che il dolore possa minacciare la propria identità* (Ercolani e Pasquini, 2007): il dolore modifica l'immagine che ognuno ha di sé nel mondo. Si convive

con la sensazione di essere diventati vecchi prima del dovuto e che il futuro riserverà solo il diventare un disabile. Si avverte la necessità di riprogrammare i piani e le speranze per il proprio futuro.

Le altre paure che un paziente affetto da dolore cronico può lamentare sono relative al confronto con gli altri e con il sistema sanitario (dal quale ci si può sentire oppressi), oppure si tratta della paura di non essere capiti e accettati, magari di essere esclusi, di perdere il controllo sulla propria vita e su ciò che fino a quel momento è stato faticosamente costruito, di non essere più efficienti o di essere sopraffatti da tutto questo (Ercolani e Pasquini, 2007).

Da un punto di vista concreto, queste paure portano a una diminuzione delle occasioni sociali, a maggiori lamentele e senso di dipendenza dagli altri (con relativa sensazione di incapacità di gestire la propria vita), a sentimenti di ansia nei confronti delle attività quotidiane, all'aumento dell'ipervigilanza con un'attenzione specifica a qualunque sensazione fisica nuova, e alla riduzione delle attività motorie (Ercolani e Pasquini, 2007). Tali conseguenze trovano il loro comune denominatore nella tendenza a mettere in atto comportamenti di evitamento (Asmundson et al. 2004) che alimentano la sensazione di non essere all'altezza delle situazioni e le aspettative fallimentari rispetto alle proprie capacità di ripresa.

4.2.1.3
L'alessitimia

Come fa notare Solano 2001, il termine *alessitimia* è di origine greca e significa letteralmente "mancanza di parole per le emozioni" (è composto da alfa privativo seguito da *lexis*, "parola" e *thymos*, "emozione"). Questo costrutto nasce intorno agli anni Settanta per indicare la particolare condizione delle persone che non sono in grado di esprimere le emozioni, non perché le reprimano, ma perché non hanno parole per esprimerle (Solano, 2001). La condizione alessitimica rende molto complesso il lavoro con il paziente perché è difficile raggiungere i suoi stati emotivi e lavorare su di essi.

La medicina psicosomatica ha dedicato molte attenzioni allo studio del rapporto tra emozioni, con le loro manifestazioni, e la comparsa dei disturbi fisici. Il paziente alessitimico non mostra, in genere, un malessere psicologico evidente e appare, nella relazione con il medico, condiscendente e ben disposto. Se la sofferenza fisica, per quanto trattata, non viene risolta, ma si mantiene regolarmente è possibile che il medico ne ipotizzi una questione psicologica alla base e dunque formuli un invio del paziente verso uno specialista (Solano, 2001).

4.2.1.4
La depressione

Il rapporto che esiste tra depressione e dolore cronico è stato oggetto di ricerca e ha alimentato l'idea che il dolore cronico sia in qualche modo l'espressione concreta di una "depressione mascherata" o un semplice "equivalente depressivo" (Blumer e Heilbronn, 1981; Turk e Salovey, 1984). In fondo, il dolore cronico appartiene ai principali sintomi lamentati dai pazienti che hanno ricevuto una diagnosi psichiatrica di depressione (Ercolani, 1997). L'indagine è resa ulteriormente difficile per il fatto che i pazienti con dolore cronico presentano una sintomatologia molto simile a quella depressiva: disturbi del sonno, dell'appetito, ritiro dalle relazioni sociali, isolamento, irritabilità e ostilità nei confronti dei propri familiari, ma soprattutto verso il personale sanitario (Ercolani, 1997). Questi sintomi non sono da soli sufficienti a diagnosticare un disturbo depressivo, ma sono campanelli d'allarme ai quali è necessario prestare la giusta attenzione.

Ci sono tre modelli teorici che permettono di chiarire l'intricato rapporto tra depressione e dolore cronico (Ercolani, 1997):

- *modello biologico*: supporta l'idea che la depressione e il dolore cronico siano espressione dello stesso substrato biologico neurofisiologico. Secondo questo modello, la correlazione osservata in molti studi non è necessariamente indice di una relazione causa-effetto tra depressione e dolore cronico (Ercolani e Pasquini, 2007);
- *modello psicodinamico*: è volto alla comprensione del rapporto tra l'inconscio e il dolore cronico, ritenuto dal pensiero psicoanalitico una difesa rispetto all'emergere di materiali e conflitti inconsci che non potrebbero essere gestiti in quel momento. In questa prospettiva, il dolore è stato collegato alla manifestazione dell'aggressività e dell'ostilità, alla presenza di un Super-io eccessivamente rigido, ai sensi di colpa, al risentimento, al tentativo di difesa contro una perdita reale o immaginaria, alla mancanza di affetto durante il periodo dell'infanzia, all'aver vissuto eventi traumatici sotto forma di gravi perdite o di violenze subite. Il *Pain Prone Disorder* (Blumer e Heilbronn, 1982) è un'entità nosologica specifica compresa nel campo delle sindromi depressive che sottolinea l'impossibilità di considerare il dolore come causa o conseguenza della depressione, preferendo interpretare le due condizioni come dimensioni diverse dello stesso disturbo (Ercolani e Pasquini 2007). Secondo questa visione, il dolore può quindi:
  a) presentarsi come una modalità di penitenza e riparazione per i sensi di colpa coscienti e non (Ercolani e Pasquini, 2007);
  b) vestire panni masochistici in soggetti aventi esperienze di sofferenza, deprivazioni, sconfitte, e un'incapacità di tollerare e beneficiare di situazioni di successo e benessere (Ercolani e Pasquini, 2007);
  c) essere il modo per manifestare un'aggressività insoddisfatta (Ercolani, 1997);
  d) presentarsi anche come una sofferenza fisica cronica pronta a sostituire i sentimenti di perdita, reale o meno che possa essere, nella sfera affettiva e sociale (Ercolani e Pasquini, 2007).

  Il quadro clinico che si riferisce a questa condizione implica la presenza di un dolore persistente, a volte diffuso, anedonia, disturbi del sonno, negazione delle difficoltà che si possono avere in campo emotivo e relazionale, incapacità a tollerare il benessere e il successo unito al senso di inadeguatezza nel provare felicità (Ercolani e Pasquini 2007).

- *modello cognitivo-comportamentale*: si presenta come approccio orientato ai comportamenti del dolore piuttosto che alle cause in grado di originarlo. Nei pazienti affetti da dolore cronico si può registrare una diminuzione di rinforzi positivi: limitazioni nel funzionamento sociale e relazionale, nell'attività sessuale, nell'ambiente familiare e lavorativo e nella capacità di prendersi cura di sé (Ercolani e Pasquini, 2007). La diminuzione di questi rinforzi positivi alimenta il circolo vizioso che si instaura tra il dolore, la diminuzione dei rinforzi positivi e la depressione. Proprio la depressione potrebbe essere un fattore pericoloso per il mantenimento del trattamento orientato alla diminuzione del dolore. Gli elementi cognitivi di percezione del dolore e di riconoscimento delle variazioni che tale condizione può generare sulla propria quotidianità sono variabili su cui è bene lavorare per evitare che possano compromettere ulteriormente la salute del paziente.

La necessità di riconoscere in tempi brevi la depressione nei pazienti con dolore cronico viene giustificata dal rischio di alimentare un circolo vizioso per il paziente che potrebbe compromettere anche la posizione del terapeuta. Non è escluso che questi, davanti ai ripetuti fallimenti terapeutici, decida di non occuparsi più del paziente, oppure di assumere comportamenti ostili nei suoi confronti (Ercolani, 1997). Nei soggetti che lamentano sofferenza a causa del dolore cronico, la depressione si contraddistingue per senso di abbandono, compromissione della posizione sociale, perdita di prestigio e di guadagno sul lavoro, perdita del proprio ruolo all'interno della famiglia, stanchezza cronica e insonnia (Antonelli, 2003).

4.2.1.5
L'ansia

L'ansia è una variabile molto importante nelle situazioni di dolore cronico. Si potrebbe pensare che la depressione sia maggiormente correlata con la sofferenza fisica cronica, ma le ricerche condotte negli ultimi anni danno risposte sorprendenti: pare che il 35% dei soggetti affetti da dolore cronico soffra anche di un disturbo d'ansia, contro il 18% della popolazione generale (McWilliams et al. 2003). Mentre la depressione costituisce un'attesa passiva sostenuta dalla convinzione che non ci sia nulla da fare, l'ansia rappresenta il motore delle attività (Wall, 1999). Il dolore richiama una minaccia, fissa l'attenzione su di sé, libera l'ansia che a sua volta farà programmare delle azioni e favorirà delle aspettative (Wall, 1999). Le componenti che contraddistinguono l'ansia nei pazienti con dolore cronico sembrano essere l'ipervigilanza e la catastrofizzazione, in grado di portare a una previsione del peggiore scenario immaginabile (Ercolani e Pasquini, 2007). In questi pazienti, l'ansia assume le caratteristiche della paura della morte, del dolore incontrollabile, dell'ospedale e del ricovero, oppure di preoccupazioni per famiglia, problemi finanziari, perdita della dignità e del controllo del proprio corpo, inquietudine spirituale (Antonelli, 2003).

4.2.2 La componente cognitiva del dolore

Gli aspetti cognitivi che possono influenzare l'esperienza dolorosa possono essere suddivisi in:

- *interpretazioni*: è possibile che il paziente cerchi di trovare una spiegazione al proprio dolore, rintracciando le possibili cause e i possibili trattamenti. Le interpretazioni si basano spesso sulle conoscenze ottenute tramite i comuni mezzi di informazione o la lettura di riviste specialistiche che diventano per i pazienti un modo valido per documentarsi (Bonezzi, 2002). L'interpretazione è influenzata dal significato che il soggetto darà al suo dolore, dalle proprie esperienze passate e da quelle vissute dalle persone che lo circondano (Ercolani e Pasquini, 2007);
- *attenzione*: una dimensione importante e da non sottovalutare del dolore. In certi casi gli sportivi sono in grado di portare a termine una partita di calcio, una gara ciclistica o un incontro di pugilato anche con ferite serie che in un altro momento o in altre condizioni avrebbero provocato molto dolore e probabilmente costretto al riposo. Questo esempio chiarisce quanto l'attenzione sia in grado di influenzare la percezione del dolore, tanto che alcuni trattamenti per la sua gestione si servono della capacità di indirizzare in modo adeguato l'attenzione evitando di soffermarsi troppo sul dolore (Hoffman, 2000). Un'attenzione selettiva verso lo stimolo doloroso può aumentarne l'intensità e la percezione, al contrario la distrazione può diminuirla (Antonelli, 2003);
- *coping*: il modo di adeguarsi a una situazione e reagire di conseguenza determina se e come il paziente riuscirà a riprendere il controllo della propria vita. Il *coping* rappresenta la tendenza con cui la persona decide di far fronte alle circostanze, riconoscendo e sfruttando al meglio le risorse disponibili anche nelle situazioni più complicate. Nel caso dei pazienti con dolore cronico, si tratta di mettere in atto strategie finalizzate ad aumentare il livello della propria sopportazione al dolore come per esempio ignorare il disagio, impegnarsi in attività alternative, chiedere aiuto (Antonelli, 2003);
- *credenze sul dolore*: si tratta di un insieme di idee relative all'esperienza dolorosa che prendono forma dall'interazione che si instaura tra idee preesistenti e nuove informazioni. Tali credenze sono in grado di influenzare la percezione del dolore, il livello della soglia nocicettiva e le reazioni fisiologiche agli stimoli dolorosi (Antonelli, 2003);
- *locus of control:* è un orientamento cognitivo che può essere suddiviso in interno ed esterno.
  a) *Locus of control interno*: il soggetto è convinto che gli eventi dipendano dal proprio comportamento; per questo motivo può mettere in atto strategie cognitive al fine di gestire e limitare la propria esperienza dolorosa. È espressione di un paziente attivo, collaborativo e in grado di prendere in mano la sua situazione.
  b) *Locus of control esterno*: il soggetto ha la convinzione che le conseguenze del proprio comportamento dipendano da fattori che sono fuori dal proprio con-

trollo e che vengono gestiti dal fato, dalla fortuna o da altri individui. I pazienti con locus of control esterno che soffrono di dolore cronico hanno poca fiducia nelle proprie capacità di gestione del dolore, presentano difficoltà a reagire alla disabilità, sostengono il ruolo di malato, sono più depressi e adottano facilmente strategie di coping non funzionali (Antonelli, 2003). Si presentano in genere come pazienti passivi in balia degli eventi.

4.2.3
La componente comportamentale del dolore

La dimensione comportamentale permette si definire i modi di agire caratteristici della sintomatologia dolorosa. Tra di essi rientrano le espressioni del volto, i movimenti rallentati o zoppicanti, le richieste di aiuto più o meno esplicite (Ercolani, 1997), oltre a pianti, lamentele, passività, vocalizzi, comportamenti dipendenti, comportamenti di sfida, di rifiuto e lunghi silenzi (Antonelli, 2003).

È facile che i pazienti con dolore cronico cerchino di interpellare il maggior numero di specialisti possibile per trovare una risoluzione, anche perché spesso soffrono da mesi o anni, e si impegnano nel difficile compito di trovare il medico o la struttura più competente per la loro situazione (Bonezzi, 2002). Queste persone spesso usufruiscono di terapie mediche e interventi chirurgici, massaggi e trattamenti fisioterapici, oppure possono decidere di affidarsi al mondo della medicina alternativa (Shone, 1994). Tali comportamenti possono alimentare il dolore e creare un circolo vizioso caratterizzato da stati di dipendenza e ostilità nei confronti del mondo sanitario, insoddisfazioni e lamentele (Ercolani, 1997). Il paziente che soffre di dolore cronico porta con sé le convinzioni rispetto al proprio stato di salute e le proprie aspettative, chiede consigli, a volte pretende accertamenti e particolari cure farmacologiche. Vive spesso una condizione depressiva, un isolamento sociale con uscita dal mondo lavorativo, sviluppa uno stato di dipendenza dagli altri e dal sistema sanitario. Chi soffre di dolore cronico può vivere nello status di malato, vale a dire riconosce la situazione che sta vivendo come non desiderata e si attiva nel tentativo di trovarvi risoluzione (Ercolani e Pasquini, 2007). Accade spesso che si verifichi un comportamento abnorme di malattia, cioè che ci sia una discordanza tra lo stato di sofferenza lamentato dal paziente e la valutazione che il medico ha fatto del caso stesso (Ercolani e Pasquini, 2007). Questo tipo di comportamento potrebbe essere facilitato dalla paura del paziente di assumersi nuovamente le proprie responsabilità o gli impegni che il ruolo di malato aveva permesso di evitare (Ercolani e Pasquini, 2007). È possibile che emerga anche una tendenza ipocondriaca (Ercolani, 2007).

Da questa breve delucidazione sulla condizione psicologica che il paziente con dolore cronico può vivere emerge chiaramente la necessità di prendersi carico di lui non solo dal punto di vista puramente organico, ma anche da quello delle sfaccettature sociali e psicologiche che lo interessano come persona.

Bibliografia

Antonelli C (2003) Ipnosi e dolore. Aspetti integrati. Laterza, Roma-Bari
Asmundson GJG, Norton PJ, Vlaeyen JWS (2004) Fear-avoidance models of chronic pain: an overview. In: Asmundson GJG, Vlaeyen JWS, Crombez G (eds) Understanding and treating fear of pain, Oxford University Press, New York, pp 3–24
Blumer D, Heilbronn M (1981) The pain-prone disorder: a clinical and psychological profile. Psychosomatics 22:395–402
Bonezzi C (2002) Liberi dal dolore. La sofferenza fisica e le nuove terapie per curarla. Mondadori, Milano
Borgatti R (2006) Dispensa delle lezioni di Neuropsichiatria infantile. Università Cattolica del Sacro Cuore, Milano
Ercolani M (1997) Malati di dolore. Aspetti medici e psicologici del paziente con dolore cronico. Zanichelli, Bologna
Ercolani M, Pasquini L (2007) La percezione del dolore. Il Mulino, Bologna
Hoffman HG, Doctor JN, Patterson DR et al (2000) Virtual reality as an adjunctive pain control during burn wound care in adolescent patients. Pain 85:305–309
McWilliams LA, Cox BJ, Enns MW (2003) Mood and anxiety disorders associated with chronic pain: an examination in a nationally representative sample. Pain 106:127–133
Minuzzo (2004) Nursing del dolore. Carocci, Roma
Shone N (1994) Affrontare il dolore fisico. Calderini, Bologna
Siegel D (2001) La mente relazionale. Neurobiologia dell'esperienza interpersonale. Raffaello Cortina, Milano
Smedslund J (1992) How shall the concept of anger be defined? Theory Psychol 3:5–34
Solano L (2001) Tra mente e corpo. Come si costruisce la salute. Raffaello Cortina, Milano
Turk DC, Salovey P (1984) Chronic pain as a variant of depressive disease. A critical reappraisal. J Nerv Ment Dis 172:398–402
Wall P (1999) Perché proviamo dolore. Einaudi, Torino

Dolore e sofferenza

5

V. Montrone

5.1 Premessa

Dolore e sofferenza sono apparentemente due semplici parole, ma sul loro significato si sviluppa una vera e propria filosofia di cura. Spesso, anche se non ce ne rendiamo conto, il pensiero scientifico viene influenzato dal significato che noi stessi abbiamo dato alle parole o ai termini, e le definizioni diventano quindi strumenti importanti che, anche quando riconosciuti provvisori e modificabili, condizionano il pensiero e l'agire di tutti i ricercatori. È il caso dei termini in questione.

La terapia è sempre stata storicamente, e sempre sarà, la logica conseguenza dell'interpretazione del *fenomeno dolore*; per capire il significato di queste parole dobbiamo addentrarci in riflessioni di natura filosofica e antropologica. Comprendere cosa sia il dolore è molto importante anche se complesso, basti pensare che la parola *dolore* ha trovato difficoltà di definizione persino nella lingua greca, notoriamente precisa e puntigliosa in fatto di terminologia, che non ha saputo scegliere tra *algos*, *phatos*, *odune* e *aisthesis*. Pertanto, prima di addentrarci nei misteri della materia e della mente alla ricerca delle cause e del significato dell'epifenomeno chiamato dolore, la cui genesi è inscindibilmente psicofisica, e prima ancora di approfondire il misterioso pianeta rappresentato dalla *sofferenza umana, è* doveroso fare una affermazione di principio: solo un uomo può alleviare la sofferenza di un altro uomo, e questo uomo non è solo rappresentato dalla figura del medico.

V. Montrone (✉)
U.O. di Fisiopatologia, Terapia del dolore e Cure Palliative, A.O. "Antonio Cardarelli", Napoli

Psicologia clinica del dolore. Enrico Molinari, Gianluca Castelnuovo (a cura di)

5.2 Il dolore nella cultura delle varie epoche storiche

La cultura medica ha sempre risentito del pensiero filosofico del proprio tempo e seguendo il lungo cammino del pensiero umano, dai primordi a oggi, si osserva come non vi siano tracce scritte o tramandate su come i primi esseri umani combattessero il sintomo dolore in epoca preistorica. Dai primi tentativi istintivi si è giunti nel tempo a pratiche sempre più elaborate che piano piano affiorano dal buio della storia.

Si ipotizza che in epoca preistorica, non riuscendo a trovare una logica spiegazione al dolore, l'uomo abbia invocato spiriti maligni e forze occulte che, penetrando nel corpo, determinavano lo stato di sofferenza. La conseguenza di questo concetto filosofico produsse l'idea che, attraverso riti magici, messi in atto dallo stregone o dallo sciamano della tribù (terapia), si potessero allontanare i demoni. Questa concezione si ritrova all'età del bronzo (prima del 1000 a.C.), durante la quale si credeva che le malattie, e il corrispondente dolore, fossero provocati da demoni che entravano di nascosto nel naso e nelle orecchie di colui che aveva offeso il Dio protettore.

Circa sei secoli dopo, siamo ai tempi di Platone (428-347 a.C.), il dolore continuava a essere interpretato come un fenomeno soprannaturale, e il cuore era considerato l'organo in cui esso si generava. La visione organicista fu introdotta da Ippocrate, ma dobbiamo risalire all'anno 500 a.C. perché un allievo di Pitagora, Alcmeone, avanzasse l'ipotesi che il cervello, e non il cuore, fosse la sede della sensibilità e della razionalità. Nella disputa intellettuale prevalse Aristotele, il quale sosteneva, con Empedocle, che il cuore fosse il centro del dolore, e a nulla valsero le discussioni filosofiche con Democrito e Anassagora, sostenitori della teoria contraria.

Va detto che, se da un lato Aristotele si discostò dalla tesi sostenuta da Democrito, è anche vero che fu il primo filosofo a introdurre il concetto organicista del dolore. Egli sostenne che uno dei cinque sensi, il tatto, fosse responsabile del dolore: "Quando si ha un eccessivo calore vitale si determina un aumento della sensibilità tattile che sprigionandosi dalle carni è conglobata nel sangue e poi giunge al cuore". Aristotele ebbe in ogni caso il merito di ricondurre il dolore alle sue cause organiche, abbandonando il misticismo di cui il termine era ammantato fino a quel momento. Dopo la morte di Aristotele fu Erofilo (335-280 a.C.) a dare la prima dimostrazione anatomica del fatto che il cervello fa parte di quello che oggi viene chiamato Sistema Nervoso Centrale (SNC) e che i nervi sono collegati al nevrasse, distinguendoli in nervi sensitivi e motori. Come spesso accade, tali brillanti intuizioni furono a lungo ignorate, e solo quattro secoli dopo, grazie a Galeno (129-201 d.C.) vennero riscoperte e riportate in auge.

Durante il Medioevo (VI-XV secolo) le idee di Aristotele presero di nuovo il sopravvento, una concezione durata ben ventitré secoli, anche rispetto al brillante pensiero del filosofo arabo Avicenna (980-1037). Questi era medico oltre che filosofo, matematico, fisico e poeta. Fu precursore di numerosi concetti della moderna algologia, classificando ben quindici tipi di dolore e suggerendo che il dolore sia "una particolare sensazione" prodotta dalla malattia, da considerare esso stesso malattia.

Nel Medioevo nacque la medicina monastica, introdotta dai monaci benedettini, che utilizzavano un ricco prontuario di erbe medicinali coltivate di persona negli orti dei monasteri. Questi monaci vanno considerati i pionieri della futura industria farmaceutica, in quanto le pozioni preparate erano vendute attraverso botteghe farmacie presenti nei loro monasteri. In questi luoghi assumevano il ruolo di medici e taumaturghi: ecco che dal medico filosofo del periodo ellenista si passa nel mondo occidentale al monaco medico, mentre in quello orientale permane la figura del medico filosofo.

Il perno centrale dell'evoluzione del pensiero scientifico si ebbe prima con Galilei (1564-1642), che gettò le basi per una concezione non più filosofica, non più metafisica, ma puramente razionale del dolore, e successivamente con Cartesio (1596-1650). Quest'ultimo, in pieno Rinascimento, con la teoria del metodo tracciò il definitivo allontanamento dalla dimensione metafisica. Il cervello fu considerato la sede centrale della sensibilità e il dolore interpretato come un input afferenziale che dalla periferia si porta lungo i nervi al cervello. La concezione del dolore espressa da Cartesio ha permeato le menti dei medici e dei ricercatori segnando e condizionando fortemente anche il pensiero contemporaneo.

A metà del Cinquecento si assiste al rivoluzionario tentativo introdotto dai concetti di Paracelso, lo scienziato più controverso dell'epoca, ideatore dell'etere solforico (da lui utilizzato per lenire la sofferenza) e del laudano (ottenuto mescolando alcol e oppio), oltre che propugnatore della visione olistica dell'uomo, secondo la quale il dolore va interpretato anche alla luce della complessa sfera psicofisica. Da tale visione nasceva il suo originale utilizzo dell'astrologia.

Ma un vero precursore della visione psicofisica del dolore fu Benedetto Spinoza (1632-1677), che trattava il dolore includendo in questo concetto anche la melanconia. Il dolore era visto come un'emozione e con il termine *tristizia* indicava sia il dolore fisico sia quello psichico (un'anticipazione del concetto moderno di *total pain*).

Ecco quindi che nel XVI e nel XVII secolo, con l'avvento della concezione scientifica della natura, il dolore non è più valutato nell'ambito della filosofia, ma in quello della medicina. Le tecniche terapeutiche utilizzate per controllare il dolore erano prevalentemente reflessologiche di controirritazione, applicazione di caldo o freddo, sostanze revulsivanti, applicazioni di balsami composti, di sanguisugi, salassi, ventose, oppio e laudano, oltre ad alcune sostanze medicamentose quali la mandragora. Si utilizzavano, anche se in modo pittoresco e improprio, tecniche iper reflessologiche e tecniche ipo reflessologiche (neuromodulazione farmacologica). Le terapie erano effettuate per tentativi, senza un ordine preciso, si procedeva seguendo la pratica dei seguaci della scuola dei metodici, utilizzando cataplasmi di lino selvatico, oppio, euforbio, foglie di bietola, farina di fave, loglio, ma anche sterco di bue caldo o, come suggerito da un'antica ricetta di Avicenna: "Sterco di capra e cenere di cavoli comuni, amalgamati con miele", e infine cauterizzazioni delle parti dolenti. In questo momento storico c'è una grande confusione terapeutica a causa della transizione filosofico-culturale di lento allontanamento della medicina dagli assiomi aristotelici. Sono ancora presenti i condizionamenti del misticismo medievale, oltre alle tendenze meccaniciste di Hermann Boerhaave, che aveva separato l'animismo dal sensismo di impronta condillachiana.

Il Rinascimento portò con sé il razionalismo, da cui deriva la moderna medicina meccanicista, ricca di acquisizioni sperimentali, che ha spostato l'attenzione sugli aspetti organicisti della malattia, ricercando le strutture biologiche alterate. Appare sempre più chiara la visione meccanicista e razionale del dolore inteso come sintomo, visione che ancora oggi è parte fondante della cultura medica in generale. C. Bernard afferma con autorità che la medicina si occupa del dolore attraverso lo studio sperimentale, con strumenti e pratiche, (contro la filosofia ippocratica che aveva sostenuto come oggetto della medicina l'osservazione: *ars medica tota in observationibus*); si afferma il concetto che al medico tocca la sperimentazione, al botanico l'osservazione e al filosofo la riflessione. Si abbandonano le intuizioni di Paracelso e di Benedetto Spinoza sulla visione psicofisica del dolore e ci si immerge nella visione newtoniana del razionalismo scientifico.

Ma è solo nel 1850, con la nascita della fisiologia sperimentale, che inizia lo studio della sensibilità in genere e del dolore in particolare. Nascono le due famose teorie del dolore: la teoria della specificità, o sensoriale, e la teoria dell'intensità. Secondo la teoria della specificità il dolore è una forma specifica di sensibilità, con un suo particolare apparato sensitivo, indipendente da quello del tatto e degli altri sensi. La teoria dell'intensità sostiene che ogni stimolo sensoriale possa causare dolore qualora raggiunga una particolare intensità. (Fino al 1960 gli studiosi si sono dati battaglia per far affermare l'una o l'altra teoria. La disputa si è conclusa con un compromesso in cui si nega l'esistenza sia dei recettori specifici, sia dei nervi specifici, e si afferma che il dolore è trasmesso da treni di impulsi variabili nel tempo e nello spazio che vengono riconosciuti a livello centrale per la loro frequenza d'onda. Ancora una volta il dolore viene interpretato in chiave riduzionista, come semplice input afferenziale risentendo ancora del pensiero cartesiano.)

La logica conseguenza fu il tentativo, da parte dei medici, di bloccare lo stimolo nocicettivo, ed ecco che nel 1884 venne ideata l'anestesia locale per contatto utilizzando la cocaina sull'occhio, nel 1885 l'anestesia spinale (cocaina nello spazio peridurale), nel 1888 la prima alcolizzazione trigeminale, nel 1895 la roentgenterapia per lenire il dolore cronico, nel 1898 l'anestesia subaracnoidea.

Va ricordato che nell'Ottocento la psicologia, nata con notevole ritardo come sapere autonomo rispetto alla medicina, diede al dolore un nuovo significato, attribuendogli il valore di *sentimento* oltre che di *sensazione*, interpretandolo e analizzandolo come esperienza dell'essere umano. Ma le due scienze, chiuse in una monade (Leibniz), non ebbero alcuna osmosi culturale e la nascente industrializzazione (originatasi Inghilterra intorno al 1860, in corrispondenza con la Rivoluzione industriale), portò una spinta materialista che aumentò la visione meccanicista del sintomo dolore. Il sensismo riprese il sopravvento e la logica conseguenza fu quella che, interpretando il dolore in questa ottica riduttiva, la terapia si incentrò sull'abolizione della sensazione, togliendo la coscienza, sezionando i nervi o utilizzando sostanze chimiche.

Ai primi del Novecento ogni specialista, interpretando il dolore come input afferenziale, tentò con i propri mezzi di combattere il dolore; così i neurochirurghi introdussero le neurectomie periferiche, i chirurghi tentarono di intervenire bloccando direttamente i nervi splancnici nel carcinoma pancreatico e sempre i neurochirurghi effettuarono le prime cordotomie e simpaticectomie. Anche gli anestesisti, interpretando il dolore come input afferenziale, miravano a bloccare la conduzione dell'impulso nervoso e nel 1936 il padre della terapia del dolore, John Bonica, fondò il primo ambulatorio di terapia antalgica a New York. Questo evento segnò la storia della terapia del dolore, fondando il caposaldo della terapia sul blocco nervoso.

Ma la lotta al dolore ancora non è stata vinta... la strada è ancora molto lunga e in parte ignota, basta pensare che fino a quarant'anni fa, il dolore era un fenomeno inquadrato sotto il profilo meccanicista della nocicettività e come tale viene ancora oggi interpretato dalla maggioranza dei medici che, anche senza volerlo, risentono ancora della filosofia aristotelica.

Nuove acquisizioni sono state introdotte intorno agli anni Settanta con la teoria del cancello di Melzack e Wall (1965), e con la scoperta dei meccanismi neuroumorali e biochimici che regolano la modulazione sopraspinale del dolore. Ma gli specialisti del dolore hanno preso coscienza dei limiti e degli insuccessi terapeutici che si ottenevano interpretando il dolore unicamente come *sintomo*, come *input afferenziale*, e hanno iniziato una lenta e faticosa battaglia culturale iniziata *International Association for the Study of Pain* (IASP) nel 1979 con una nuova definizione di dolore: "Esperienza sensoriale ed emotiva spiacevole associata a un danno tissutale o potenziale o descritto in termini di tale danno". Non si tratta più quindi di una semplice visione meccanicista e riduttiva del dolore inteso come input afferenziale (nocicezione), ma di concetto molto complesso, in cui il dolore acquisisce il significato di funzione superiore, e dove lo stimolo nocicettivo produce, oltre che percezioni sensoriali, anche alterazioni emotive e cognitive. Nelle note esplicative della definizione di dolore della IASP, viene sottolineato che il dolore è sempre uno stato psicologico e in quanto tale non è riducibile a segni oggettivi, essendo sempre uno stato soggettivo. Inoltre, il dolore può non avere una causa organica, potendo insorgere anche in assenza di questa. Non esisterebbe necessariamente una connessione tra l'estensione di un danno tissutale e dolore corrispondente, dato che questo si può avere in assenza di sintomatologia dolorosa (Beecher, 1946; Blank, 1994; Bayer et al. 1991).

Gli specialisti del dolore più illuminati sono oggi concordi nell'affermare che il termine dolore ha molteplici componenti che ogni individuo amalgama per esprimere la propria esperienza. Riaffiora il sogno di un filosofo ubriacone del XVI secolo, Paracelso, che tentò senza successo di riformare la medicina dell'epoca. Si ripropone una visione olistica in cui *soma* e *psiche* sono elementi inscindibili dell'essere umano. Il dolore, così interpretato, vede quindi un differente approccio terapeutico che tiene conto del soggetto nella sua interezza, e questo è certamente un grande passo avanti.

5.3
Il dolore e la sofferenza nella cultura contemporanea

Ma ecco che dagli anni Ottanta si passa ai tempi d'oggi. Il processo di spinta culturale delle avanguardie intellettuali ci porta a ulteriori e rivoluzionarie considerazioni che tenterò di far comprendere, pur nella convinzione che tutto ciò che è nuovo necessita di tempo per essere elaborato. La pur brillante interpretazione data negli anni Ottanta al dolore risente ancora di una limitazione meccanicista. Infatti, in questa nuova definizione, il dolore che viene descritto è il dolore acuto, non quello cronico.

Che cosa si intende per dolore acuto? Il dolore acuto è un sofisticato meccanismo di avvertimento, un campanello di allarme, il dolore sintomo, un evento improvviso che, a seguito di un input afferenziale e della sua elaborazione nei centri superiori, determina una serie di alterazioni e di produzione di sostanze biochimiche (ormoni, adrenalina) che a loro volta generano degli stati emotivi (ansia, angoscia, paura) oltre che comportamentali.

Cosa ben diversa è il dolore quando perde la propria funzione di campanello di allarme ed è uno stato di alterazione che supera i soggettivi limiti biologici. In questo caso il dolore perde la funzione di sintomo e diventa esso stesso malattia. Questo è il dolore cronico. Ecco quindi un ulteriore contributo all'interpretazione del fenomeno che, a ben vedere, era stato compreso mirabilmente dal filosofo Avicenna ben mille anni orsono.

Da quanto detto nasce la definizione di dolore cronico, alias malattia cronica come riportata per esempio nel dizionario De Voto: "Alterazione o squilibrio biologico che si protrae nel tempo e che può causare dolore e/o sofferenza; e la definizione di sofferenza: "Condizione tormentosa provocata dalla assiduità del dolore". La sofferenza è dunque un disagio psicofisico che può anche essere interpretato dal paziente come dolore non meglio definito, e che può non trovare genesi organica (Montrone, 1999).

La singola esperienza di dolore non è colta come sensazione isolata, ma è sempre accompagnata da emozioni e significati tanto da essere unico per ciascun individuo. Un paziente affetto da cancro che lamenta dolore, astenia, anoressia, xerostomia, ansia, depressione, angoscia, dispnea, nausea, iperosmia, stitichezza, è certamente un paziente fortemente sofferente, a prescindere dall'eventuale presenza di una componente dolorosa prodotta da stimoli nocicettivi. Qualora il medico, interpretando il dolore cronico in chiave riduttiva, indirizzasse tutti i suoi sforzi solo ad abolire l'elemento nocicettivo, riuscendovi, il paziente potrebbe continuare a soffrire e a riferire di avere dolore. L'abolizione della sola componente nocicettiva potrebbe non essere sufficiente a far dire al paziente che non ha più dolore. Egli continuerà a lamentarsi, e alla domanda riduttiva del curante, focalizzata sulla scomparsa del sintomo dolore, risponderà di esserne ancora affetto, essendo nella mente del malato fusi il concetto di dolore sintomo e dolore malattia (sofferenza). Il dolore diviene in questo caso una modalità comunicativa di richiesta d'affetto.

Recentemente anche Melzack (1999), nell'ambito della teoria della neuromatrice, espone una serie di dati a favore del fatto che stressor psicologici possano costituire la base per il dolore cronico. Il termine dolore acquisisce dunque un significato comunicativo, di profondo disagio psicofisico. La definizione di dolore fornita dalla IASP sottolinea il concetto di esperienza sensoriale ed emozionale spiacevole, facendo capire l'importanza di valutare il processo esperienziale fin dal suo inizio, in epoca infantile. La conoscenza di sé e dell'ambiente avviene già da bambini quando, grazie a esperienze precoci, il rapporto con le persone rilevanti si caratterizza con tonalità più o meno gradevoli. Un genitore disponibile e premuroso distrarrà il proprio bimbo ogni qualvolta egli sperimenterà un dolore con correlata paura e angoscia. In tal caso il bambino non colorirà di tonalità negative le sue prime esperienze dolorose.

Nei primi mesi di vita si possono presentare numerosi episodi di dolore: coliche addominali, latte bollente, cadute accidentali eccetera. Altrettanto frequenti sono gli episodi dolorosi nei mesi e anni successivi, legati agli eventi traumatici prodotti dall'acquisizione delle abilità motorie dipendenti dalla deambulazione. In questo periodo, un atteggiamento non equilibrato dei genitori, che mostrano paura e ansia eccessiva, può influenzare inconsciamente e condizionare il bambino, che percepirà il mondo circostante come minaccioso e pericoloso, vivendo la percezione del dolore in modo alterato e amplificato con tonalità ansiogene e colpevolizzanti. Queste prime esperienze influenzeranno per tutta la vita il soggetto ogniqualvolta avvertirà uno stimolo doloroso. Nel primo anno di vita il bambino reagisce al dolore ma anche al disagio psicofisico (fame, disagio interno o ambientale) con il pianto, ottenendo generalmente una risposta dalle figure di accudimento con forte presenza di amore: al dolore si associa una gratificazione di congiungimento con l'oggetto d'amore.

In certi individui questo meccanismo può rimanere operante, soprattutto se si è verificato ripetutamente, e permanere nella vita di adulto come comportamento riflesso, condizionato: dolore-pianto-soddisfazione-appagamento-conforto-riduzione del dolore. In questo comportamento dolore-piacere, il dolore viene a essere strettamente collegato e confuso con il piacere. Il paziente dunque, ogniqualvolta per un profondo disagio psicofisico sente il bisogno di una richiesta di affetto e di vicinanza, esercita come modalità comunicativa il lamento e lo descrive come dolore.

Un altro esempio è rappresentato dai pazienti che soffrono di ipocondria o di nevrosi d'ansia: pur non avendo causa organica che produce dolore, esprimono attraverso tale sintomo il proprio disagio psicofisico. Ecco quindi il nuovo messaggio: oggi si parla di dolore, di terapia del dolore, ma dovremmo parlare più correttamente di terapia della sofferenza. In quest'ottica il dolore viene interpretato come malattia e non come sintomo, e la cura sarà rivolta all'intera sfera psicofisica; si cureranno pertanto i sintomi collaterali che abbiamo descritto nell'esempio del malato di cancro, che da soli sono sufficienti a determinare una cattiva qualità di vita e quindi *sofferenza*.

Si delinea quindi con più chiarezza il campo di indagine dell'algologia, scienza che si occupa di studiare i meccanismi con cui si produce il dolore e che necessariamente deve utilizzare il metodo sperimentale, dicotomizzando il concetto profondo di dolore/sofferenza per concentrarsi sull'aspetto sensitivo.

La Terapia del dolore e cure palliative si propone invece il fine di alleviare la sofferenza, e per ottenere tali risultati non può prescindere dall'unione corpo-mente e dal contesto culturale.

A mio parere, poiché la sofferenza non è oggi inquadrata nel concetto di dolore, ma tende a esserne disgiunta, viene sistematicamente ignorata e questo determina la presenza di tanto dolore inutile in ambito sanitario. La sofferenza viene disgiunta dalla sfera medica per essere confinata in quella spirituale. La chiave di volta dell'interpretazione del dolore cronico consiste proprio in questo: dare un chiaro significato alla parola sofferenza. Chapman e Gravin (1999) hanno aperto la strada a un appro-

5

fondimento di tali concetti, ma siamo solo agli inizi.

Raramente la sofferenza entra di diritto nei testi di medicina, e sono pochi gli autori con esperienza medica che ne discutono (Cassel, 1991; Kleinman, 1988). Escludendo la sofferenza dal processo doloroso si dicotomizza il concetto corpo-mente e si relega la sofferenza a semplice cura spirituale.

In conclusione, i termini dolore e sofferenza non possono essere completamente separati, essendo entrambi una condizione bioculturale, risentendo direttamente o indirettamente delle convinzioni individuali, delle istituzioni sociali, della cultura che, come sostiene David Morris: "... è un'esperienza composita che richiede una biologia degli stati cerebrali e dei processi nervosi considerata nell'ambito di uno spazio sociale in cui gli individui interagiscono con la cultura circostante, compresa quella medica". Sono molti oggi gli studiosi che utilizzano senza distinzione il termine sofferenza come sinonimo di dolore, con una relazione linguistica di interscambiabilità (Wall, 1999), ed è da questa interpretazione che hanno preso avvio il movimento delle cure palliative (Portenoy, 1999) e la Fondazione Italiana di Leniterapia.

Vorrei dunque concludere con due citazioni, una del mio passato: "È un errore assai diffuso tra gli esseri umani quello di voler intraprendere separatamente la cura del corpo e quella dello spirito", e una del presente: "Il progresso non si ferma mai, ma sono convinto che verrà un giorno in cui studiando l'uomo, fisiologi, poeti e filosofi parleranno lo stesso linguaggio e si occuperanno delle stesse cose" (C. Bernard).

Bibliografia

Bayer TL, Baer PE, Early C (1991) Situational and psychophysiological factors in psycologically induced pain. Pain 44:45–50

Beecher HK (1946) Pain in men wounded in battle. Bull US Army Med Dept 5:445–454

Bernard C (1878) Leçons sur les phénomènes de la vie communs aux animaux et aux végétaux. Vol I. Baillière, Paris, p. 121

Blank JW (1994) Pain in man wounded in battle: Beecher revisited. IASP Newsletter 1994 jan/feb:2–4

Cassel EJ (1991) The nature of suffering and the goals of medicine. Oxford University Press, New York

Chapman CR, Gravin J (1999) Suffering: the contributions of persistent pain. Lancet 353:2233–2237

International Association for the Study of Pain (1979) Pain terms: a list with definitions and notes on usage. Pain 6:249–252

Kleinman A (1988) The illness narratives: suffering, healing, and the human condition. Basic Books, New York

Melzack R, Wall P (1965) Pain mechanisms: a new theory. Science 150:971–979

Melzack R (1999) From the gate to the neuromatrix. Pain, Suppl 6, S121–S126

Montrone V (1999) Il diritto alla non sofferenza; il diritto a non soffrire. Aspetti clinici, giuridici ed etici della terapia del dolore e cure palliative. Edizioni scientifiche Cuzzolin 1:9–15

Montrone V (2003) Terapia del dolore e cure palliative o leniterapia? Aumenta la confusione tassonomica! Italian Journal of Pain Management & Palliative Care 1:9–12

Portenoy RK (1999) Palliative care: an opportunity for pain specialists. Am Pain Soc Bull 3:2–5

Wall PA (1999) Pain: the science of suffering. Weidenfeld, London

Parte II
Valutare, misurare e curare il dolore

La valutazione e la misurazione del dolore 6

D. Rovaris, S. Cugno, V. Forni, P. Cuzziol, E. Molinari, G. Castelnuovo

Ognuno ha la pretesa di soffrire molto più degli altri.
Honoré de Balzac

6.1 Misurazione e valutazione del dolore

Nella ricerca sul dolore la distinzione fra misurazione e valutazione non è sempre risultata chiara. Generalmente, il processo di misurazione si riferisce all'applicazione di alcune misure metriche all'intensità del dolore, mentre la valutazione è un tentativo molto più ampio di misurare e considerare le differenti dimensioni che partecipano alla formazione dell'esperienza globale del dolore (McGrath et al. 1995). Secondo Melzack e Katz (1994), una valutazione precisa e accurata del dolore è di fondamentale importanza perché consente di determinarne intensità, qualità e durata, individuarne correttamente la causa, scegliere il trattamento più adeguato, valutare l'efficacia dell'intervento effettuato.

Misurare il dolore non è un compito semplice, si tratta infatti di valutare oggettivamente un'esperienza altamente soggettiva, in cui i significati personali, le esperienze precedenti e l'influenza dell'apprendimento sull'individuo si sommano e interagiscono con l'intensità, la qualità e la durata della sensazione dolorosa (Ercolani e Pasquini, 2007). Data la sua natura squisitamente soggettiva, l'esperienza del dolore non può essere quantificata in modo diretto e obiettivo: l'accertamento del dolore del paziente dipende sia da quanto il paziente stesso riesce a comunicare apertamente, soprattutto attraverso la parola e il comportamento, sia dalla capacità dell'operatore di comprenderlo. I processi di misurazione e valutazione del dolore non devono riguardare solo la dimensione sensoriale della sofferenza, ma indagare tutte le componenti interagenti, come l'umore, gli atteggiamenti, le strategie di coping, le risorse (materiali e psichiche) e la situazione familiare (Turk, 1993).

I professionisti che si occupano di dolore hanno bisogno di punti di riferimento

D. Rovaris (✉)
Cooperativa Sociale Calypso ONLUS, Milano

Psicologia clinica del dolore. Enrico Molinari, Gianluca Castelnuovo (a cura di)

per valutare il dolore lamentato dal paziente e fornire risposte valide. In mancanza di esami strumentali complementari, cioè di esami che completino la diagnosi clinica mediante la tecnologia, è stato necessario creare degli strumenti che forniscano un'immagine della percezione del dolore e di quello che si avverte. La difficoltà principale è fornire una valutazione quantitativa del dolore in senso medico-scientifico. È più semplice valutarne invece la progressione e il crescere o diminuire relativo sulla base di fattori intervenienti quali le modificazioni che avvengono nel paziente, nel contesto o con l'inizio di una terapia. La valutazione è quindi un processo complesso e vario che deve tenere in considerazione nel modo più ampio possibile le diverse dimensioni implicate nella definizione del concetto di dolore. Nella pratica, per raggiungere tale obiettivo si può fare ricorso a tecniche e strumenti come i questionari e l'osservazione. Qualunque strumento usato dovrà rispondere ai criteri di validità, attendibilità e sensibilità al cambiamento (Jaume, 2006).

6.2
L'anamnesi e l'esame clinico

Un'accurata anamnesi costituisce senza dubbio la parte più importante del processo di valutazione del paziente. Accurata significa che deve tenere in debito conto sia i possibili meccanismi patogenetici del dolore sia le condizioni emotive, psicologiche e relazionali del paziente. Generalmente il processo anamnestico inizia con la raccolta di informazioni basilari sul paziente, fra cui dati anagrafici, peso, altezza, stato civile, titolo di studio, nome e ruolo dell'inviante, credo religioso e recapiti. Nella pratica clinica si è soliti distinguere tre tipologie di anamnesi (Bonezzi e Bettaglio, 1997):

a) *algologica*, da cui devono emergere sia le modalità di comparsa del dolore sia le eventuali modificazioni successive dal momento della comparsa al momento della visita algologica. Al fine di offrire una definizione delle modalità di comparsa del dolore (graduale o improvvisa) bisogna indagare: 1) data d'insorgenza; 2) circostanze che possono aver contribuito all'insorgenza; 3) localizzazione e distribuzione iniziali; 4) qualità, intensità e durata; 5) movimento e posizioni che l'hanno scatenato; 6) grado di invalidità conseguente; 7) insorgenza in relazione all'attività lavorativa e al tipo di lavoro; 8) eventuale associazione con disturbi motori, sensoriali e simpatici; 9) eventuali trattamenti eseguiti, anche farmacologici; 10) definizione dei fattori scatenanti, aggravanti o allevianti; 11) conseguenze sull'attività quotidiana; 12) evoluzione durante la giornata; 13) caratteristiche (per esempio vivo o mal definito). Per quanto riguarda le eventuali modificazioni successive al momento della comparsa bisogna effettuare un'ulteriore indagine delle eventuali variazioni in termini di cambio di sede, intensità, tempi, effetti iatrogeni e nuovi sintomi. L'analisi algologica deve comunque estendersi a tutto il tempo della terapia per valutare eventuali ulteriori modificazioni della situazione algologica del paziente.
b) *remota*, da cui è possibile ricavare informazioni relative a patologie pregresse o

in corso, traumi e interventi chirurgici con relativi risultati terapeutici, danni provocati ed eventuale invalidità conseguita;

c) *familiare e relazionale*, da cui si possono raccogliere dati relativi alle condizioni di salute dei parenti, a eventuali decessi di persone care, e ai rapporti fra i membri della famiglia. Inoltre, da questo tipo di anamnesi è auspicabile ottenere anche informazioni sulla dimensione sociale e relazionale del paziente al di fuori del contesto familiare.

È fondamentale comprendere che, in particolar modo quando si ha a che fare con pazienti affetti da dolore cronico, la sola valutazione fisico-fisiologica non è sufficiente a formulare una diagnosi corretta, che permetta l'invio del paziente a un centro di cura appropriato, come può essere un centro del dolore interdisciplinare. Nel corso dell'assessment di questi pazienti, le variabili psicologiche e comportamentali devono sempre essere prese in considerazione in maniera adeguata (Ercolani e Pasquini, 2007). È noto, difatti, come i pazienti sofferenti di dolore cronico presentino spesso un accumulo di stress psicologico. Gli aspetti psicosociali spesso anticipano l'insorgenza di una sindrome di dolore cronico, così come l'esperienza di dolore cronico sembra facilitare di per sé lo sviluppo di problemi psicologici (Eisenberg e LaCross, 1997). La valutazione e il seguente trattamento del dolore cronico risultano particolarmente complessi proprio a causa della intricata relazione che sussiste fra dimensione patologica organica, condizioni di stress psicologico e dolore stesso.

6.3 Strumenti per la misura dell'intensità/quantità del dolore

Una panoramica delle scale di self-report comprende alcune scale di più ampio utilizzo come la *Verbal Rating Scale* (VRS), la *Visual Analogue Scale* (VAS), la *Numerical Rating Scale* (NRS), e scale molto meno comuni come la *Behavior Rating Scale*, la *Picture Scale*, la *Box Scale* e la *Descriptor Differential Scale*.

a) *Verbal Rating Scale (VRS)*. È uno strumento costituito da una lista di aggettivi che descrivono differenti livelli di intensità del dolore (Gracely, 1994). Si va da aggettivi che descrivono una "assenza totale di dolore" ad aggettivi che descrivono un "dolore estremamente intenso". Fra questi due poli opposti sono presenti altri aggettivi con gradi intermedi di intensità (possono andare da 5 a 15). I punti critici di questo strumento riguardano l'impossibilità di determinare l'equidistanza tra un aggettivo e un altro della scala (Jensen et al. 1986) e la possibile difficoltà di somministrazione a pazienti con basso livello di scolarità.

b) *Visual Analogue Scale (VAS)*. Questa scala, nota con le iniziali VAS, consiste in una linea, lunga di solito dieci centimetri, sui cui estremi sono indicati i termini "nessun dolore" e "massimo dolore immaginabile" (Kremer et al. 1981). Al paziente si chiede di indicare sulla linea il punto preciso in cui si colloca il suo dolore al momento della somministrazione. Sul retro dello strumento vi è una linea graduata in cifre dalla quale si può leggere il corrispettivo valore numerico di ciò che il paziente ha segnalato. Esistono diverse varianti di questa scala. Ci possono essere trattini, numeri o parole intermedie che aiutano il paziente a individuare precisamente l'intensità del proprio dolore.

c) *Visual Numeric Scale (VNS)*. Con questo strumento si chiede al paziente di valutare il proprio dolore con un voto da 0 a 10 (si tratta quindi di una scala a 11 punti), dove 0 rappresenta l'assenza di dolore e 10 il massimo dolore possibile. In alternativa si può chiedere al paziente di dare un voto da 0 a 100 (scala di 101 punti). È una scala facilmente applicabile e accessibile a persone con qualsiasi livello di scolarità (Minuzzo, 2004).
d) *Behavior Rating Scale*. Con questa scala il paziente deve indicare la severità del proprio dolore nella misura in cui interferisce con la concentrazione e le abituali attività quotidiane. La somministrazione è abbastanza facile e consiste nel proporre una serie di comportamenti tra cui il paziente sceglie quello che corrisponde meglio alla propria condizione attuale. Il paziente può tuttavia confondere l'intensità del dolore con l'intensità degli effetti percepiti (Beltrutti e Lamberto, 1997).
e) *Picture Scale*. Questa scala impiega 8 volti con espressioni facciali che esprimono diversi livelli di dolore (Beltrutti e Lamberto, 1997). Al paziente viene chiesto quale delle 8 espressioni rappresenta meglio il proprio dolore. I volti sono presentati in ordine progressivo e sono numerati da 0 a 7 in modo da avere un'espressione numerica dell'intensità del dolore. È molto utile con i bambini, ma la criticità maggiore riguarda la difficoltà del paziente nel discriminare tra la valutazione dell'intensità del dolore e la valutazione della componente emotiva legata al dolore in quanto le facce rimandano a stati emotivi prototipici.
f) *Box Scale*. È una combinazione fra una NRS a 11 punti e la VAS. Consiste in 11 numeri da 0 a 10, dove 0 e 10 rappresentano gli estremi fra "non dolore" e "dolore che di più non si può". I numeri sono disposti in 11 caselle consecutive. Al paziente viene chiesto di indicare con una "X" il numero che rappresenta meglio il proprio dolore.
g) *Descriptor Differential Scale*. Consiste in una lista di aggettivi che descrivono differenti livelli di intensità del dolore (Gracely e Kwilosz, 1988). In corrispondenza di ogni descrittore (aggettivo) c'è una scala che va da 0 (in corrispondenza del segno meno) a 20 (in corrispondenza del segno più) sulla quale il paziente può indicare con una "X" l'intensità di quella specifica parola. L'intensità del dolore è costituita dalla media dei punteggi ottenuti.

I livelli di classificazione di queste scale si possono dividere in 3 categorie. Prendendo come esempio la VAS, la scala può essere suddivisa secondo quanto segue: 1-3 (dolori deboli), 4-6 (dolori medi), 7-10 (dolori forti). Questa classificazione non è universalmente riconosciuta in quanto influenzata dalla variabilità del paziente e della situazione. Il malato, offrendo un'idea istantanea del proprio dolore, tende a indicare, soprattutto nei primi incontri, il massimo del dolore percepito. Il paziente fatica a fornire una valutazione relativa del proprio dolore, poiché tende ad assolutizzarlo.

Le scale descritte sono state ideate per misurare l'intensità del dolore, non per fornire una diagnosi o identificare una possibile causa. Non esiste una correlazione diretta fra intensità del dolore e trattamento antalgico. Questi strumenti non offrono un'idea del valore interindividuale, misurando uno stato osservato in un dato paziente.

Come accade nel caso di molte altre variabili, misurare il dolore mediante le scale unidimensionali descritte porta a riflettere sulla significatività dei dati raccolti. Una differenza dell'intensità del dolore riferito rilevante dal punto di vista statistico può non esserlo a livello clinico. Studi come quelli di Cepeda et al. (2003) hanno cercato di stabilire a quale percentuale corrisponda una differenza che si possa definire clinicamente significativa, correlando le diverse scale unidimensionali con categorie descrittive. Utilizzando una scala numerica, questi autori sono riusciti a individuare una corrispondenza tra "miglioramento minimo" e una riduzione della severità del dolore del 20%, "buon miglioramento" e una riduzione del 35% e "ottimo miglioramento" e una riduzione del 45% del dolore.

Nella valutazione dell'intensità del dolore, il momento in cui si raccolgono i dati è un'altra variabile da prendere in considerazione. Jensen e McFarland (1993) ritengono che la stima più veritiera e affidabile dell'intensità del dolore nel tempo sia ottenibile attraverso misure ripetute del dolore puntuale (cioè presente nel momento in cui si fa la misurazione) e che 3 misurazioni giornaliere per 4 giorni consecutivi siano attendibili per pazienti con dolore cronico non maligno.

6.4 Questionari clinici per la misurazione della qualità del dolore

Oltre alle scale unidimensionali, per stimare le altre dimensioni del dolore la valutazione può essere perfezionata con questionari che utilizzano sistemi diversi per qualificare con maggior precisione il dolore, e prendere in considerazione le ripercussioni del dolore sulla qualità di vita e su alcune dimensioni psicologiche fra le quali ansia e depressione.

a) *McGill Pain Questionare (MPQ)*. È il più diffuso e sensibile test di valutazione verbale del dolore a livello mondiale (Robb e Montanari, 2008). Melzack e Torgerson (1971) hanno presentato una lista di 102 termini rappresentativa dei termini più utilizzati da pazienti ed esperti del settore per descrivere il dolore. Il test è basato su gruppi di parole che i pazienti usano comunemente per delineare la loro esperienza dolorosa. Il test isola tre classi maggiori: 1) la dimensione sensoriale (S) che fa riferimento per esempio agli aspetti temporali, spaziali, termici; 2) la dimensione affettiva (A), che fa riferimento agli aspetti emotivi del dolore; 3) la dimensione valutativa (E), che permette una valutazione in termini di intensità del dolore. Il test tiene conto inoltre di una classe mista (M) di descrittori che ha lo scopo di definire le parole che vengono spesso scelte ma che non si riferiscono a una dimensione specifica. Nel test si trova infine una VRS per misurare l'intensità del dolore e il disegno di un corpo umano per identificarne la localizzazione (Robb e Montanari, 2000; Penny et al. 1999).

La versione italiana di Majani e Giorgi (1984; 1985) segue fedelmente la metodica di Melzack. In questa versione, la lista degli aggettivi ha mantenuto il rango e l'intensità simile all'originale per salvaguardare la comparabilità. Sono stati presentati anche due adattamenti da parte di De Benedittis et al. (1988b) e Chapman et al. (1985) che, pur partendo dal lavoro originario, seguono un percorso diverso con l'obiettivo di ridurre i problemi derivanti dalla mera traduzione degli aggettivi che descrivono l'esperienza dolorosa. In questa operazione viene anche eseguita una consistente riduzione del numero degli aggettivi del test. Nel 1987 Melzack ha elaborato una forma breve del suo MPQ (Wilke et al. 1990).

b) *Questionario Italiano del Dolore (QUID)*. L'insoddisfazione per l'impiego delle versioni italiane dell'MPQ (De Benedittis et al. 1988a; 1988b; 1993) ha favorito lo sviluppo di un analogo italiano. È il primo questionario in lingua italiana basato sulla metodica originale di Melzack e Torgerson. L'obiettivo è di ottenere un efficace e affidabile analogo dell'MPQ per pazienti di lingua italiana, per contribuire al superamento delle barriere mantenendo il più stretto parallelismo strutturale con l'MPQ originale. Il QUID è costituito da una *scala intervallare semantica* composta da 42 descrittori, raggruppati in 4 classi principali (S, sensoriale; A, affettiva; E, valutativa; M, mista) e 16 sottoclassi. Ogni sottoclasse è costituita da un numero variabile (da 2 a 5) di descrittori disposti in ordine crescente di intensità, ai quali corrisponde un dato punteggio.

c) *MPI West Haven-Yale Multidimensional Pain Inventory*. Sviluppato da Kerns et al. (1991), è un sistema di autovalutazione basato sulla risposta a 52 domande. Il questionario è diviso in 3 sezioni: 1) la prima misura l'intensità del dolore, l'interferenza del dolore sulla vita del paziente, l'insoddisfazione con lo stato attuale, il supporto dei familiari, il locus of control e lo stato negativo dell'umore; 2) la seconda misura la percezione da parte del paziente delle risposte dei familiari rispetto al proprio dolore; 3) la terza valuta l'impegno del paziente in 30 differenti attività.

d) *Emory Pain Estimate Model (EPEM)*. Questo strumento bidimensionale è stato elaborato da Brena e Koch (1975). L'EPEM è stato ideato per misurare l'intensità del dolore clinico attraverso l'analisi di tre gruppi di dati: 1) valutazione della patologia tissutale; 2) valutazione del comportamento doloroso; 3) valutazione delle relazioni che intercorrono tra la patologia tissutale e i fattori comportamentali (Ercolani 1997; Beltrutti e Lamberto 1997). Dall'analisi dei punteggi emergono 4 classi con un profilo preciso che suggerisce differenti approcci terapeutici.

6.5
Test psicodiagnostici nel dolore

Secondo Beltrutti e Lamberto (1997), l'assessment psicologico dei pazienti affetti da dolore cronico deve tenere in considerazione due capisaldi. Il primo (Fordyce, 1976) è il ruolo del condizionamento operante nel mantenimento del comportamento da malato. Il secondo è individuabile nel lavoro di Sternbach et al. (1973), che sviluppa dei profili tipici del *Minnesota Multiphasic Personality Inventory* (MMPI) di pazienti con dolore cronico. L'assessment psicologico deve dunque includere la valutazione dei comportamenti motori esterni – mediante la pratica dell'osservazione –, delle risposte fisiologiche – attraverso l'uso di strumenti come il biofeedback (BFB), l'elettroencefalogramma (EEG), e i potenziali evocati (ERP) –, e le risposte cognitivo-verbali – per mezzo di colloqui clinici, interviste semistrutturate e test psicodiagnostici.

Fra i questionari psicodiagnostici più largamente impiegati, sia a livello clinico sia nella ricerca, ci sono il già citato l'MMPI (*Minnesota Multiphasic Personality Inventory*), l'IBQ (*Illness Behavior Questionnaire*), l'EPI (*Eysenck Personality Inventory*), il CBA (*Cognitive Behavioral Assessment*), il BDI (*Beck Depression Inventory*), lo STAI (*State-Trait Anxiety Inventory*) e la SF-36 (*Short Form-36*) (Beltrutti e Lamberto, 1997). In considerazione della grave compromissione affettiva e della qualità di vita che spesso presenta il paziente costretto a vivere una condizione dolorosa prolungata, nella pratica clinica BDI, STAI e SF-36 possono esser considerate le scale psicometriche nell'assessment dei pazienti con dolore cronico.

a) *MMPI-2 (Minnesota Multiphasic Personality Inventory*-2). L'MMPI-2 può essere considerato uno strumento pratico ed efficace nella formulazione di diagnosi psichiatriche e nel determinare la gravità del disturbo psicopatologico riscontrato. Il questionario fornisce profili di personalità elaborati su precisi criteri clinici e statistici, ed è utile anche a fini di controllo terapeutico per elaborare in modo obiettivo gli effetti di una terapia o altri eventuali mutamenti, spontanei o venutisi a creare nel tempo (Hathaway e McKinley, 1997; Granieri, 2007). È disponibile in tre versioni: la forma completa di 567 item, la riferisce alle modalità con cui determinati sintomi possono essere forma ridotta di 370 item, e la forma specifica per gli adolescenti di 478 item. La forma ridotta è la più usata nello studio del dolore cronico sia in Italia sia a livello internazionale.
b) *IBQ (Illness Behavior Questionnaire)*. Il fondamento teorico di questo test è il concetto di *illness behaviour*. Il comportamento di malattia si riferisce a come i sintomi possono essere diversamente percepiti e valutati, e avere effetto o meno in diversi tipi di persone: un maggior comportamento di malattia porta a un aumento di accesso ambulatoriale/ospedaliero del paziente (Mechanic e Volkart, 1960). La caratteristica di questo test è la possibilità di utilizzo in campo psicosomatico, soprattutto quando i disturbi riportati dai pazienti potrebbero essere classificati come funzionali e non organici.
c) *EPI (Eysenck Personality Inventory)*. Secondo Eysenck e Eysenck (1975), una dimensione della personalità si può rappresentare come un continuum lungo il quale ciascun paziente trova la propria collocazione. Il questionario misura tre dimensioni: psicoticismo (P), estroversione (E), nevroticismo (N). Nella terapia antalgica il presupposto per l'utilizzo di questo test è che la soglia del dolore sia generalmente più bassa per gli introversi che per gli estroversi. Inoltre, alti valori nella scala N indicherebbero minore tolleranza alle sensazioni dolorose.
d) *CBA (Cognitive Behavioral Assessment 2.0)*. Il CBA (Sanavio et al. 1986) è uno strumento specifico per l'assessment al fine di raccogliere le risposte soggettive

di tipo cognitivo-verbale. È un test lungo, e per questo motivo ne è stata validata una versione breve (CBA-H) caratterizzata dalla ristrutturazione di una parte degli item e un loro riadattamento per pazienti in regime ospedaliero/riabilitativo facilmente affaticabili come i pazienti ospedalizzati affetti da dolore cronico.

e) *BDI (Beck Depression Inventory)*. È un test specifico per la depressione elaborato da Beck e collaboratori (Beck et al. 1961). Questo inventario è composto da 21 item che propongono diverse espressioni della depressione. Il BDI è stato largamente usato per documentare la prevalenza di sintomatologia depressiva in campioni di pazienti con dolore cronico e negli studi sull'efficacia del management psicologico del dolore cronico. Ai punteggi nella scala BDI corrispondono precisi livelli di depressione: 0-9 prestazione normale; 10-15 depressione lieve; 16-19 depressione da lieve a moderata; 20-29 depressione da moderata a grave; 30-36 depressione grave. È un questionario breve e veloce da compilare. La sua forza sta nel fatto che misura con accuratezza una sola fra le tante dimensioni che compongono il dolore.

f) *STAI (State-Trait Anxiety Inventory)*. È lo strumento specifico per la rilevazione e misurazione dell'ansia proposto da Spielberger et al. (1980). Il questionario è formato da 40 item raggruppabili in due scale (STAI-Y1 e STAI-Y2). Le due scale sono focalizzate su come i pazienti si sentono abitualmente (ansia di tratto), o su quello che invece provano in un dato momento (ansia di stato). È un test utilizzato in ambito clinico per una veloce valutazione dei livelli d'ansia. I punteggi ottenuti per entrambe le forme corrispondono a specifici livelli d'ansia: 0-39 prestazione normale; 40-50 ansia lieve; 51-60 ansia moderata; > 60 ansia grave.
Come il BDI, lo STAI è un questionario breve la cui forza sta nel fatto di misurare con attenzione un'unica dimensione nella costellazione di quelle che compongono il dolore cronico.

g) *SF-36 (Short-Form 36)*. Nel paziente con dolore cronico è importante stabilire il valore disabilitante che il dolore assume nella vita del paziente. Gli strumenti di misurazione della qualità di vita ci permettono di valutare i fenomeni bio-psicosociali non in modo astratto, ma in funzione dell'effetto che essi hanno nella vita quotidiana della persona (Beltrutti e Lamberto, 1997). I fattori che hanno influenzato il processo di diffusione di test relativi alla qualità di vita sono stati: 1) l'evoluzione della tipologia di malattia, da patologie a decorso acuto verso forme a decorso cronico con successivo intensificarsi da parte del paziente del rapporto con la struttura sanitaria; 2) la constatazione che il paziente è un'attendibile ma complessa fonte di dati non recuperabili in altro modo se non dal paziente medesimo; 3) la necessità di strumenti sempre più precisi e accurati in grado di raccogliere e trasformare la moltitudine di dati in informazioni sensate sia per il clinico sia per il ricercatore.
L'SF-36 è un questionario sullo stato di salute del paziente caratterizzato da brevità e precisione. È stato sviluppato a partire dagli anni Ottanta negli Stati Uniti d' America come questionario generico, multidimensionale, articolato in 36 domande che permettono di mettere insieme 8 differenti scale (Apolone et al. 2000). Le domande si riferiscono concettualmente a 8 domini di salute (Ware et al. 1993): attività fisica (AF, 10 domande, indica le limitazioni nelle attività fisi-

che dovute a problemi di salute), limitazioni di ruolo dovute alla salute fisica (RF, 4 domande, indica le limitazioni dovute ai problemi di salute), limitazioni di ruolo dovute allo stato emotivo (RE, 3 domande, indica le limitazioni dovute a problemi emotivi), dolore fisico (DF, 2 domande, indica il livello di dolore fisico), percezione dello stato di salute generale (SG, 5 domande, indica il livello di percezione della propria salute generale), vitalità (V, 4 domande, indica il livello di vitalità in termini di energia e affaticamento), attività sociali (AS, 2 domande, indica le limitaizoni nelle attività sociali a causa di problemi fisici o emotivi), salute mentale (SM, 5 domande, indica il livello di salute mentale in termini di stress e benessere) e una singola domanda sul cambiamento nello stato di salute. Il questionario può essere auto o etero somministrato. Il test fa riferimento a un periodo relativo alle 4 settimane precedenti la data di compilazione. La validità delle 8 scale dell'SF-36 è stata largamente studiata in gruppi conosciuti di pazienti. Gli studi di validazione hanno inoltre dimostrato che il questionario ha capacità discriminanti nei confronti di popolazioni con problemi psichiatrici o problemi fisici e permette di discriminare tra gruppi di popolazioni con condizioni mediche severe e gruppi di popolazioni moderatamente malate o sane.

Bibliografia

Apolone G, Mosconi P, Ware J (2000) Questionario sullo stato di salute SF-36. Manuale d'uso e guida all'interpretazione dei risultati. Guerini, Milano

Beck A, Ward C, Mendelson M (1961) An inventory for measuring depresison. Arch Gen Psychiatry 4:561–571

Beltrutti D, Lamberto A (1997) Aspetti psicologici nel dolore cronico. Dalla valutazione alla terapia. CELI, Faenza

Bonezzi C, Bettaglio R (1997) La valutazione fisiologica. In: Beltrutti D, Lamberto A (eds) Aspetti psicologici nel dolore cronico. Dalla valutazione alla terapia. CELI, Faenza, pp 145–160

Brena S, Koch D (1975) A pain estimate model for quantification and classification of chronic pain states. Anesthesiology Review, 2:8–13

Cepeda S, Africano J, Polo R et al (2003) What decline in pain intensity is meaningful to patients with acute pain? Pain 105:151–157

Chapman CR, Casey KL, Dubner R et al (1985) Pain Measurement: an overview. Pain 22(1):1–31

De Benedittis G, Corli O, Massei R et al (1988a) Il Questionario Italiano del Dolore (QUID). Algos 5:50–63

De Benedittis G, Corli O, Massei R et al (1993) QUID. Il Questionario Italiano del Dolore. Organizzazioni Speciali, Firenze

De Benedittis G, Massei R, Nobili R, Pieri A (1988b) The Italian Pain Questionnaire. Pain 33:53–62

Eisenberg E, LaCross S (1997) La valutazione psicofisiologica. In: Beltrutti D, Lamberto A (eds) Aspetti psicologici nel dolore cronico. Dalla valutazione alla terapia. CELI, Faenza

Ercolani M (1997) Malati di dolore. Aspetti medici e psicologici del paziente con dolore cronico. Zanichelli, Bologna

Ercolani M, Pasquini L (2007) La percezione del dolore. Il Mulino Bologna

Eysenck HJ, Eysenck SBC (1975) The manual of the Eysenck personality Questionnaire. Hodder and Stoughton, London

Fordyce W (1976) Behavioral methods for chronic pain and illness. Mosby, St. Louis

Gracely RH (1994) Studies of pain in normal man. In: Wall P, Melzack R (eds) Textbook of pain, 3rd edn. Churchill Livingstone, New York
Gracely RH, Kwilosz DM (1988) The descriptor differential scale: applying psychophysical principals to clinical pain assessment. Pain 35:279–288
Granieri A (2007) Teoria e pratica del MMPI-2. Frilli, Genova
Hathaway SR, McKinley JC (1997) MMPI-2. Minnesota Multiphasic Personality Inventory-2. Organizzazioni Speciali, Firenze
Jaume J (2006) Trattato pratico di algologia. Un approccio completo ed aggiornato alle terapie contro il dolore. Red, Milano
Jensen M, Karoly P, Braver S (1986) The measurement of clinical pain intensity: a comparison of six methods. Pain 27:117–126
Jensen M, McFarland C (1993) Increasing the reliability and validity of pain intensity measurement in chronic pain patients. Pain 55:195–203
Kerns RD, Haythornthwaite J, Rosenberg R et al (1991) The pain Behaviour Checklist: factor structure and psychometric properties. J Behav Med 14:155–167
Kremer E, Atkinson JH, Ignelzi RJ (1981) Measurement of pain: patient preference does not confound pain measurement. Pain 10:241–248
Majani G, Giorgi I (1984) La versione italiana del McGill Pain Questionnaire: ambiti e modalità di impiego. Terapia del comportamento 4:137–145
Majani G, Sanavio E (1985) Semantics of pain in Italy: the Italian version of the McGill Pain Questionnaire. Pain 22:399–405
McGrath P, Unruh A, Finley G (1995) Pain measurement and children. IASP, Seattle
Mechanic D, Volkart E (1960) Illness Behaviour and medical diagnosis. Journal of Health and Human Behavior 1:86–94
Melzack R, Katz J (1994) Pain measurements in persons in pain. In: Wall P, Melzack R (eds) Textbook of pain. Churchill Livingstone, New York
Melzack R, Torgerson W (1971) On the language of pain. Anesthesiology 34:50–59
Minuzzo S (2004) Nursing del dolore. Carocci, Roma
Robb MC, Montanari V (2000) Sistemi di valutazione del dolore. http://www.evidencebasednursing.it/revisioni/lavoriCS/00_2_D_sist_val.pdf. Accessed 13 settembre 2009
Penny KI, Purves AM, Smith BH et al (1999) Relationship between the chronic pain grade and measures of physical, social and psychological well-being. Pain 79:275–279
Sanavio E, Bertolotti G, Michielin P et al (1986) CBA-2.0 Scale Primarie. Organizzazioni Speciali, Firenze
Spielberger CD, Gorsuch RL, Lushene RE (1980) STAI (State-Trait Anxiety Inventory): questionario di autovalutazione per l'ansia di stato e di tratto. Manuale di istruzioni. Organizzazioni Speciali, Firenze
Sternbach RA, Wolf SR, Murphy RW, Akeson WH (1973) Traits of pain patients: the low back losers. Psychosomatics 14: 226–229
Turk D (1993) Assess the person, not just the pain. Pain clinical updates 1(3):1–9
Ware J, Snow K, Kosinski M, Gandek B (1993) SF-36 health survey. Manual and interpretation guide. The Health Institute New England Medical Center, Boston
Wilke D, Savedra M, Holzemer W et al (1990) Use of the McGill Pain Questionnaire to measure pain: a meta-analysis. Nurs Res 39:36–41

Gli approcci terapeutici al trattamento del dolore cronico 7

G. Castelnuovo, M. Ercolani, M. Tavola, D. Rovaris, L. Bellardita, P. Cuzziol, E. Molinari

Se è vero che ci si abitua al dolore,
come mai con l'andar degli anni
si soffre sempre di più?
Cesare Pavese

7.1 Introduzione

La terapia del paziente con dolore cronico inizia molto prima dell'incontro con il clinico, poiché tutto ciò che ha preceduto il primo appuntamento, in un lasso di tempo talvolta molto lungo, ha portato il paziente a una parziale presa di coscienza ed elaborazione del proprio disagio (Ercolani 1997). Presentandosi dal clinico, il paziente tende il più delle volte a sottovalutare gli aspetti psicologici, a non considerarli e focalizzare l'attenzione solo su quelli di natura organica, che spesso costituiscono la causa più semplice da accettare. In molti casi infatti i problemi di natura psicologica, se non psicopatologica, vengono sottovalutati o negati e si ritiene che, se il dolore dovesse scomparire, non esisterebbe più alcun problema per il paziente (Ercolani, 1997).

Il male fisico può diventare più sopportabile se chi lo cura è in grado di farsi carico anche del dolore psichico e di tutto ciò che comporta essere in presenza della sofferenza altrui. Questo coinvolge familiari e curanti nella vicinanza e nella presa in carico della persona che soffre (Ercolani e Pasquini, 2007).

Per raggiungere l'obiettivo del controllo del dolore riducendo al massimo gli effetti collaterali sono necessarie una rivalutazione frequente della terapia e una disponibilità all'ascolto spesso incondizionata nei modi e nei tempi. L'esperienza di Perry (1983) con pazienti gravemente ustionati risulta illuminante riguardo le conseguenze di un'assistenza continuativa ai pazienti sia a livello di coinvolgimento emotivo sia a livello di scelte operative.

Già Freud (1923) aveva espresso la convinzione che il dolore potesse aiutare ad avere una percezione del proprio Sé: "Il modo con cui noi impariamo a conoscere

G. Castelnuovo (✉)
Laboratorio di Ricerche Psicologiche, IRCCS Istituto Auxologico Italiano, Facoltà di Psicologia, Università Cattolica del Sacro Cuore, Milano

meglio i nostri organi durante una malattia dolorosa è forse un modello del modo con cui in generale arriviamo a formarci un'idea del nostro corpo".

Secondo Ercolani (1997), non c'è niente come il dolore per identificare chi è il malato e chi il curante, e la presenza del dolore allevia la paura incombente della morte data la vicinanza dell'altro. È necessario quindi che coloro che decidono di prendersi in carico il paziente non scansino questa angoscia di morte, ma sperimentino, se possibile, quella parte psicologica che il paziente, per sua natura o per eccesso della sofferenza recente, fatica a sperimentare ma che ha necessità di condividere. Solo così si può evitare che al dolore proveniente da un corpo malato si aggiunga quello che trae origine da un rapporto insoddisfacente con sé stessi e con gli altri.

Quando di fronte al dolore o a prospettive prognostiche negative prevale l'angoscia, le strategie difensive messe in atto dal paziente portano spesso a placare la manifestazione dell'esperienza dolorosa più che a elaborarla attraverso l'integrazione dei vissuti negativi (Ercolani, 1997).

Gli autori che si sono occupati del problema del dolore hanno segnalato le difficoltà che il medico incontra nel far fronte alle manifestazioni dolorose, sottolineando che a pregiudicare un adeguato trattamento del dolore non sono tanto le conoscenze biologiche e farmacologiche, quanto piuttosto l'atteggiamento nei confronti delle persone sofferenti (Bonezzi e Bettaglio, 1997; Bonica, 1953; Zavoli, 2002). Come ricorda Veronesi (2006): "Il medico moderno ha dimenticato l'esistenza di una medicina dei gesti (le parole prima di tutto, ma anche gli sguardi e le carezze)... non sa più vedere la differenza tra curare la malattia e prendersi cura del malato, e tra curare il dolore e curare la sofferenza".

La presenza di dolore cronico in una o più strutture anatomiche richiede che l'attenzione non si focalizzi solo sul sintomo dominante. La terapia deve riguardare il quadro clinico del paziente nel suo insieme di dolore, stanchezza, depressione, ansia, paura, rabbia. Il medico del dolore rimane, o se non lo era diventa, il medico della persona. Un simile approccio necessita una preparazione e una disponibilità emotiva del clinico, oltre che tempi e luoghi adatti dove il paziente possa raccontare i propri sintomi e vissuti senza subire pressioni (Ercolani, 1997).

7.2 Approccio integrato al dolore

Già nel 1962 Engel, caposcuola dell'approccio biopsicosociale, aveva fatto riferimento a un approccio integrato alla malattia:

> "Non esiste dualismo fra le cosiddette malattie psichiatriche e somatiche, sia rispetto all'eziologia che alle manifestazioni cliniche. Il che rende più denso di significato il luogo comune che l'attenzione del medico si deve focalizzare sul paziente che manifesta una malattia, non semplicemente sulla sua malattia. (...) La meta ultima deve essere sempre quella di analizzare il processo nell'ambito dell'esperienza individuale della malattia. (...) Verrà senza dubbio la tentazione di separare il cervello (inteso come corpo) dal comportamento, di adottare una concezione riduzionistica che lo studio del cervello basterà da solo a risolvere l'e-

nigma del comportamento e del suo rapporto con la malattia. Nulla potrebbe esser più sterile. Senza lo studio e l'analisi scrupolosa del comportamento in termini psicologici, interpersonali e sociali, non siamo in grado di comprendere la funzione del cervello e addirittura non siamo neanche in grado di sapere cosa studiare".

Per integrazione non si intende soltanto la mera somma di più terapie, ma un'analisi del paziente e della sua patologia nella sua profondità e complessità. L'approccio al paziente deve esser multimodale, cioé composto da diverse metodiche che si intrecciano e si completano tra loro. Non ci si accontenta di alcune tecniche per la cura della sofferenza somatica o psicologica, ma si può attingere anche a tecniche non tradizionali come per esempio l'agopuntura e l'omeopatia. Tuttavia, bisogna evitare di legarsi troppo alla tecnica e alla tecnologia senza minimizzarne la portata, per apprezzare le diverse possibilità e raggiungere un'interpretazione unitaria, profonda ed efficace del problema del paziente. Ciascuna figura deve fare la propria parte senza prevalere sull'altra, e promuovendo la collaborazione (Ercolani e Pasquini, 2007).

Il ruolo del clinico rimane centrale e si fonda sull'accoglienza e l'ascolto. Il malato porta non solo i sintomi, ma anche una storia. Questa deve essere valutata con grande attenzione alla luce della personalità, delle modalità espressive, della situazione psicosociale del paziente e dei vantaggi sia primari sia secondari determinati dalla condizione di malato. All'intervento prettamente medico, sempre di fondamentale importanza, va affiancato un aiuto specialistico, di tipo riabilitativo, psicologico e talvolta psicoterapeutico.

7.3 Placebo

Il termine *placebo* indica una sostanza priva di effetto farmacologico (per esempio l'acqua), che ottiene effetti terapeutici in almeno un caso su tre se somministrata assicurando il paziente che si tratta di un farmaco potente capace di risolvere la sintomatologia che lo affligge. Il risultato ottenuto dalla somministrazione di un placebo si chiama *effetto placebo*. In molti casi di sintomatologia dolorifica si fa uso del placebo.

Il placebo non è un imbroglio né una truffa terapeutica, ma un efficace mezzo terapeutico, e negli ultimi anni la ricerca ha chiarito molti punti della sua neurofisiologia e neurochimica. Si è scoperto per esempio che la comparsa dell'effetto placebo si associa anche all'espressione di oppioidi come le endorfine (vedi Capitolo 3). In particolare, Petrovic et al. (2002) e Bingel et al. (2006) hanno osservato come, se ci sono aspettative di analgesia e attivazione dei meccanismi modulatori discendenti alla base degli effetti analgesici, si riscontri un aumento dell'attività della corteccia cingolata anteriore (ACC), della corteccia prefrontale e del tronco encefalico dovuta all'attivazione del sistema degli oppioidi endogeni. Quando invece l'effetto placebo viene frenato si ha la comparsa di un ormone, la colecistochinina (CCK), che ha un ruolo decisivo nell'analgesia indotta da placebo Benedetti et al. (1997).

Nel mondo della ricerca si registra un crescente interesse per il tema del placebo. Occorre tuttavia chiarire che il placebo si dimostra molto efficace nel caso di dolori lievi, mentre lo è assai meno con i dolori gravi, cronici, persistenti. Secondo Amanzio e Benedetti (1999), nell'effetto placebo si possono individuare tre componenti: "l'*inganno* è rappresentato dal somministrare un placebo a un paziente con sintomatologia dolorosa dicendo che si tratta di un potente antidolorifico. L'*aspettativa* in quanto il paziente si aspetta un forte riduzione del dolore. L'*effetto* in quanto si produce realmente nel soggetto una riduzione del dolore percepito".

Il placebo si comporta come un vero farmaco con caratteristiche specifiche quali la curva tempo-effetto, l'effetto cumulativo, la persistenza dell'effetto dopo la sospensione del trattamento, la relazione inversa tra efficacia del placebo e intensità dei sintomi, e il maggior effetto all'aumento della dose del placebo (Ercolani e Pasquini, 2007). Trattandosi di un composto, esistono fattori che influenzano l'effetto come per esempio il colore, il tipo di preparazione, il tipo di somministrazione e le dimensioni.

L'effetto placebo è soggetto allo stesso tempo a una grande variabilità propria della situazione e del paziente, con la sua personalità e la sua patologia. Fondamentale è la figura del medico che, con le sue caratteristiche di carisma, competenza e autorità, crea le condizioni per l'attuazione dell'effetto placebo. Sono quindi cruciali la relazione medico-paziente e il contesto in cui tale relazione si sviluppa, poiché questi elementi sono in grado di influenzare i risultati terapeutici attraverso aspettative e processi anticipatori consci, oppure possono rappresentare uno stimolo condizionato talmente forte da creare risposte placebo (Pollo e Benedetti, 2004). Il placebo è un mezzo che si basa sulla *suggestione terapeutica*. Benedetti (2006) afferma che l'effetto placebo si manifesta in una infinità di eventi, non solo nella clinica del dolore, ma anche in tutti quei casi nei quali la suggestione diventa un elemento cruciale della nostra attività cosciente, e quindi anche percettiva.

Ci sono alcuni principi etici da osservare nella somministrazione del placebo. A questo proposito Amanzio e Benedetti (1999; Beltrutti et al. 2006) suggeriscono che il placebo non dovrebbe essere somministrato senza una diagnosi precisa, che la sua prescrizione non dovrebbe essere prolungata indefinitamente, e che non si dovrebbe insistere con una terapia placebo che non dia risultati rapidi e chiari. Per prima cosa il paziente deve essere al corrente del proprio stato di salute e della diagnosi che lo accompagna; secondariamente bisogna sempre garantire al paziente il massimo effetto terapeutico possibile, senza lasciare nulla di intentato, e nel caso del placebo questo si verifica solo se il paziente non è a conoscenza della vera natura del farmaco e si affida con fiducia al medico (Ercolani e Pasquini, 2007).

7.4 Farmacologia

"L'utilizzo dei farmaci nei pazienti affetti da sindromi dolorose deve perseguire non solo il fine di lenire il dolore, ma per quanto possibile, in associazione con altre strategie terapeutiche, il raggiungimento di diversi obiettivi quali la guarigione e la prevenzione" (Beltrutti e Lamberto, 1997).

L'Organizzazione Mondiale della Sanità (OMS 1991) ha redatto un protocollo per il trattamento del dolore, in cui i farmaci sono stati classificati in tre gradini in base alla gravità del dolore, ai quali si aggiungono i farmaci coanalgesici e coantalgici.

I farmaci del *primo gradino* riguardano il dolore lieve-moderato e sono principalmente i salicilati (come l'ASA), i FANS (antinfiammatori non steroidei) e il paracetamolo. Se questa terapia non è efficace o lo è parzialmente, si passa alla somministrazione dei farmaci per dolori da moderati a severi del *secondo gradino*: si tratta degli oppioidi deboli, non di derivazione morfinica. In caso di dolori intensi o gravi si passerà ai farmaci del *terzo gradino*, di natura morfinica In aggiunta, il protocollo dell'OMS consiglia anche la prescrizione di farmaci coanalgesici e coantalgici, come antidepressivi e ansiolitici, che, accompagnando il paziente nella sopportazione del dolore, possono essere introdotti in qualsiasi momento la situazione clinica del paziente lo richieda (Jaume, 2006).

7.4.1 I farmaci del primo gradino

Gli analgesici non oppioidi dovrebbero essere considerati i farmaci di prima scelta per la terapia del dolore da lieve a moderato. Il massimo effetto analgesico (tetto) dell'acido acetilsalicilico (ASA) viene di solito raggiunto con dosi singole comprese tra 650 e 1300 mg. Non si sviluppa alcuna tolleranza agli effetti analgesici di questi farmaci.

Gli antichi Greci usavano già i decotti di salice bianco, *Salix alba*, per combattere i dolori (il salice contiene la salicilina dalla quale si sarebbe fabbricata l'*Aspirina*, che è composta da ASA). L'ASA fu scoperto in seguito a numerose ricerche, specialmente tedesche, francesi e italiane, nel XIX secolo. Il suo sapore sgradevole, malgrado gli effetti positivi su dolori, infiammazioni e febbri, ne limitò l'uso. Nel 1899 Felix Hoffman, un chimico tedesco, sintetizzò l'acido acetilsalicilico, che possiede le stesse qualità del salicilato di sodio ma è meglio tollerato; nasce così l'Aspirina, che avrebbe conosciuto un successo notevole ancor prima che John Vane (1971) intuisse le modalità d'azione della molecola (l'inibizione della sintesi delle prostaglandine), scoperta che gli valse il premio Nobel nel 1982. Questa spiegazione portò all'utilizzo dell'ASA in un altro grande campo terapeutico, quello della coagulazione sanguigna, per il suo effetto inibitore dell'aggregazione piastrinica e la sua azione irreversibile sulla ciclossigenasi[1]. Ciò mise in evidenza anche un effetto secondario dell'ASA: le emorragie, specialmente dell'apparato digerente. Per questo motivo come antalgico l'ASA va prescritto in dosi inferiori a 3 g per 24 ore. A dosi superiori, nell'adulto si osservano un effetto antinfiammatorio più marcato, ma anche effet-

---

[1] La prostaglandina-endoperossido sintasi (o ciclossigenasi, COX) è un enzima appartenente alla classe delle ossidoreduttasi, che catalizza la conversione di acido arachidonico (un acido grasso poliinsaturo a venti atomi di carbonio) in endoperossido prostaglandinico.

ti secondari accresciuti. È preso per via orale grazie alla sua facilità di assunzione ed è prescritta contro i dolori acuti. L'ASA è controindicato in caso di ulcere gastriche e duodenali in evoluzione. Va impiegata con moderazione e grande precauzione quando esistono precedenti di ulcere dello stesso tipo, ma anche nel caso di asma (asma da Aspirina), gotta, emorragie in corso, digestive e ginecologiche, insufficienze renali durante la gravidanza, se la paziente porta un dispositivo intrauterino, e nell'allattamento.

Gli *antinfiammatori non steroidei* (FANS) sono una classe terapeutica ampiamente utilizzata. Sono forse i farmaci più prescritti al mondo, ma anche quelli con più controindicazioni, e sono la causa del 25% degli effetti indesiderati soprattutto sul sistema digestivo. I FANS sono efficaci contro le malattie infiammatorie come la poliartrite reumatoide o degenerativa, che produce uno stato infiammatorio, e l'artrosi, ma anche contro il dolore acuto e cronico. In fisiopatologia l'infiammazione è definita un'associazione di tre fattori: rossore, calore e dolore. Gli antinfiammatori agiscono sul dolore. Attualmente l'attività inibitoria dei FANS si distingue in due modalità d'azione: un meccanismo cellulare che agisce sulla componente cellulare dell'infiammazione, e un meccanismo biochimico che opera attraverso l'inibizione di certi enzimi e la formazione di radicali liberi. I FANS hanno un effetto antalgico sicuro e sono più efficaci rispetto a dosi piene di paracetamolo e ASA soprattutto contro i dolori deboli e medi. Il loro meccanismo d'azione si basa sull'inibizione della sintesi delle prostaglandine; hanno una loro influenza anche sui recettori serotoninergici e dopaminergici. Dosi ridotte sono sufficienti per ottenere un effetto antalgico, ma dosi maggiori sono necessarie per raggiungere l'effetto antinfiammatorio. Sebbene si tenda a impostare una durata terapeutica breve, è possibile prescrivere questi farmaci per settimane, se non per diversi mesi, essenzialmente nelle patologie croniche. La via orale è quella più frequentemente usata, mentre le vie intramuscolare ed endovenosa presentano scarso interesse. Anche la via rettale è efficace, così come la via dermica locale, particolarmente usata per i FANS.

Come accennato, tali farmaci comportano effetti indesiderabili, in particolare sull'apparato digerente. La loro prescrizione e il loro impiego moltiplicano di 2,7 volte il rischio di complicazioni all'apparato digerente, come perforazioni da ulcera o emorragie. In Francia sono stati stimati duemila o più i decessi all'anno dovuti ai FANS. Occorre anche segnalare gli effetti considerati banali, come dispepsia ed epigastralgie. Nella prescrizione bisogna tener conto di eventuali precedenti di ulcere o emorragie del tratto digerente: in tal caso deve essere prevista una associazione di farmaci grastroprotettivi (anti H2 o inibitori della pompa). Le persone anziane richiedono una sorveglianza particolare. Misoprostol (400-800 mg al giorno) e lansoprazolo o omeprazolo (15-20 mg al giorno) servono a proteggere l'apparato digerente dai loro effetti secondari. I FANS possono anche causare modificazioni biologiche, ematologiche ed epatiche. Sono possibili effetti cutanei come alopecia, fotosensibilizzazione, dermatosi bollose, ma anche insufficienza renale, anomalie urinarie, ipertensione arteriosa, edemi periferici, insonnia, astenia, cefalee, acufeni, allergie, asma e inibizioni dei dispositivi intrauterini. I FANS sono controindicati con gli antagonisti della vitamina K, con l'eparina (rischio di emorragie), ma anche con il litio e alcune altre molecole.

Sono prescritti contro i dolori acuti, i dolori da coliche epatiche e nefritiche, in ginecologia, in ostetricia (con un rischio di chiusura prematura del canale arterioso nel feto), nelle nevralgie, nelle patologie reumatiche degenerative, in cancerologia (per esempio nelle metastasi ossee), nelle cefalee, nelle emicranie, nel decorso postoperatorio. Gli inibitori selettivi della COX-2 formano una nuova classe di FANS, che fa ricorso a una via metabolica diversa dall'inibizione della sintesi delle prostaglandine con minori effetti indesiderati all'apparato digerente. Questi farmaci vanno sempre prescritti in modo ponderato senza associazione con altri farmaci analgesici di differente composizione.

Il *paracetamolo*, una molecola sintetizzata nel 1893, è un antidolorifico di prima scelta. Se utilizzato secondo dosi terapeutiche gli effetti secondari sono rari. Ha preso il posto dell'acido acetilsalicilico come antalgico e antipiretico, specialmente in pediatria, tuttavia occorre essere prudenti. Molti farmaci antalgici contengono paracetamolo. Il ridotto numero dei suoi effetti secondari a dosi terapeutiche induce i pazienti a effettuare molte automedicazioni e all'assunzione concomitante di diversi antalgici che lo contengono. Questo può essere pericoloso perché il paracetamolo presenta tossicità per il fegato. Nei pazienti che presentano un'insufficienza epatica, come una cirrosi o alcuni tipi di epatiti, nei pazienti trattati con induttori enzimatici e negli alcolisti il paracetamolo può attaccare il fegato distruggendone le cellule: si ha così una citolisi tossica, che può essere grave o addirittura mortale. L'antidoto è la N-acetilcisteina, che può essere efficace se somministrata entro sei ore, *per os* o per via endovenosa. Inoltre è necessario prestare particolare attenzione a bambini e anziani perché il paracetamolo per loro è più tossico che nell'adulto sano. Può provocare anche broncospasmi, disturbi ematologici come anemie emolitiche, agranulocitosi e trombopenie. In caso di insufficienza renale la posologia dovrà essere dimezzata e le assunzioni effettuate a intervalli di 6 ore. Si riscontrano spesso manifestazioni cutanee, come orticaria e prurito, che fanno pensare a un'allergia a questo prodotto. Generalmente non è necessario superare la dose di 3 g di paracetamolo al giorno, ossia 6 compresse. Tuttavia, in caso di dolore più intenso, la posologia massima può essere aumentata fino a 4 g al giorno, vale a dire 8 compresse da 500 mg. Per dolori ribelli esistono attualmente preparazioni da 1 g per compressa. Con questo prodotto si esegue una "minititolazione", vale a dire che si comincia con una posologia di 3 g al giorno e se il dolore persiste si passa a 4 g al giorno, tenendo sotto controllo la funzione epatica mediante esami del sangue.

Si possono associare paracetamolo e FANS al fine di sfruttare il potenziamento reciproco dell'azione antalgica, così da ridurre il dosaggio di ciascun farmaco e di conseguenza ridurre il rischio di effetti collaterali.

7.4.2
I farmaci del secondo gradino

Fra questi oppioidi, il *tramadolo cloridrato* è forse il principio attivo più conosciuto. A dosaggi terapeutici efficaci agisce grazie alla sinergia tra un effetto oppioide agonista morfinico (fissazione sui recettori oppioidi, da cui derivano un'inibizione e una modulazione della sensazione dolorosa a livello del sistema nervoso centrale, SNC) e un effetto monoaminergico centrale (inibizione della ricaptazione della noradrenalina e della serotonina che induce un aumento dell'efficacia dei sistemi antinocicettivi endogeni serotoninergici e adrenergici). Questo spiega l'effetto potente e originale del tramadolo, non paragonabile ad altri antalgici, e che è attivo sui dolori da nocicezione e sui dolori neurogeni. La potenza antalgica del tramadolo orale va da un terzo a un quarto di quella della morfina. Esso è impiegato contro i dolori acuti, cronici e nocicettivi, ma anche contro i dolori neurogeni, come le nevralgie da herpes zoster. La sua posologia è di 50-100 mg ogni 4-6 ore per la preparazione da 50 mg non a rilascio prolungato. La dose massima è di 400 mg ogni 24 ore. Esiste anche in forma iniettabile. È controindicato in caso di ipersensibilità, di assunzione di inibitori delle monoaminoossidasi (IMAO), di insufficienza respiratoria o epatocellulare, nei bambini, nelle gestanti e durante l'allattamento. Sono possibili interazioni con altri farmaci.

Il *destropropossifene* è il derivato destrogiro del propossifene e il suo effetto antalgico è importante. Si tratta di un derivato del metadone poco tossicomanico. Si fissa sui recettori oppioidi centrali producendo il suo effetto antalgico. È meno potente della morfina (dieci volte meno). Non è antipiretico né antinfiammatorio. La somministrazione va ripetuta ogni 6 ore per ottenere uno stato di equilibrio dopo circa 24 ore. A dosi corrette è privo di effetti secondari. Si sono osservati qualche volta nausea, vomito o sonnolenza, più raramente stipsi. Conviene tuttavia mantenere una sorveglianza respiratoria e cardiovascolare. Gli altri effetti secondari sono trascurabili. È stata descritta un'azione ipoglicemizzante. A dosi massime è necessaria l'ospedalizzazione, perché esiste il rischio di depressione respiratoria e cardiotossicità.

In algologia il destropropossifene possiede una interessante sinergia con alcuni antalgici che un tempo si chiamavano periferici e che attualmente si classificano del primo gradino, come il paracetamolo. Deve essere usato con precauzione nelle persone trattate con ipoglicemizzanti e negli anziani.

Infine la *codeina*, etere metilico della morfina o metilmorfina, è nota sia per il suo effetto calmante della tosse sia per quello antalgico riconosciuto dall'OMS nel 1970 attraverso un opuscolo specificamente dedicato a questa sostanza. È un alcaloide estratto dall'oppio, come la morfina. Robiquet la isolò nel 1832 e due anni dopo venne usata in terapia. Attualmente il 60-70% del suo consumo riguarda la terapia antalgica. È da quattro a dieci volte meno efficace della morfina. Mentre 10 mg hanno effetto contro la tosse, è necessario raggiungere da 30 a 60 mg ogni 4-6 ore *per os* per ottenere un effetto antalgico. È di facile impiego in quanto prescritta *per os*. I suoi effetti secondari sono quelli degli oppioidi, tuttavia in misura inferiore: stipsi, vertigini, nausea, vomito, sonnolenza, mentre è rara l'assuefazione. Il suo effetto antalgico deriva dal fatto che a livello del fegato è trasformata in morfina (effetto del citocromo P450); la sua azione dipende quindi dalla funzionalità epatica.

Anche questa categoria di farmaci, in particolare la codeina, può essere usata in associazione ai FANS o al paracetamolo al fine di potenziare l'effetto reciproco e poter ridurre il dosaggio dei singoli farmaci e i rispettivi effetti collaterali. A tal proposito esistono in commercio delle formulazioni di questi farmaci in associazione.

7.4.3
I farmaci del terzo gradino: gli oppioidi forti

Vengono così chiamati poiché sono di derivazione diretta dall'oppio. Sono anche chiamati oppioidi centrali in quanto il loro effetto sembra esercitarsi solo a livello del SNC e specialmente nell'encefalo. Dai semi del papavero da oppio (*Papaver somniferum*) si estrae un liquido usato come antalgico da millenni. Gli effetti dell'oppio sono noti fin dall'antichità: i Sumeri lo estraevano dal papavero cinquemila anni fa. All'inizio del XIX secolo Friederich Serturner isolò un alcaloide del papavero e, dal nome del dio greco dei sogni, Morfeo, lo chiamò *morfina*. Durante la guerra franco-prussiana, nel 1850, i medici usarono la morfina nel corso di interventi chirurgici. La morfina è attualmente il farmaco di riferimento nella terapia del dolore. Molto temuta dapprima per i suoi effetti di tossicodipendenza e di depressione respiratoria, con riduzione della frequenza e ampiezza dei movimenti respiratori dovuta a un'azione neurovegetativa, la morfina ora suscita meno diffidenza in chi la prescrive. Per lungo tempo venne prescritta solo su un ricettario "madre e figlia" che il medico si procurava presso il Consiglio dell'Ordine del suo dipartimento. Era necessario scrivere la prescrizione seguendo un protocollo preciso e conservare una matrice della ricetta nel ricettario. Attualmente le prescrizioni di morfina, morfinici e farmaci detti stupefacenti possono essere effettuate su ricette dette "di sicurezza", che di norma non possono essere né falsificate né fotocopiate.[2]

I medici sono cauti nel prescrivere la morfina a causa dei suoi effetti sul sistema neurovegetativo centrale, per l'effetto di depressione respiratoria, per l'effetto cardiovascolare (bradicardia, diminuzione del ritmo cardiaco e ipotensione arteriosa), e per un effetto di restringimento della pupilla, detto miosi. La morfina agisce anche sui muscoli lisci, il che genera inconvenienti diversi come la stipsi, e sulle fibre degli sfinteri, come quello vescicale, con conseguente ritenzione di urina nella vescica. Inoltre, questa azione sui muscoli lisci può causare broncospasmo. La morfina agisce anche sul SNC come ansiolitico. Essa può avere un effetto euforizzante, può provocare una gioia di vivere artificiale, e proprio a tal fine è usata dai tossicomani. La sua assunzione fuori da un contesto di dolore crea dipendenza fisica e psicologica accompagnata a crisi di astinenza.

I recettori endogeni per gli oppioidi raggiungono rapidamente la saturazione e la morfina circola nel sangue provocando effetti stupefacenti per i soggetti sani ed effetti analgesici per quelli con dolore. Nei pazienti con dolore cronico i recettori della morfina sono liberi a causa del dolore e la morfina si lega completamente a essi riducendo la quota libera circolante nel sangue, e quindi anche gli effetti secondari. Il dolore consuma la morfina e perciò la sua utilizzazione non deve essere temuta nel paziente che soffre di dolori da ipernocicezione. Una persona anziana, indebolita,

---

2 In Italia farmaci quali anfetamina, fenilpropalamina, retamina, GHB, amobarbital, ciclobarbital, eptabarbital, glutetimide, mecloqualone, metaqualone, pentobarbital, secobarbital sono prescritti con ricetta speciale ministeriale predisposta dal Ministero della Salute ai sensi dell'art. 43 del DPR 309/90 poi modificato e integrato con la legge n. 49/2006 (salvo successive normative).

con dolori cronici di varia natura, potrà essere trattata con morfina in dosi adatte senza temere una depressione respiratoria. In sostanza vale il concetto fondamentale che fintanto che persiste il dolore, anche in minima quota, non si possono presentare gli effetti collaterali più temuti della depressione respiratoria e cardiocircolatoria.

La dose di morfina dipende dall'intensità del dolore e per questo, in terapia del dolore, si esegue una titolazione, che consiste nel somministrare in modo progressivo la morfina con un continuo monitoraggio fino al raggiungimento della dose ideale. Durante il trattamento è necessaria una sorveglianza precisa e regolare, poiché il passaggio a effetti secondari può avvenire in modo relativamente brusco. Il clinico deve essere attento a piccoli segni come la miosi, il prurito, lo stato di vigilanza del paziente, la modificazione della pressione arteriosa e del polso, segni di un eccessivo assorbimento di morfina e della possibile comparsa di effetti secondari. Questi trattamenti si possono continuare anche a domicilio per mesi e anni, ma sempre sotto sorveglianza medica. La morfina agisce anche sui recettori oppiacei endogeni, che si trovano nei punti coinvolti nel controllo del dolore e nell'integrazione della percezione dolorosa. Attualmente sembra esservi un unanime consenso circa l'esistenza di tre tipi di recettori: i recettori α, β, γ. A questi recettori corrisponde una famiglia di endorfine non specifiche, ma che presentano un certo grado di affinità con i diversi recettori. Si è constatato che tali recettori sono abbondanti nel corno posteriore del midollo spinale; da questo deriva la somministrazione di morfina per via intratecale, cioè in prossimità del midollo spinale, una volta oltrepassate le meningi.

Basandosi sui diversi recettori morfinici, si distinguono quattro gruppi di molecole oppiacee: gli agonisti puri (morfina e fentanil), gli agonisti parziali (buprenorfina), gli agonisti-antagonisti e gli antagonisti. Gli agonisti parziali e gli agonisti-antagonisti hanno un effetto massimale, vale a dire che se la dose somministrata aumenta l'effetto antalgico non aumenta più, ma gli effetti secondari possono amplificarsi. Va assolutamente evitata qualsiasi associazione di morfina con altri farmaci come i depressori del SNC, il gamma-idrossi-butirrato di sodio e le IMAO.

La prima forma orale di morfina è stata la *buprenorfina*, che presenta il vantaggio di un ritardo d'azione breve e una durata d'azione molto più lunga. La *nalbufina* agisce per un breve periodo (2-4 ore), ma il suo effetto si rivela ben superiore a quello della morfina. È utilizzata solo per dolori acuti come quelli dell'infarto miocardico o in un contesto postoperatorio o ostetrico. La *pentazocina* ha una durata d'azione di 3 ore e il suo fattore di conversione (fattore che permette di calcolare l'effetto antalgico equivalente in morfina) è di 0,5.

Durante una terapia che utilizza oppiacei possono intervenire intossicazioni da sovradosaggio caratterizzate da depressione respiratoria. Il naloxone, un antidoto efficace contro tutti gli oppiacei, è specifico e non presenta controindicazioni. Attualmente, in caso di dolori da ipernocicezione si impiega la morfina in forma iniettabile: il cloridrato di morfina. Esso si presenta in forma di fiale di liquido iniettabile (che può anche essere bevuto). La quantità iniettata dipende dal dolore del paziente. In caso di picchi di dolore, vengono effettuarti dei boli.[3]

[3] Si tratta di iniezioni di una quantità sufficiente, chiamata interdose, oltre al trattamento continuo, allo scopo di stroncare l'accesso doloroso.

Il *fentanil* è indicato in caso di dolori cronici di origine cancerosa o ribelli agli antalgici, ma a condizione che rimangano stabili. È un oppioide potente con diversi effetti collaterali tra cui nausea, vomito, confusione, stipsi. Una brusca interruzione della sua somministrazione dopo un trattamento prolungato può generare una sindrome da astinenza caratterizzata da ansietà e irritabilità. Recentemente è stata messa sul mercato una nuova molecola, l'idromorfone cloridrato, che rappresenta l'alternativa orale alla morfina.

7.4.4
Farmaci coanalgesici e coantalgici

Tra i farmaci coanalgesici e coantalgici, gli *antidepressivi* sono la classe farmacologica che finora si è dimostrata maggiormente efficace nel trattamento dei pazienti con dolore cronico. Altri farmaci usati per lo più in psichiatria hanno proprietà collaterali analgesiche come ansiolitici, antiepilettici, ipnotici, miorilassanti, neurolettici e stabilizzatori dell'umore.

Le molecole dei farmaci antidepressivi interferiscono con le attività neuronali, facilitandole o inibendole e, in generale, modulandole. Negli antidepressivi bisogna distinguere un'azione analgesica a livello segmentario, con il blocco della ricaptazione delle monoamine e accumulo del neurotrasmettitore, e un'azione soprasegmentale nelle reti di integrazione dove prevale una modulazione di tipo endocrino (Tiengo, 1990). La prima osservazione sulla risposta favorevole degli antidepressivi nella cura del dolore cronico è stata fatta da Paoli et al. (1960) con l'imipramina. Gli antidepressivi triciclici venivano consigliati primariamente nelle situazioni in cui la depressione aveva avuto un ruolo facilitatore nei confronti dell'insorgenza e del mantenimento del dolore cronico. Gli antidepressivi triciclici hanno dimostrato in molti studi una potente azione analgesica; il loro meccanismo di azione è riconducibile principalmente all'inibizione della ricaptazione della serotonina. Importanti sono anche i farmaci IMAO, che bloccano la degradazione della serotonina aumentandone la biodisponibilità, e influenzano anche l'azione delle altre monoamine. Negli ultimi quindici anni è stato dimostrato che l'azione analgesica e quella antidepressiva sono distinte; in particolare la clorimipramina e amitriptilina sono dotate di un'intrinseca azione analgesica, potenziando l'azione antinocicettiva della morfina e stimolando le β-endorfine.

L'attività analgesica dei farmaci antidepressivi è manifesta già dopo pochi giorni di terapia, al contrario dell'azione antidepressiva che necessita di periodi più lunghi e dosi maggiori. Infatti, le dosi analgesiche sono inferiori da 1/3 a 2/3 rispetto alle dosi antidepressive, salvo che per la fluoxetina, la cui azione sembra essere in minore misura dose-dipendente. Come visto più volte, caratteristica peculiare dei pazienti con dolore cronico è la situazione circolare in cui dolore, depressione, ansia e disturbi del sonno si rinforzano vicendevolmente. L'utilità dei farmaci antidepressivi si dimostra proprio a questo livello; da una parte infatti essi agiscono modificando il tono dell'umore e, riducendo la depressione, riducono la percezione e aumentano la tolleranza al dolore; dall'altra migliorano qualitativamente e quantitativamente il sonno, modificandone l'architettura che era stata sconvolta dal dolore e dallo stato emotivo conseguente; infine possiedono anche un'azione analgesica secondaria alla stimolazione e all'inibizione selettiva della ricaptazione dei neuromediatori monoaminergici. In uno studio di Paladini e Mocavero (1990) si è valutata l'efficacia analgesica e antidepressiva della fluoxetina, dosando i livelli ematici del farmaco e del suo metabolita attivo, per evidenziare eventuali correlazioni tra concentrazioni plasmatiche e intensità del dolore, per valutare l'aderenza terapeutica del paziente e per stabilire gli eventuali livelli tossici, su un campione di 22 pazienti di età media di 65,7 anni affetti da dolore cronico. La riduzione del dolore alla VAS (*Visual Analogic Scale*) si manifesta già al terzo giorno di terapia e diventa statisticamente significativa nel confronto pre e post trattamento; vi è una correlazione positiva tra il punteggio ponderato di dolore alla fine del trattamento (2 settimane) e la concentrazione di farmaco, mentre l'indice di depressione e di ansia non si modificano significativamente; l'effetto antidepressivo, infatti, ha una latenza media di 2-3 settimane. Migliorano invece le attività della vita e gli effetti collaterali sono di lieve entità.

In una rassegna di Ercolani (1994) sono stati presentati i principali farmaci ad azione prevalentemente antidepressiva utilizzabili nella terapia del dolore cronico, suddivisi secondo gli aspetti chimico-strutturali. Ercolani sottolinea che la prescrizione e la gestione del farmaco antidepressivo devono essere fatti sempre dal medico di base o dallo psichiatra, in quanto l'uso indiscriminato di tali farmaci, attraverso automedicazione, prescrizione inadeguata, sotto e sovradosaggio, uso per periodi troppo brevi o troppo lunghi, inizi e sospensioni brusche, possono annullare o ridurre significativamente l'efficacia terapeutica del farmaco aumentando la vulnerabilità biochimica alla depressione, e diminuendo la probabilità di risposta a un successivo trattamento farmacologico. Ercolani (1994) sottolinea anche come l'associazione di farmaci antidepressivi e agopuntura possa essere consigliata nei pazienti con dolore cronico con o senza depressione associata. Per l'azione sinergica del farmaco e della riflessoterapia agopunturale, come si vedrà in seguito, si ha la stimolazione dei neuroni noradrenergici e serotoninergici a proiezione limbica e corticale; grazie all'influenza diretta e indiretta sui principali sistemi neurotrasmettitoriali come GABA, acetilcolina, noradrenalina, dopamina, serotonina eccetera, e sui neuromodulatori ormonali e sinaptici come sostanza P, encefalina, TRH, somatostatina, gastrina, angiotensina 2, VIP, vasopressina, ossitocina, CCK, endorfine si rende possibile una diminuzione nel dosaggio del farmaco con conseguente riduzione consistente degli effetti collaterali.

Fra gli *ansiolitici*, le benzodiazepine occupano un posto importante in questa classe terapeutica, ma non rappresentano tutti i tranquillanti. Fra questi alcuni possiedono un'azione serotoninergica nota, come il buspirone che è indicato per combattere l'ansia reattiva nel corso di nevrosi e l'ansia associata ad affezioni somatiche gravi o dolorose. Questo ansiolitico, derivato dall'azaspirodecanedione, non comporta effetti né sedativi né miorilassanti, né anticonvulsivanti. Il suo meccanismo di azione non è stato completamente chiarito, ma sembra agisca sui recettori della serotonina. Le benzodiazepine più usate comprendono numerose molecole che presentano tutte una quadruplice azione: sono ansiolitiche (sono conosciute principalmente sotto questo aspetto), ipnotiche (provocano il sonno, anche se talvolta il loro impiego prolungato può alterare il sonno lento profondo), sono miorilassanti (distendono i muscoli) e antiepilettiche. A seconda dell'effetto atteso si sceglierà una molecola anziché un'altra. Il diazepam, per esempio, è attualmente più usato per le sue proprietà miorilassanti, il bromazepam e il delorazepam per le loro proprietà ansiolitiche. In algologia la loro componente miorilassante rivela la propria efficacia contro i dolori muscolari: grazie all'effetto ipnotico ristabiliscono un sonno riparatore e con l'azione ansiolitica influiscono sull'integrazione superiore del dolore. È necessario vigilare sul rischio di dipendenza.

Per quanto riguarda gli *antiepilettici*, c'è da rilevare che la farmacologia per dolori cronici si riferisce per lo più a dolori di natura neurogena. Se gli antidepressivi triciclici si occupano più della componente di fondo del dolore, la componente fulminante può essere paragonata a reazioni di forma epilettica della parte del sistema nervoso concernente i dolori. Gli antiepilettici servono a combattere alcuni dolori nevralgici come la carbamazepina in caso di nevralgie del trigemino. In farmacologia del dolore si fa ricorso spesso a questa classe terapeutica. Gli antiepilettici, prescritti in dosi più leggere che nei casi di epilessia, combattono i dolori da herpes zoster, taluni postumi di lesioni midollari, le neuropatie e i dolori da arto fantasma. Il clonazepam, che si presenta in forma di gocce orali, può essere di conseguenza usato in titolazione, aumentando regolarmente il numero di gocce secondo la risposta ottenuta. Viene prescritto in una sola dose, la sera, e a basso dosaggio favorisce il sonno. Sono usati anche il valproato e la fenitoina. Il gabapentin è un antiepilettico utilizzato per la sua capacità anticonvulsivante. Il farmaco è somministrato 2 o 3 volte al giorno. Nel dolore da herpes zoster dell'adulto la posologia media è di 1200 mg al giorno. È un farmaco che, anche per l'epilessia, non deve essere prescritto a bambini al di sotto dei 12 anni. Il gabapentin può provocare sonnolenza, vertigini, atassia, nistagmo, insonnia, parestesia, disturbi del comportamento.

Gli *ipnotici*. Basta che un individuo non dorma in misura adeguata perché si produca una sindrome depressiva, la quale può aggravarsi se l'insonnia perdura. Su un organismo che manca di sonno possono anche comparire dei dolori. Alcuni ansiolitici somministrati a lungo agiscono sul sonno lento e impediscono quindi un buon recupero, il che può aggravare la percezione dolorosa. Per rompere il ciclo del dolore e dei disturbi del sonno è necessario un sonno di qualità. È preferibile ricorrere agli ipnotici recenti che rispettano il sonno lento, profondo, come lo zopiclone e lo zolpidem. Durante il loro utilizzo occorre fare attenzione al consumo di alcol, depressori del SNC e benzodiazepine. Le controindicazioni comprendono miastenia, apnea del sonno e insufficienza respiratoria. Questi farmaci possono provocare sonnolenza diurna, sensazione di vertigine, astenia, ipotensione e sindrome di astinenza. Alcune benzodiazepine sono ipnotiche: nitrazepam e flunitrazepam.

I *miorilassanti*. Le strutture muscolo-legamentari sono spesso interessate da fenomeni patologici che creano dolore. In questi casi ci serviamo, in terapia, di farmaci miorilassanti e decontratturanti, i quali devono combattere due effetti: l'effetto dolore vero e proprio e l'effetto di contrattura muscolare, un riflesso proprio della sensazione dolorosa. Le fibre nervose che conducono l'effetto nocicettivo verso il corno posteriore del midollo spinale si strutturano su un arco riflesso per l'azione di interneuroni. I motoneuroni del corno anteriore del midollo spinale, neuroni della motricità, sono sensibilizzati a questo fenomeno, generando a loro volta un effetto muscolare di contrazione. Nei farmaci miorilassanti si è constatato un effetto antalgico, che è stato sperimentato sull'animale esplorando la risposta indotta da un meccanismo nocicettore come il calore (Jaume, 2006). Nell'uomo gli studi si sono concentrati sull'analisi della risposta muscolare a stimolazioni elettriche nervose. Per quanto riguarda la lotta contro la componente della contrazione riflessa deve essere effettuata una valutazione globale. La scelta fra i vari miorilassanti si rivela difficile sulla base di argomenti puramente sperimentali. La prescrizione si fa a dosi progressive e su una breve durata. È necessario evitare effetti di sonnolenza. Questi farmaci agiscono su due siti, uno periferico e l'altro centrale.

- Miorilassanti ad azione periferica. La tossina botulinica si usa con iniezione diretta nei muscoli contratti. Si pratica con anestetici locali, associata a FANS, iniettandoli nel muscolo contratto e ottenendo così la rottura dell'arco riflesso. Sono miorilassanti di difficile tollerabilità: possono provocare vertigini, vomito, cefalea, astenia, confusione, sonnolenza.
- Miorilassanti ad azione centrale. La loro azione si svolge su diversi siti: sul sistema gabaergico che interviene in occasione di contrazioni importanti come quelle spastiche, sul sistema adrenergico e sui sistemi aminoacidergici. Il diazepam ha un'azione antalgica importante e per lungo tempo è stato il miorilassante di riferimento.
- Miorilassanti ad azione mista sono: il carisoprodolo, usato per le lombalgie acute, il clormezanone che non ha un effetto antalgico vero e proprio, ma è molto efficace sulle contratture muscolari, e infine il tiocolchicoside che influenza debolmente il sistema inibitore gabaergico.

I *neurolettici* e i *sali di litio*. Sono farmaci utilizzati per lo più in psichiatria. I primi hanno due effetti principali: sono antipsicotici e hanno effetto sul sistema extrapiramidale. Alcuni sono ansiolitici e sedativi, come le fenotiazine, ed è per questa proprietà che sono impiegati in Terapia del dolore. Bisogna anche precisare che la loro azione antipsicotica può avere la sua parte sul versante delirante di una percezione dolorosa. Alcuni neurolettici come la levomepromazina hanno un vero potere antalgico. Risultati eccellenti si sono ottenuti attraverso trattamenti con morfina e neurolettici. I sali di litio sono considerati timoregolatori (carbolithium). Sono impiegati nelle affezioni psichiatriche di aspetto ciclico, come le psicosi maniaco-depressive. Sono degli stabilizzatori dell'umore, prevengono la recidiva di queste patologie e offrono un'azione curativa negli accessi maniacali o depressivi. Questa molecola in Terapia del dolore è utilizzata contro l'algia vascolare del viso cronica e necessita di precauzioni nell'uso. Prima di essere utilizzata va fatto un bilancio biologico, ematologico, renale, epatico e tiroideo, come pure cardiologico. Bisogna inoltre tenere controllate le dosi di litemia nel sangue in quanto un sovradosaggio può essere fatale.

7.5
Trattamenti invasivi

Per i casi di dolore che non si risolvono con la terapia farmacologica si prospetta l'impiego dei cosiddetti trattamenti invasivi. Nel trattamento dei pazienti affetti da sindromi dolorose possono essere impiegate diverse tecniche di anestesia/analgesia (Jaume, 2006; Panerai e Varrassi, 2004).

Fra i più diffusi trattamenti invasivi per il controllo del dolore si annoverano:

- *modulazione spinale*: basandosi sulla prova della presenza di recettori oppioidi specifici a livello spinale, questo trattamento si sostanzia nella somministrazione di farmaci oppiacei, soprattutto morfina, o di anestetici locali per via spinale. Inoltre, nella pratica clinica odierna hanno trovato ampia diffusione i cosiddetti *port* con setto e catetere siliconici, sistemi di infusione totalmente impiantabili per la somministrazione graduale dei farmaci (Mercadante, 2006a);
- *elettrostimolazione midollare*: nata come applicazione clinica diretta della teoria del cancello di Melzack e Wall (1965), questa tecnica si basa, fra le altre ipotesi operative, sull'idea che un campo elettrico di adeguata intensità applicato nello spazio peridurale, reclutando le grandi fibre A-α delle colonne dorsali, possa provocare la chiusura del cancello e il blocco dell'impulso algogeno. Attualmente la prassi chirurgica permette l'impianto definitivo di un neurostimolatore midollare, direttamente controllabile dal paziente attraverso un telecomando (Costantini et al. 2006);
- *blocchi nervosi*: basandosi sugli effetti prodotti da sostanze neurolitiche o anestetiche, iniettate direttamente con un ago nei nervi, plessi o gangli del paziente, i blocchi nervosi sono in grado di offrire un'analgesia prolungata nel tempo (Mercadante, 2006b);
- *neuroablazione*: mediante la distruzione di porzioni di tessuto nervoso, ottenuta o tramite agenti neurolitici o con elettrodi per la termolesione a radiofrequenza, la neuroablazione permette l'interruzione della trasmissione degli impulsi nervosi attraverso le fibre amieliniche C (Ischia et al. 2006);
- *mesoterapia:* è una tecnica medica basata su iniezioni sottocutanee di diversi medicamenti. I farmaci, iniettati localmente, svolgono un'azione sia meccanica sia farmacologica. L'intervento consiste nel combinare alcuni prodotti, per esempio un anestetico locale e un antidepressivo, al fine di lenire alcuni dolori neurogeni. I farmaci utilizzati vanno composti secondo la loro struttura chimica (Jaume, 2006).

7.6
Trattamento fisico riabilitativo

La fisioterapia

La riabilitazione muscolo-scheletrica è una modalità terapeutica volta a correggere posture scorrette, squilibri motori e altri deficit biomeccanici mediante esercizi specifici che hanno lo scopo di far recuperare un migliore controllo statico e dinamico del sistema muscolo-scheletrico. Il processo di recupero può essere favorito anche da tecniche di terapia passiva allo scopo di facilitare lo svolgimento degli esercizi attivi.

Spesso sono necessari esercizi sofisticati per indurre un miglioramento nel controllo muscolo-scheletrico, in quanto non sempre il paziente riesce ad attivare coscientemente tutti i singoli muscoli, una fase fondamentale che precede l'educazione all'integrazione delle azioni dei differenti muscoli in successione.

La difficoltà a rafforzare un gruppo muscolare può essere correlata alla necessità di attuare preliminarmente uno stiramento del gruppo muscolare antagonista. Molto spesso le interazioni contraddittorie agonisti/antagonisti comportano un danno da iperuso. È necessario riconoscere gli squilibri muscolari che contribuiscono a determinare il dolore muscolo-scheletrico e impostare un programma riabilitativo per far recuperare un equilibrio normale e un controllo neuromuscolare attraverso il lavoro sia sui muscoli agonisti sia sui muscoli antagonisti coinvolti.

Per funzionare al meglio, un sistema biomeccanico deve essere in grado di assorbire e generare forze meccaniche in un giusto equilibrio. La perdita di funzione di una porzione del sistema può causare sintomi anche a distanza di tempo per l'alterazione che provoca sul sistema nel suo complesso. Prima di attuare qualsiasi intervento di riabilitazione è necessario valutare i fattori che hanno determinato lo squilibrio del sistema muscolo-scheletrico attraverso un attento esame.

Le modalità di trattamento della riabilitazione impongono, inoltre, che tra paziente e terapista si stabilisca un saldo rapporto di fiducia. Il paziente deve conoscere le finalità del programma riabilitativo e gli esercizi dovranno essere adeguati alle sue esigenze muscolo-scheletriche, cognitive e psicologiche. La partecipazione attiva del paziente è indispensabile perché gli esercizi siano ripetuti a domicilio, al fine di conseguire risultati durevoli (Vasudevan, 1997; Jaume, 2006).

La cinesiterapia

Questa disciplina consiste nel curare l'organismo mediante il movimento fisico, in modo da promuovere sia l'autonomia sia l'adattamento. "Il movimento può alleviare il dolore, mentre l'immobilità può aggravarlo. E in effetti molti pazienti si cronicizzano nel dolore per mancanza di movimento" (Jaume, 2006). Il meccanismo che induce ad arrestare un movimento perché è doloroso per il paziente, e dunque nocivo, è però alla lunga disfunzionale. Il movimento può essere passivo, realizzato dal cinesiterapista o mediante una tecnologia come il *kinetech*, o attivo, effettuato dal paziente stesso (Jaume, 2006).

I massaggi

Si tratta di una tecnica che consiste nel mobilizzare le masse muscolari e i tessuti sottocutanei attraverso il massaggio. Quando l'organismo percepisce certi dolori, alcune sensazioni sono proiettate su parti del corpo sottocutanee, collegate al sistema nervoso, corrispondenti ad archi riflessi. Il massaggio più profondo delle masse muscolari consente la stabilizzazione dei muscoli e delle catene muscolari favorendo movimenti più armoniosi e agevoli (Jaume, 2006).

7.7 Altri trattamenti

La TENS (Transcutaneous Electrical Nerve Stimulator)
La TENS è uno strumento che produce scariche elettriche usate per stimolare i nervi attraverso la cute. Esistono due modalità di stimolazione elettrica: TENS convenzionale (stimolo continuo a elevata frequenza con elettrodi posizionati direttamente sulla zona dolorosa) e TENS a bassa frequenza (l'intensità dello stimolo viene progressivamente incrementata sino a ottenere una contrazione muscolare dolorosa).

Il meccanismo implicato per spiegare l'efficacia di questo trattamento fa riferimento alla teoria del cancello di Melzack e Wall (1965) sulla modulazione della trasmissione del dolore localizzata nelle corna dorsali (vedi Capitolo 3). L'effetto consiste in una inibizione alla trasmissione della sensazione dolorosa nella zona sottoposta al trattamento. "L'efficacia di questo tipo di trattamento sembra sia mediata dall'azione dei recettori endogeni degli oppioidi, dal momento che la somministrazione di naloxone è in grado di causare una reversibilità dell'effetto" (Panerai e Varrassi, 2004; Sjölund e Eriksson, 1979).

La TENS ha notevoli applicazioni nel dolore cronico non oncologico, nel dolore acuto postoperatorio, nella chirurgia addominale maggiore con diminuzione della richiesta di oppioidi e minore incidenza di complicanze polmonari, infine nei traumi con fratture.

La letteratura indica che la TENS è efficace in molti dolori cronici a diversa eziologia. L'uso della TENS a lungo termine comporta una diminuzione dell'assunzione di farmaci per il dolore (oppioidi, FANS, benzodiazepine eccetera) (Sjölund e Eriksson, 1979). Per l'efficacia sono importanti la costanza dell'applicazione e la consapevolezza da parte del paziente del tipo di trattamento che sta affrontando.

La laser terapia
Il termine laser, acronimo di *Light Amplificator by Stimulated Emission of Radiation*, svolge un'azione antalgica sui tessuti mediante sia un incremento della temperatura sia un'azione diretta del fascio laser sui tessuti (come l'aumento della soglia del dolore con incremento delle endorfine circolanti). I punti di forza di questo trattamento sono la rapidità e l'efficacia sui sintomi algici, mentre la criticità maggiore è rappresentata dalla possibile lesione dei tessuti ad opera del surriscaldamento cutaneo (Panerai e Varrassi, 2004). In agopuntura in alternativa all'utilizzo di aghi alcuni medici hanno impiegato il laser (Qin, 1987).

L'agopuntura e la riflessoterapia agopunturale
L'agopuntura è una tecnica terapeutica che ha lo scopo di promuovere la salute mediante l'infissione di aghi in particolari punti del corpo, che spesso coincidono con i trigger points e le zone di inserzione tendinea. "La stimolazione dei punti può avvenire per semplice pressione sulla cute effettuata dal polpastrello, dall'unghia o da un qualsiasi oggetto a punta o più comunemente e propriamente per infissione di un ago o per contatto o vicinanza con una sorgente di calore (moxibustione) o una

sorgente laser" (Ercolani, 1997). La durata della stimoazione e la profondità di infissione variano in base alla formazione del medico e alle necessità terapeutiche (Quirico e Pedrali, 1992).

Gli stessi punti usati in agopuntura sono utilizati in riflessoterapia, metodo terapeutico che cerca di curare mediante l'aiuto di "riflessi" provocati artificialmente con l'eccitazione a distanza di zone riflesse di precisi organi situati in un diverso punto del corpo umano, quali padiglione auricolare o pianta del piede (Jaume, 2006). Grazie a mappe dettagliate di tali proiezioni è possibile eccitare la proiezione dell'organo e armonizzare per riflesso le strutture profonde del sistema nervoso (Yu et al. 1979).

I campi di applicazione dell'agopuntura e della riflessoterapia agopunturale sono numerosissimi. L'OMS (1991) ritiene l'agopuntura clinicamente efficace nei casi di patologia ossea, articolare, legamentosa, respiratoria, dermatologica, genitale, gastroenterologica, cardiovascolare, neurologica e stomatologica.

Il biofeedback e le tecniche di rilassamento

A partire dalla nozione di feedback, definito da Norbert Wiener (1948) come "metodo per controllare un sistema attraverso la reintegrazione dei risultati dell'azione precedente", negli anni Settanta una nuova pratica chiamata *biofeedback* o bioretroazione è entrata a far parte degli strumenti a disposizione dell'algologo (Nasr e Tawfik, 1997). Il biofeedback è una tecnica basata sull'assunto che una persona quanto più è consapevole dello stato di una propria funzione fisiologica tanto più diventa in grado di modificarla. Essa può essere anche definita come "processo grazie al quale una persona impara a influenzare in modo affidabile risposte fisiologiche che normalmente non sono sotto il controllo volontario o quelle che non lo sono per trauma o malattia" (Ercolani, 1997). Grazie all'uso di apparecchiature elettroniche capaci di registrare e amplificare e convertire le risposte biologiche in opportuni segnali è possibile insegnare a pazienti con dolore cronico a rilassare i muscoli vicini alla zona dolente (Wickramasekera, 1976).

Il *rilassamento muscolare* induce effetti benefici sull'attività neuronale. Jacobson (1974) sosteneva che il rilassamento profondo per circa mezz'ora ha effetti migliori rispetto a due ore di sonno. I passaggi da eseguire per ottenere un buon rilassamento sono prendere consapevolezza del proprio corpo, discriminare fra tensione e rilassamento, scegliere di rilassarsi o rimanere teso e selezionare una tecnica di rilassamento appropriata. Quando ci si trova in una condizione di rilassamento profondo, alcune attività organiche risultano modificate: la respirazione è rallentata, la deglutizione ridotta, gli arti sono avvertiti come pesanti, le estremità vengono percepite calde, si riduce la reazione agli stimoli esterni, gli occhi tendono a socchiudersi, si ha un'alterazione della percezione temporale, si è in uno stato onirico e l'attenzione è orientata su se stessi. La modificazione di queste funzioni avviene attraverso esercizi che hanno lo scopo di "disattivare il collegamento tra la sofferenza fisica e la sua rapprsentazione mentale, creando quindi l'apprendimento di nuove modalità nella collocazione psichica e autodefinitoria del dolore, che interverranno positivamente sugli stati di ansia" tipici delle sindromi algiche (Salvatico, 1997).

7.8
Trattamenti psicologici e psicoterapie del dolore

A volte dal dolore non si può guarire.
Tutti questi acciacchi mi fanno dimenticare la felicità di una buona giornata.
Il dolore rimane, ma sento che l'amicizia può curare.
Olivo Valsecchi, poeta lecchese

A prescindere dalle cause del dolore, i trattamenti psicologici sono consigliabili per il paziente che non rifiuti qualsiasi interpretazione di tipo psicologico della sua sindrome dolorosa, e solo a seguito di un intervento diagnostico e terapeutico di tipo medico. Secondo Tunks e Merskey (2001) la psicoterapia è opportuna quando il sintomo doloroso è in buona parte o del tutto conseguenza di un disagio psicologico senza che vi sia un importante contributo organico, oppure quando il dolore è l'effetto di una malattia fisica anche senza disturbi psichici di tipo primario.

I sintomi fisici possono rappresentare per il paziente una possibilità di comunicare un disagio così profondo e grave da non poter esser tollerato a livello mentale. La sofferenza psicologica si somma così a quella fisica. La sofferenza deve esser compresa nel suo significato profondo, psichico e relazionale, attraverso i comportamenti di dolore e i significati simbolici della sintomatologia dolorosa (Ercolani, 1997).

Da un punto di vista psicologico il lavoro è finalizzato a rendere il paziente attivo nella gestione del proprio dolore e non un soggetto passivo che si rivolge allo specialista affinché intervenga liberandolo dal sintomo. All'interno di un approccio integrato o multimodale la scelta dell'intervento psicologico dipende, oltre che dalla natura e dalla specificità del singolo caso, anche dalle abilità e dalle preferenze terapeutiche del clinico. Secondo Pazzagli e Rossi (1989) esistono tre livelli di psicoterapia: il primo livello fa riferimento al lavoro del medico e alle attività di counseling; il secondo livello, che richiede una migliore preparazione sul disagio psichico, è incarnato dallo psicologo; il terzo livello, infine, concerne forme specifiche di psicoterapia quali l'approccio psicodinamico, esperienziale, cognitivo e comportamentale.

L'obiettivo dello specialista può variare dalla totale remissione della sintomatologia al miglioramento delle competenze relazionali del paziente. Recenti e prestigiose *Cochrane reviews* (Eccleston et al. 2009a; Eccleston et al. 2009b; Eccleston et al. 2003) hanno evidenziato l'importanza delle terapie psicologiche per la cura e il trattamento del dolore cronico e delle complicanze psicologiche collegate. In particolare rappresentano un trattamento preferenziale, ma non esclusivo, le terapie comportamentali e cognitivo-comportamentali. A seguire sono illustrate diverse tipologie di intervento psicologico e psicoterapeutico; per gli interventi di ipnosi ericksoniana si rimanda al Capitolo 8.

7.8.1
La terapia comportamentale

Gli approcci terapeutici basati sul comportamentismo, già molto diffusi nei paesi anglosassoni, stanno trovando feconde applicazioni anche in Italia. Focalizzando la propria attenzione sull'osservazione e la misurazione delle attività e dei comportamenti quotidiani del paziente, il comportamentista dà scarso rilievo agli stati interni del paziente. "La prospettiva comportamentale affonda le proprie radici nell'*ambientalismo*: la conoscenza deriva dall'esperienza, che sostiene che la conoscenza deriva dall'esperienza e che l'azione è governata principalmente dalle conseguenze anziché dall'istinto, dalla ragione, dalla volontà o dalle convinzioni personali" (Ercolani, 1997).

L'intervento comportamentale può basarsi su due differenti paradigmi teorici: il modello del condizionamento operante e il modello del condizionamento classico o pavloviano. Entrambe le posizioni hanno avuto un ruolo importante nella gestione delle persone affette da dolore cronico. Per Fordyce (1990) "il dolore rispondente è una risposta a una specifica stimolazione antecedente, per esempio un segnale di malattia o di malfunzionamento biologico. Il dolore operante è descritto come un'espressione di dolore che è stata condizionata dalle sue conseguenze di rinforzo all'interno dell'ambiente". Per esempio, i vantaggi economici e la deresponsabilizzazione (sociale, familiare e professionale) possono rappresentare forme di rinforzo per il comportamento di dolore (Livengood, 1997).

7.8.2
La terapia cognitivo-comportamentale

Le terapie cognitivo-comportamentali sono state largamente impiegate nel trattamento del dolore acuto e, più recentemente, sono state applicate nella cura del dolore cronico. Attraverso l'apprendimento di nuove risposte cognitive e comportamentali al dolore, il paziente impara a controllare il dolore e a moderare, nello stesso tempo, le emozioni, le convinzioni e i giudizi negativi legati al dolore stesso (Ercolani, 1997).

Nell'ambito dei trattamenti cognitivo-comportamentali esistono differenze sostanziali sia a livello teorico, sia nelle strategie e tecniche impiegate. Secondo Kelly (1997) gli elementi comuni fondamentali sono: 1) l'elaborazione attiva degli stimoli provenienti dall'ambiente esterno e dal mondo interno; 2) l'apprendimento, permette di offrire una valutazione degli eventi e creare delle aspettative; 3) il coinvolgimento delle emozioni, che influenza fortemente le valutazioni cognitive; 4) l'impiego di tecniche attive e strutturate, che mirano a produrre cambiamenti significativi nei pazienti sia a livello cognitivo sia emotivo e comportamentale; 5) la reciprocità di interazione fra comportamento e risposte ambientali; 6) la focalizzazione del paziente sull'utilizzo autonomo di tali tecniche e la limitazione temporale del rapporto terapeutico.

I pazienti devono raggiungere l'obiettivo di imparare, in breve tempo, a gestire da soli i propri problemi, in particolare il dolore. Il dolore non verrà eliminato attraverso questo tipo di intervento, ma l'individuo potrà disporre delle necessarie abilità per fronteggiarlo con maggior efficacia. Il messaggio fondamentale è che il paziente non è impotente di fronte al dolore, e che il dolore non deve controllare la sua vita. A tale proposito, uno studio di Knoop et al. (2007) ha sottolineato come, in pazienti con sindrome da stanchezza cronica caratterizzata da un forte dolore cronico, un approccio di tipo cognitivo-comportamentale fornisse risultati significativi nella riduzione della fatica, ma non fosse adatto alla diminuzione dei sintomi algici misurati con strumenti specifici per la valutazione del dolore.

Turk et al. (1983) hanno messo a punto un interessante approccio volto alla gestione del dolore cronico, che integra il lavoro cognitivo e quello comportamentale. Tale metodo prevede una prima fase informativa che fornisce al paziente concetti atti alla comprensione del proprio dolore. Nella seconda fase il paziente viene adeguatamente informato su come fronteggiare il dolore utilizzando per esempio la *disattenzione immaginativa* (la persona immagina scene incompatibili con il dolore come fare una passeggiata), la *trasformazione immaginativa* (etichettare in modo meno stressante le sensazioni di dolore), la *trasformazione del contesto* (immaginare le sensazioni come se capitassero in contesti differenti), la *diversione dell'attenzione* (nel caso dell'attenzione interna consiste per esempio nell'ascoltare musica, nel caso dell'attenzione esterna consiste nel focalizzare l'attenzione su un oggetto). Nella terza fase si facilita la generalizzazione delle abilità nell'affrontare situazioni esterne al setting clinico, attraverso la pratica ripetuta in ambiente protetto prima e in ambiente naturale poi (Kelly, 1997). Durante l'intero percorso, grazie a esercizi guidati e compiti da svolgere a casa, viene favorita la generalizzazione delle risposte apprese. Alla fine del percorso, il paziente e il terapeuta sono chiamati a trovare uno spazio per affrontare efficacemente le possibili ricadute.

A livello oprativo, alcune fra le tecniche più utilizzate in ambito cognitivo-comportamentale sono la ristrutturazione cognitiva, l'addestramento nelle capacità di lotta al dolore (*coping skills training*), i metodi di rilassamento fisico e mentale, la terapia immaginativa, l'inoculazione dello stress e le autoasserzioni di adeguatezza.

7.8.3
L'approccio psicodinamico: la terapia psicoanalitica

La psicoterapia psicoanalitica ha come scopo primario quello di offrire al paziente una migliore capacità di gestione della vita emozionale, permettendogli di riconoscere le situazioni conflittuali o traumatiche che hanno causato la sua regressione nello sviluppo affettivo. Secondo questa prospettiva, risulta di fondamentale importanza considerare le resistenze offerte dalla somatizzazione che, rendendo il corpo teatro di drammi emotivi non espressi a parole, permette alla mente di rimanere relativamanete libera da conflitti e sofferenze psichiche. Per questo, un obiettivo fondamentale della terapia analitica è quello di indagare i processi di scissione mente-corpo e integrarli rispettando i tempi del paziente (Ercolani, 1997). Attraverso la modificazione dei livelli di stress soggettivo, lavorando sulla personalità, sul senso di sé e sui conflitti, secondo Ercolani (1997) gli elementi in grado di influire sull'*outcome* terapeutico nel trattamento analitico di pazienti affetti da dolore cronico sono sia aspecifici sia specifici. Fra questi ultimi, egli identifica:

- la consapevolezza di dover lavorare in contesti multidisciplinari, costituiti dalle figure professionali di cui il paziente può avere bisogno simultaneamente;
- la necessità di mostrare pazienza nella relazione con tutti i soggetti che non riconoscono il ruolo dei fattori psichici nel processo di insorgenza o mantenimento della loro particolare condizione di dolore;
- il riconoscimento dell'importanza della flessibilità terapeutica, in base alla quale è possibile associare terapia psicoanalitica e metodiche maggiormente centrate sulla dimensione somatica;
- la disponibilità ad accettare, e talvolta soddisfare, i bisogni attuali del paziente, soprattutto quelli legati alla sua sofferenza fisica;
- l'opportunità di formulare con chiarezza quali siano gli obiettivi a breve e lungo termine del trattamento;
- la durata del trattamento, che può richiedere un lungo lasso di tempo affinché la dinamica di integrazione fra mente e corpo possa avvenire con successo, e il "corpo biologico possa diventare corpo psicologico" (Ercolani, 1997).

7.8.4
La terapia di gruppo

Uno degli obiettivi principali della psicoterapia di gruppo è quello di mettere in condizione i pazienti di riconoscere il proprio disturbo come sintomo sia di natura somatica che psichica. Il lavoro di gruppo, che spesso viene considerato un intervento di sostegno e di appoggio, è finalizzato alla ricerca di modalità di adattamento che permettano al paziente una convivenza più serena con la propria malattia cronica, grazie al sostegno, all'incoraggiamento reciproco e al clima di fiducia che si instaura a partire dalla condivisione dello stesso tipo di esperienza fisica e alla comunicazione di essa agli altri membri (Panerai e Varrassi, 2004). La psicoterapia di gruppo combina modelli di terapia psicodinamica, cognitiva e comportamentale, anche se vengono esaltate le funzioni di supporto del gruppo e di identificazione tra pari che provocano e rinforzano l'instaurarsi di cambiamenti adattivi. La forza del gruppo non deriva dall'osservare il gruppo ma dall'essere nel gruppo (Cattani e Fasolo, 1988). Nel gruppo il sintomo non viene annullato, ma posto all'interno di uno spazio simbolico in cui vi è condivisione e ricerca di sostegno tra pari. In questo modo il gruppo viene percepito come una "base sicura" che favorisce la crescita (Cattani e Fasolo, 1988). Nelle esperienze di gruppo si tende a fornire al paziente gli strumenti per imparare a sentire il corpo che cambia e a familiarizzare con le reazioni emotive attraverso la loro espressione. Nel gruppo si tende a costruire, con pazienza, il ponte tra il linguaggio del corpo e il linguaggio delle parole.

7.8.5 La terapia familiare

"Il dolore cronico comporta spesso alterazioni funzionali sulla persona che ne è affetta con coinvolgimento indiretto di tutta la famiglia del malato. Per questo spesso è bene coinvolgere nel trattamento anche i familiari del paziente" (Panerai e Varrassi, 2004). Nella terapia familiare, il terapeuta che segue la famiglia ha il compito di far emergere le risorse, favorire una comunicazione funzionale fra i membri bloccando i possibili meccanismi di rinforzo negativo (Panerai e Varrassi, 2004). La famiglia ha la funzione di sostenere il paziente nel difficile compito di ridimensionare i tentativi di negazione della malattia e la dipendenza dai familiari. In ogni famiglia esiste una tendenza all'omeostasi: la malattia di un membro potrebbe generare o mantenere un equilibrio disfunzionale, con forti ricadute sulla sintomatologia e sul comportamento di malattia del paziente. La psicoterapia della famiglia opera nell'-*hic et nunc*, nel tentativo di comprendere le problematiche attuali che coinvolgono la famiglia, in questo focalizzandosi più sulla comunicazione che sull'introspezione (Ercolani, 1997).

Bibliografia

Amanzio M, Benedetti F (1999) Neuropharmacological dissection of placebo analgesia: expectation-activated opioid systems versus conditioning-activated specific sub-systems. J Neurosci 19:484–494

Beltrutti D, Brena S, Tiengo M (2006) Dolore ed energia. Mattioli 1885, Parma

Beltrutti D, Lamberto A (1997) (eds) Aspetti psicologici nel dolore cronico. Dalla valutazione alla terapia. CELI, Faenza

Benedetti F (2006). Effetto placebo. In: Mercadante S (ed) Il dolore. Valutazione, diagnosi e trattamento. Masson, Milano, pp 541–545

Benedetti F, Amanzio M, Casadio C et al. (1997) Blockade of nocebo hyperalgesia by the cholecystokinin antagonist proglumide. Pain 71:135–140

Bingel U, Lorenz J, Schoell E et al. (2006) Mechanisms of placebo analgesia: rACC recruitment of a subcortical antinociceptive network. Pain 120:8–15

Bonezzi C, Bettaglio R (1997) La valutazione fisiologica. In: Beltrutti D, Lamberto A (eds) Aspetti psicologici nel dolore cronico. Dalla valutazione alla terapia. CELI, Faenza, pp 123–132

Bonica J (1953) The management of pain. Lea and Febiger, Philadelphia

Cattani G, Fasolo F (1988) Integrazione dell'approccio clinico alle famiglie dello schizofrenico in difficoltà in un servizio psichiatrico pubblico. Psic Gen dell'Età Evol 26(1)

Costantini A, Dell'Atti I, Liberatoscioli G (2006) Elettrostimolazione midollare (SCS: Spinal Cord Stimulation). In Mercadante S. (ed) Il dolore. Valutazione, diagnosi e trattamento. Masson, Milano, pp 475–486

Eccleston C, Palermo TM, Williams AC et al. (2009b) Psychological therapies for the management of chronic and recurrent pain in children and adolescents. Cochrane Database Syst Rev 4. doi:10.1002/14651858.CD003968.pub2

Eccleston C, Williams AC, Morley S (2009a) Psychological therapies for the management of chronic pain (excluding headache) in adults. Cochrane Database Syst Rev 4. doi:10.1002/14651858.CD007407.pub2

Eccleston C, Yorke L, Morley S et al. (2003) Psychological therapies for the management of chronic and recurrent pain in children and adolescents. Cochrane Database Syst Rev 1. doi:10.1002/14651858.CD003968
Engel GL (1962) Psychological development in health and disease. Saunders, Londra
Engel GL (1981) Medicina psicosomatica e sviluppo psicologico. La nuova Cappelli, Bologna
Ercolani M (1997) Malati di dolore. Aspetti medici e psicologici del paziente con dolore cronico. Zanichelli, Bologna
Ercolani M, Pasquini L (2007) La percezione del dolore. Il Mulino, Bologna
Fordyce WE (1990) Gestione o manipolazione delle contingenze. In: Bonica JJ (ed) The management of pain, Lea and Fabiger, Philadelphia
Freud S (1923) L'Io e l'Es, vol. IX. Boringhieri, Torino
Freud S (1929) Il disagio della civiltà, vol. X. Boringhieri, Torino
Ischia S, Schweiger V, Ceola M (2006) Termolesione a radiofrequenza nel dolore cronico non da cancro. In: Mercadante S (ed) Il dolore. Valutazione, diagnosi e trattamento. Masson, Milano
Jacobson E (1974) Progressive relaxation. University of Chicago Press, Chicago
Jaume J (2006) Trattato pratico di algologia. Un approccio completo e aggiornato alle terapie contro il dolore. Red, Milano
Kelly JF (1997) L'approccio cognitivo-comportamentale. In: Beltrutti D, Lamberto A (eds) Aspetti psicologici nel dolore cronico. Dalla valutazione alla terapia. CELI, Faenza, pp 275–283
Knoop H, Stulemeijer M, Prins JB, Van Der Meer J et al. (2007) Is cognitive behaviour therapy for chronic fatigue syndrome also effective for pain symptoms? Behav Res Ther 45(9):2034–2043
Livengood JM (1997) La modificazione comportamentale. In: Beltrutti D, Lamberto A (eds) Aspetti psicologici nel dolore cronico. Dalla valutazione alla terapia. CELI, Faenza, pp 265–273
Melzack R, Wall P (1965) Pain mechanisms: a new theory. Science 150:971–979
Mercadante S (2006a) Modulazione spinale. In: Mercadante S. (ed) Il dolore. Valutazione, diagnosi e trattamento. Masson, Milano, pp 467–486
Mercadante S (2006b) Blocchi nervosi e infiltrazioni articolari. In: Mercadante S. (ed) Il dolore. Valutazione, diagnosi e trattamento. Masson, Milano, pp 491–504
Nasr FS, Tawfik MO (1997) Il biofeedback. In: Beltrutti D, Lamberto A (eds) Aspetti psicologici nel dolore cronico. Dalla valutazione alla terapia. CELI, Faenza, pp 291–303
Organizzazione Mondiale della Sanità (1991) A proposed standard acupuncture nomenclature. WHO, Ginevra
Paladini VA, Mocavero G (1990) Gli antidepressivi nella terapia del dolore. Tergestum Scientific Press, Trieste
Panerai A, Varrassi G (2004) Terapia del dolore. Selecta Editrice, Pavia
Paoli F, Darcourt G, Corsa P (1960) Note preliminaire sur l'action de l'imramine don les etats douloureaux. Rev Neur 102:503–504
Pazzagli A, Rossi R (1989) Le psicoterapie. In: Terapie mediche. UTET, Torino
Perry S (1983) The undermedication for pain: a psychoanalytic perspective. Bulletin, The Association for Psychoanalytic Medicine 22:77–93
Petrovic P, Kalso E, Petersson KM et al. (2002) Placebo and opioid analgesia: imaging a shared neuronal network. Science 295:1737–1740
Pollo A, Benedetti F (2004) Neural mechanisms of placebo-induced analgesia. In: Price DD, Bushnell MC (eds) Psychological methods of pain control: basic science and clinical perspectives. IASP, Seattle, pp 171–186
Qin JN (1987) Laser acupuncture anaesthesia and therapy in People's Republic of China. Ann Acad Med Singapore 16(2):261–263
Quirico P, Pedrali T (1992) Punti e meridiani di agopuntura. UTET, Torino
Salvatico L (1997) L'ipnosi e le tecniche di rilassamento. In: Beltrutti D, Lamberto A (eds) Aspetti psicologici nel dolore cronico. Dalla valutazione alla terapia. CELI, Faenza, pp 285–289

Sjölund BF, Eriksson MB (1979) The influence of naxolone on analgesia produced by peripheral conditioning stimulation. Brain Res 173:295–301

Tiengo M (1990) Gli antidepressivi nella terapia del dolore. Tergestum Scientific Press, Trieste

Tunks E, Merskey H (2001) Psychotherapy in the management of chronic pain. In: Loeser J, Bonica J, Butler S et al. (eds) Bonica's management of pain. Lippincott Williams and Wilkins, Philadelphia, pp 1789–1795

Turk DC, Meichenbaum D, Genest M (1983) Pain and behavioral medicine: a cognitive behavioral perspective. The Guilford Press, New York

Vane JR (1971) Inhibition of prostaglandin synthesis as a mechanism of action for aspirin-like drugs. Nature New Biol 231(25):232–235

Vasudevan V (1997) La riabilitazione fisica. In: Beltrutti D, Lamberto A (eds) Aspetti psicologici nel dolore cronico. Dalla valutazione alla terapia. CELI, Faenza, pp 247–261

Veronesi U (2006) La libertà della vita. Raffaello Cortina, Milano

Wickramasekera I (1976) The management of rheumatoid arthritic pain. Nelson-Hall, New York

Wiener N (1948) Cybernetics or control and communication in the animal and the machine. MIT Press, Cambridge

Yu G, Liu SY, Gao AL et al. (1979) Relationship between lip-acupuncture analgesia and serotoninergic neuronal system in the pain. Mat Med J China 59:534

Zavoli S (2002) Il dolore inutile. Garzanti, Milano

Ipnosi e dolore 8

L. Bellardita, E. Molinari, G. Castelnuovo

8.1 Introduzione

Il fenomeno dell'ipnosi è noto all'uomo da oltre quattromila anni (Mosconi, 1993). Le crescenti evidenze empiriche dell'efficacia e la susseguente diffusione delle tecniche ipnotiche in ambiti impensabili solo fino a qualche decennio fa hanno riacceso l'interesse scientifico verso uno dei fenomeni più complessi e interessanti della psicologia, della fisiologia e della comunicazione umana (Cavallaro, 1996). L'ipnosi medica moderna ha combattuto a lungo per raggiungere e mantenere l'attuale stato di integrità e dignità professionale, passando attraverso fasi in cui il misticismo si mescolava alla banalizzazione teatrale, i ciarlatani agli studiosi della psiche umana, i teatranti da baraccone ai ricercatori, suscitando in questo percorso momenti di entusiasmo e di indifferenza. Dalla fase magico-misterica degli albori al periodo delle applicazioni magneto-fluidiche di Mesmer arrivando fino a Charcot e Freud, (Mosconi, 2002), attualmente l'ipnosi viene utilizzata, fra gli altri scopi, per il controllo del dolore nelle sue varie forme. Avendo sgombrato il campo dalla pervicace credenza che attribuiva agli ipnotisti un potere magico, oggi la pratica ipnotica può essere considerata come un ulteriore mezzo a disposizione della ricerca e della pratica clinica.

I risultati clinici dell'uso dell'ipnosi nel trattamento del dolore sono ormai da tempo riconosciuti e, tra tutti, l'esempio del training per il parto rappresenta quello più emblematico. L'utilizzo dell'ipnosi nel trattamento del dolore è particolarmente interessante nel caso del dolore cronico, in quanto l'utilizzo di farmaci analgesici può a volte non essere sufficiente o determinare l'insorgenza di effetti collaterali o addirittura iatrogeni. Da qui emerge l'esigenza per il paziente di imparare strategie

L. Bellardita (✉)
Laboratorio di Psicologia, Università Cattolica del Sacro Cuore, Milano

efficaci per il controllo del dolore, soprattutto per quanto riguarda la componente soggettiva ed emotiva dell'esperienza, la quale va innanzitutto identificata e compresa dal paziente e da chi lo prende in cura.

L'approccio presentato in questo capitolo non fa riferimento a interventi tesi esclusivamente alla cancellazione di un sintomo (Mosconi et al. 1998). L'ipnosi di per sé non provoca la guarigione, l'elemento terapeutico dell'ipnosi consiste nella possibilità di determinare una riassociazione delle esperienze della persona (Erickson, 1984; 1987). Sulla base di ciò, anche nel trattamento del dolore l'intervento ipnotico è un modo per "ristrutturare" l'esperienza del paziente, in modo da diminuire e circostanziare il sintomo algico e abbassare il livello della componente emotiva negativa associata al dolore. Per raggiungere questo obiettivo, secondo l'approccio della terapia ipnotica ericksoniana è necessario risvegliare la mente inconscia (o subconscia) del paziente.

Il capitolo presenta un breve excursus sull'ipnosi, focalizzandosi poi nello specifico sull'approccio ericksoniano. Successivamente sono esposte le caratteristiche specifiche del valore terapeutico dell'ipnosi nel trattamento del dolore.

8.2
Cos'è l'ipnosi?

Il termine "ipnosi", utilizzato per la prima volta dal neurochirurgo scozzese James Braid nel 1843, nasce dall'equivoco che lo stato ipnotico sia una sorta di sonno artificiale (Mosconi, 2002). In realtà, il soggetto, pur manifestando in genere una maggiore rilassatezza, durante la trance ipnotica risulta molto più vigile che nello stato di veglia: la sua attenzione è tuttavia concentrata sul rapporto, che si stabilisce in modo particolare attraverso la comunicazione non verbale, con l'ipnotizzatore e sui propri processi interni (Erickson, 1983). Si tratta fondamentalmente dello stesso fenomeno che avviene quando una persona è concentrata in una determinata attività e perde parte della disponibilità a percepire e a lasciarsi coinvolgere dagli altri stimoli circostanti. È bene precisare che nello stato di ipnosi la volontà del paziente non viene in alcun modo annullata, ma selettivamente focalizzata su ciò viene comunicato dall'ipnoterapeuta. Se l'ipnotista volesse indurre il paziente a commettere atti contrari alla sua volontà, questi, conservando tutta la propria libertà di fare o non fare quanto richiesto, semplicemente non eseguirebbe l'ordine impartito, proprio come si comporterebbe chiunque, anche da sveglio, con una persona che gli formuli una proposta che non può evitare di ascoltare (Cavallaro, 1996). La pratica ipnotica è un processo psichico del tutto naturale, al pari dei sogni, del sonno e delle emozioni (Rossi, 1987).

Sul piano del rapporto interpersonale, l'ipnosi si caratterizza come una relazione privilegiata, favorevole al trattamento psicoterapeutico, basata in primo luogo su aspetti di comunicazione non verbale e dinamiche affettive, in grado di innescare il *rapport*, ovvero un'alleanza, un clima di condivisione partecipata e di attenzione e curiosità reciproca. In questo ambiente relazionale privilegiato, il terapeuta può facilitare uno stato di focalizzazione dell'attenzione nel paziente e rendere più agevole l'accettazione delle rappresentazioni mentali proposte dall'operatore nel lavoro di ristrutturazione percettivo-cognitiva. L'ipnosi è uno stato dinamico di modificazioni neuropsicofisiologiche di processi psicofisiobiologici di trasduzione dell'informazione in cui hanno posizione cruciale i processi relativi a memoria, apprendimento e comportamenti stato-dipendenti (Rossi, 1987).

Nello stato di trance ipnotica emerge una capacità mentale di tipo onirico, cioè non costretta a seguire esclusivamente pattern di funzionamento logico-razionale-induttivo. Attraverso la stimolazione dell'attività immaginativo-creativa, analogica versus sequenziale, il soggetto esaminato può sperimentare, dietro suggerimento del terapeuta, modificazioni a livello sia fisiologico sia cognitivo-emotivo, e quindi comportamentale. Nella trance ipnotica, il soggetto ha accesso volontariamente, anche se in modo inconsapevole – o meglio a un livello diverso di consapevolezza –, a circuiti fisiologici che di norma entrano in funzione solo in modo automatico, come reazione emozionale a uno stimolo stressogeno specifico. Un simile ampliamento si verifica a livello dei processi cognitivi e degli atteggiamenti mentali: l'allargamento delle possibilità di consapevolezza nello stato ipnotico implica la possibilità di trovare soluzioni normalmente non disponibili, o di rielaborare e rivedere idee in precedenza considerate ovvie o desiderabili.

L'ipnosi può essere descritta in sintesi come un metodo di fissazione e spostamento dell'attenzione, che permette di uscire da schemi cognitivi ed emotivi prefissati per poter trovare soluzioni più funzionali e creative. Infatti, la dinamica del processo di induzione include:

a) fissazione dell'attenzione;
b) depotenziamento della mente conscia e degli schemi cognitivi abituali;
c) ricerca inconscia/transderivazionale;
d) elaborazione inconscia;
e) risposta ipnotica.

I fenomeni più importanti sono le alterazioni della percezione e del funzionamento fisico, cioè le allucinazioni positive (falsa percezione in assenza di uno stimolo reale) e quelle negative (mancata percezione di qualcosa altrimenti percettibile). Infatti è possibile controllare con l'ipnosi molte funzioni fisiologiche, come le attività del sistema nervoso autonomo, che rivestono un ruolo importante in tutte le disfunzioni psicofisiologiche.

Secondo autori come Hilgard e Hilgard (1975), alcune persone sono meno ipnotizzabili di altre, in quanto manca loro adeguata consapevolezza della propria vita interiore e hanno una scarsa capacità di essere assorbite dalla loro stessa esperienza. Hilgard (1965) ha anche messo a punto uno strumento per la valutazione del livello di ipnotizzabilità: la *Stanford Scale for Hypnotic Susceptibility*. La somministrazione del test a un ampio campione ha indicato che la suscettibilità ipnotica è molto diffusa e distribuita normalmente nella popolazione (Ercolani, 1997) e che la sola caratteristica psicologica correlata all'ipnotizzabilità è l'assorbimento immaginativo, cioè la capacità di venire coinvolti da processi immaginati dal soggetto stesso.

8.3 Ipnosi ericksoniana

Milton H. Erickson nasce nel 1901 e cresce in una fattoria del Middle West. La sua infanzia è segnata da molteplici handicap: sin dalla nascita è affetto da daltonismo, dislessia e mancanza del ritmo e viene colpito due volte da poliomielite. La prima volta, all'età di diciasette anni, l'episodio è molto grave; dopo essere uscito dal coma il giovane Erickson rimane paralizzato e l'unica attività possibile che gli rimane è osservare lo sviluppo della vita intorno a lui nella fattoria di famiglia. Questa continua osservazione rappresenterà una delle chiavi e dei punti di forza del suo lavoro di terapeuta.

In seguito studia medicina specializzandosi in psichiatria (ma nell'ipnosi è fondamentalmente autodidatta) e insegna nel Michigan finché, per gravi disturbi allergici, si deve spostare a Phoenix in Arizona in cerca di un clima più asciutto. Qui decide di dedicarsi alla professione privata e la sua fama in ambito clinico si allarga agli ambienti accademici, tra i quali quello di Palo Alto, dove l'antropologo Gregory Bateson stava conducendo ricerche sul doppio legame. Bateson manda due suoi collaboratori – Jay Haley e Richard Weakland – da Erickson. Haley rimane affascinato da questo ipnoterapeuta e scrive *Terapie non comuni* (1976) che consacra Erickson come un maestro di terapia strategica (Zeig, 1990).

Erickson si interessò in particolare ai metodi naturalistici (senza induzione formale), che lo portarono a utilizzare l'ipnosi in modo creativo, non più cioè come una serie di rituali standard, ma come un particolare stile comunicativo e una particolare "situazione comunicativa relazionale" (Haley, 1985).

Il lavoro di Erickson ha determinato un passaggio cruciale nella storia dello sviluppo dell'ipnosi. L'autore ha lasciato alle spalle l'idea e la metodologia della cosiddetta ipnosi diretta. Con Erickson, l'ipnosi si caratterizza come una forma speciale di comunicazione con il paziente, nella quale non ci si rivolge soltanto alla mente razionale/critica della persona ma, attraverso una serie di tecniche di comunicazione, si parla anche a quella parte della mente che invece di elaborare le informazioni in maniera seriale è specializzata nella loro elaborazione olistica. Alla base della terapia ipnotica ericksoniana vi è quindi la comunicazione, un concetto diverso da quello di suggestione, laddove per suggestione si intenda una comunicazione unidirezionale da ipnotista a soggetto ipnotizzato, in cui ciò che dice il primo viene passivamente recepito ed eseguito dal secondo.

L'obiettivo del terapeuta è che i suggerimenti proposti possano stimolare la ricerca transderivazionale, un processo associativo tra uno stimolo e le proprie esperienze immagazzinate in memoria: le persone sono raramente consapevoli dei processi associativi che a seguito di un input si diramano in diverse direzioni, ma il suggerimento ipnotico dà il via a un'evocazione automatica e a un utilizzo del repertorio caratteristico e individuale di risposte dell'individuo. In questo modo si originano anche potenziali soluzioni per il raggiungimento dell'obiettivo terapeutico, che potrebbe altrimenti essere fuori dal raggio di consapevolezza.

8.3.1
Rapport

Uno dei presupposti fondamentali della comunicazione ipnotica è la speciale relazione che si instaura tra paziente e ipnoterapeuta. Tale relazione è caratterizzata da aspettativa, curiosità, fiducia, sincero e profondo interesse da parte del medico o psicologo nei confronti del mondo interno della persona. La costruzione del rapport passa attraverso la ricerca di un elemento in comune (Erickson, 1983). Erickson ha spesso sottolineato che deve essere il terapeuta a cercare di entrare nel mondo del paziente. Non è questi che deve imparare il gergo e il linguaggio del terapeuta, bensì il contrario. Il terapeuta adatta il suo linguaggio a quello del paziente e utilizza una comunicazione comprensibile al paziente sia per spiegare in cosa consiste l'ipnosi, sia per condividere i contenuti della terapia. In questo senso è molto importante indagare quali sono gli interessi del paziente, quale è la sua visione del mondo, quale è la sua mappa della realtà. Anche un'analisi attenta e accurata del linguaggio del paziente è importante e utile perché fornisce elementi chiave sulla visione che questi ha del mondo e di sé. La curiosità aperta e sincera nei confronti del paziente aiuta anche a individuare le risorse che il paziente possiede, risorse che attraverso la metafora o la verbalizzazione vanno "ricordate" al paziente nello stato di trance.

L'adattamento del terapeuta al linguaggio del paziente è anche segno di una visione antropologica molto ben definita, dove il terapeuta non è il detentore della verità assoluta che va comunicata al paziente in modo che questi vi si adatti. Quella ericksoniana è chiaramente una corrente umanistica, in cui il paziente viene posto al centro della terapia e gli si lascia l'autonomia e insieme la responsabilità del cambiamento terapeutico. Il terapeuta funziona da facilitatore e catalizzatore del cambiamento e la terapia diventa, anche attraverso l'ipnosi, un processo maieutico in cui la persona trova in sé le proprie risposte e risorse. Infatti, in maniera molto diversa da quanto postulato nell'approccio psicoanalitico, in cui la mente è la sede dei conflitti tra gli aspetti pulsionali e inconsci e quelli razionali e consci, nella prospettiva ericksoniana la mente viene descritta con la metafora del borsellino (Mosconi, 1998) che contiene le monete, i "talenti", le risorse che si possono spendere nel momento in cui è necessario trovare una soluzione creativa. In particolare, queste monete si trovano spesso in fondo al borsellino (la mente inconscia, vale a dire tutto quello che abbiamo visto, sperimentato, imparato ma che è presente a livello latente perchè poco utilizzato e allenato), in una zona in cui attraverso una ricerca superficiale/conscia non si riesce a recuperarle; è necessario invece attivare una ricerca transderivazionale, cioè dare il via al processo associativo cui si è già accennato.

I modi per indurre la trance possono essere semplici o elaborati. Spesso, soprattutto quando è già presente un buon rapport, è sufficiente che il terapeuta modifichi il tono di voce o faccia riferimento a precedenti esperienze di trance della persona per determinare lo stato alternativo di coscienza.

8.3.2
Utilizzazione

Entrare nel mondo del paziente permette di applicare il metodo dell'utilizzazione. Secondo Erickson, tutto ciò che il paziente porta nello studio deve essere utilizzato dal terapeuta per facilitare la comunicazione ipnotica. Se il paziente mostra una certa resistenza, invece di entrare in simmetria con essa, attivando le proprie resistenze, il terapeuta deve essere in grado di inserire la resistenza del paziente come elemento costruttivo nella comunicazione. Se per esempio il paziente inizia a ridere o a muoversi nella fase di induzione della trance, invece di ignorare o addirittura disapprovare queste interruzioni, è di aiuto utilizzarle nella verbalizzazione, per esempio dicendo che a volte ridere è un metodo per rilassarsi e lasciare andare la mente razionale e che forse, anche in questo caso, il paziente si sta lasciando andare all'esperienza della trance.

8.3.3
Suggestione indiretta

Mosconi (2008) mette in luce l'importanza di evidenziare il contributo unico del soggetto ipnotizzato sottolineando che la suggestione data dall'ipnotista non rimane un fenomeno a sé, ma dà il via a una serie di altri processi mentali che cambiano a seconda delle caratteristiche peculiari dell'individuo e del training ipnotico che ha ricevuto.

Lo stesso stimolo presentato a pazienti diversi cambia a seconda del repertorio individuale di esperienze e dello stile cognitivo e comportamentale. L'immagine di una spiaggia e del mare è per alcune persone uno stimolo rilassante e positivo, mentre per altre un'immagine di paura e inquietudine. Anche per questo motivo, non è possibile definire una tecnica e una procedura ipnotica uguale per qualsiasi soggetto e, analogamente, è fondamentale indagare le preferenze e abitudini del paziente per poter fornire stimoli che facilitino l'avvio di una positiva ricerca di risorse interne.

Il completamento e la generalizzazione sono processi mentali innati nell'essere umano e sono alcuni dei meccanismi che permettono l'apprendimento e rendono più semplice elaborare le informazioni che continuamente arrivano dal mondo esterno. Questi stessi meccanismi sono quelli che consentono, a partire da uno stimolo/suggerimento indiretto proposto dal terapeuta, di trovare risposte creative ed efficaci. Altri processi sono la contiguità, la similarità e il contrasto.

Con Erickson si verifica un cambiamento paradigmatico tra "vecchia" e "nuova" ipnosi, caratterizzato principalmente dal fatto che il paziente, e non colui che ipnotizza!, è la persona più importante e significativa nell'interazione del procedimento ipnotico. Il potenziale e le inclinazioni del paziente rendono ragione della maggior parte della variabilità (ciò che succede veramente) della terapia ipnotica. Non sono i supposti "poteri" dell'ipnotista che determinano lo stato di trance (Mosconi, 1998).

Il terapeuta ipnotista è un mero facilitatore che non ha nessun potere di comandare, ma che offre l'opportunità di rispondere a un'idea, a un suggerimento. Sulla base di questo presupposto, più che applicare una tecnica ipnotica (come poteva essere il celeberrimo pendolo) egli offre al paziente diversi approcci che facilitino l'esperienza ipnotica. Spesso il concetto di tecnica implica la ripetizione meccanica e ripetitiva di una particolare procedura, sempre nello stesso modo con ogni paziente, con l'intento di produrre una risposta prestabilita e prevedibile. Il concetto di approccio, invece, implica l'offerta di una serie di alternative per aiutare il paziente a "bypassare", oltrepassare i limiti appresi e autoimposti affinché la persona possa fare esperienza dei fenomeni ipnotici e far emergere le risposte a un dato problema.

8.4 Utilizzo dell'ipnosi nel trattamento del dolore

Una delle molteplici evidenze dell'efficacia del trattamento ipnotico è la sua indiscussa capacità di ridurre significativamente, o addirittura eliminare, il dolore, sia esso soggettivo (*sine materia*), o oggettivo (causato da un trauma o da un'alterazione organica conclamata) (Rossi, 1987). Già dal XIX secolo l'azione analgesica dell'ipnosi era conosciuta e veniva utilizzata durante gli interventi chirurgici, prima e dopo la scoperta dell'anestesia con etere e cloroformio. Tuttavia, è solo a partire dalla metà degli anni Cinquanta che l'ipnosi è stata approvata dalle società medico-chirurgiche come forma di analgesia chirurgica e di trattamento clinico sia del dolore acuto (ustioni, traumi) sia del dolore cronico (nevralgia del trigemino, neuropatie periferiche, dolore talamico, eccetera). Oggi l'ipnosi è inserita a pieno titolo nella prassi ospedaliera, in particolar modo in anestesia e chirurgia. Recentemente, l'utilizzo dell'ipnosi ha avuto riscontri molto positivi anche nel trattamento del dolore oncologico (Richardson et al. 2006; Flory e Lang, 2008).

L'analgesia ipnotica è una realtà scientifica comprovata da numerosi esperimenti controllati (De Pascalis et al. 1999; Hammond, 2008; Montgomery et al. 2002; Price, 2006). Questa forma di analgesia non è dovuta né a un atteggiamento di compiacenza del paziente nei confronti dell'ipnotista, né a un processo analgesico da stress o da ansia, né all'effetto placebo. Nonostante in passato vi fosse la tendenza a sovrapporre effetto placebo e ipnosi, alcune ricerche sperimentali hanno evidenziato che non vi sono correlazioni (Rossi, 1987). I due fenomeni sembrano funzionare per mezzo di meccanismi diversi o a diversi livelli di risposta. Secondo Rossi (1987):

> "[...] la responsività ipnotica è una dote specifica e innata che comporta la capacità di accedere ai propri schemi di comunicazione mente-corpo, o di mutarli, soltanto attraverso l'utilizzo della suggestione psicologica. L'effetto placebo, per contro, è una forma di comunicazione mente-corpo più generale e automatica che utilizza i metodi di cura della medicina per ridurre l'ansia e facilitare la guarigione schierando in campo contro la malattia potenti aspettative culturali e cieca fiducia nei confronti del metodo di cura".

Alcuni studi mostrano che nei soggetti scarsamente ipnotizzabili l'analgesia ipnotica agisce al pari del placebo, mentre in quelli altamente ipnotizzabili i risultati dell'ipnoanalgesia nella riduzione del dolore sono di gran lunga migliori rispetto a quelli ottenuti mediante placebo (Farthing et al. 1984). Altri autori, pur confermando l'efficacia dell'ipnosi nella diminuzione del dolore, non hanno trovato nei loro risultati un'associazione diretta tra diminuzione del dolore e livello di ipnotizzabilità (Price e Barber, 1987). Anche secondo Mosconi (2002), l'effetto analgesico dell'ipnosi non è un effetto placebo, ma un risultato specifico dovuto all'altrettanto specifica azione dell'intervento ipnotico sulla parte affettiva del dolore, comunemente definita sofferenza, e, in minore proporzione, sulla vera e propria sensazione nocicettiva.

Sembra che l'analgesia ipnotica non sia correlata alla riduzione dell'ansia: l'effetto anestetico dell'ipnosi non può essere imputato allo stato di rilassamento generale, giacché il dolore può ridursi durante la trance ipnotica anche mentre l'ansia può crescere.

Diverse ricerche riportano risultati a supporto dell'efficacia dell'ipnosi nell'alleviare problemi collaterali di alcuni interventi chirurgici e farmacologici. Da una recente metanalisi condotta da Montgomery et al. (2000) su 18 studi che impiegavano l'ipnoanalgesia contro il dolore sia sperimentalmente indotto che clinico, è emerso che nel 75% dei casi i soggetti hanno tratto beneficio da questo tipo di intervento. In parziale disaccordo con questa analisi, il lavoro di rassegna critica proposto da Patterson e Jensen (2003) ha messo in luce come, sia per il dolore acuto clinico sia per il dolore cronico, l'analgesia ipnotica possa rivelarsi utile, però con alcune specificazioni. Difatti, se nei 17 studi presi in considerazione riguardanti il dolore acuto l'ipnosi ha mostrato la propria efficacia anche a confronto con altri trattamenti antidolorifici, nelle 12 ricerche sul dolore cronico (in prevalenza cefalee) essa ha riportato un sensibile decremento del dolore, anche se i suoi effetti erano mediamente equivalenti ai risultati conseguiti con le tecniche di rilassamento. In un altro recente lavoro, Jensen e Patterson (2006), analizzando 19 studi presenti in letteratura caratterizzati dall'uso di una o più condizioni di controllo per valutare l'efficacia della ipnoanalgesia, stabiliscono che, nonostante le differenze significative nelle terapie ipnotiche e nei campioni sperimentali, il trattamento ipnotico del dolore cronico è in grado di produrre una significativa e prolungata azione analgesica, non osservabile nei soggetti che non abbiano partecipato a questo tipo di intervento. Inoltre, alcuni studi esaminati da Patterson et al. (2006) suggeriscono che l'analgesia ipnotica è mediamente più efficace di altri interventi, come la terapia fisica o gli interventi psicoeducativi. Anche lo studio di De Pascalis et al. (2001), che mette a confronto diretto ipnosi e altre strategie psicologiche come la distrazione, l'immaginazione o il placebo, mostra che l'ipnosi produce effetti analgesici maggiori, almeno nei soggetti altamente ipnotizzabili.

L'impiego dell'ipnosi nel trattamento del dolore cronico è questione assai diversa rispetto al trattamento ipnotico del dolore acuto. Difatti, una forma di dolore che persista per più di sei mesi, può essere mantenuta da fattori (stress, condizionamenti ambientali, atrofizzazione muscolare eccetera), che poco hanno a che fare con il danno originale. Secondo Patterson (2004) il trattamento positivo del dolore cronico dovrebbe anche includere una psicoterapia per affrontare gli stati emotivi stressogeni, programmi per la modificazione comportamentale e metodi fisici per migliorare l'attività motoria. Nella terapia del dolore cronico, ricorrere esclusivamente alle suggestioni ipnotiche potrebbe rivelarsi insufficiente, considerati i numerosi fattori biopsicosociali che contribuiscono al mantenimento di questa condizione. Per Milling et al. (2003), l'introduzione di un trattamento ipnotico nella cura del disturbo algico può avere buone probabilità di migliorare l'efficacia della psicoterapia cognitivo-comportamentale.

Nel trattamento del dolore cronico anche un momentaneo sollievo dal dolore può costituire una importante motivazione a cambiare comportamenti patologici e a riattivare la speranza di un miglioramento. Durante gli ultimi decenni sono state sviluppate tecniche di intervento ipnotico che si fondano sull'assorbimento immaginativo mirate a visualizzare organi bersaglio della tensione o del dolore, su cui portare un'azione di distensione del tono muscolare e di decondizionamento dello stesso. In effetti, l'esperienza del dolore è strutturata su una graduale costruzione di sensazioni emotivamente caratterizzate, che si organizzano come risposte agli impulsi che provocano sofferenza.

Tali risposte vengono ingrandite o ridotte attraverso una costante mediazione da parte delle strutture emotivo-affettive dell'individuo, che reagisce a questa nuova realtà per via di canali di apprendimento diversificati. Infatti esistono persone che padroneggiano il dolore meglio di altre, probabilmente per effetto di una maggiore capacità psichica di governare l'esperienza appresa e di gestire i suoi segnali. In sostanza c'è chi si "suggestiona" negativamente e chi positivamente: questo determina imponenti modificazioni nella percezione e nella gestione del dolore.

Un recente studio (Abbasi et al. 2009) ha indagato l'utilizzo dell'ipnosi per la gestione del dolore in fase di travaglio prenatale e parto. Lo studio qualitativo includeva 6 donne a cui è stato insegnato come utilizzare l'autoipnosi durante il travaglio. Le donne hanno descritto le loro sensazioni durante l'ipnosi in termini di: senso di sollievo e consolazione; fiducia in sé; soddisfazione; assenza di sofferenza legata al dolore preparto; cambiamento della sensazione di dolore in una di pressione; diminuzione della paura nei confronti del parto naturale; assenza di stanchezza; assenza di ansia. I soggetti esprimevano un aumento della concentrazione sull'utero e la cervice, consapevolezza dei diversi stadi del travaglio, presenza di pensieri positivi. Le partecipanti allo studio hanno inoltre espresso una maggiore soddisfazione nei confronti del parto rispetto alle loro esperienze precedenti.

Le puerpere sono per definizione ottimi soggetti perché la loro motivazione è molto alta. Diverso può essere il trattamento di altri tipi di dolore. Infatti, per quanto possa essere paradossale, esiste un vantaggio secondario anche nella malattia laddove essa determina un aumento di attenzione da parte dei propri cari o rappresenti il solo modo per comunicare altri disagi che, a differenza del dolore fisico, non possono essere espressi. Di conseguenza, nella pratica clinica si incontrano spesso pazienti particolarmente resistenti al cambiamento, o che temono le conseguenze familiari (a volte economiche) che potrebbero essere determinate dallo stare meglio.

8.5
Ipnosi e placebo: diversi correlati neurofisiologici

L'efficacia dell'ipnosi nel trattamento del dolore di qualsiasi tipo e intensità va attribuita soprattutto alla riduzione della componente affettiva del dolore, anche se ciò non implica che alla base dell'analgesia ipnotica ci sia un eventuale effetto placebo.

Negli ultimi anni sono aumentati gli studi sui correlati neurofisiologici dell'ipnosi, basati su indagini svolte con strumenti di misurazione dell'attività cerebrale (PET, rCBF, EEG). Queste ricerche hanno evidenziato che durante l'induzione dell'ipnosi vengono attivate due particolari aree cerebrali: quella occipitale per quanto riguarda l'alterazione di coscienza, e i lobi frontali per quanto riguarda la mediazione verbale della suggestione, della memoria di lavoro e nell'interpretazione dell'esperienza percettiva (Rainville et al. 1999, 2001, 2002; Hofbauer et al. 2001; Rainville e Price 2003; Rainville 2008).

Per comprenderne il meccanismo alla base della riduzione del dolore mediante l'ipnosi si può fare riferimento all'approccio delle teorie di stato (cambiamento del funzionamento cognitivo da alterazione dello stato di coscienza) e alle teorie di non stato (i fenomeni ipnotici dipendono da fattori situazionali come acquiescenza, aspettative eccetera).

Il meccanismo fisiologico dell'analgesia ipnotica non è endorfino-dipendente (Barber e Mayer, 1977); l'ipotesi più accreditata è che sia un fenomeno cognitivo complesso, come sostiene Hilgard (1973; 1977; Hilgard et al. 1975) che postula una teoria della neodissociazione. Secondo questa teoria, nella mente umana ci sono almeno due sistemi di controllo cognitivo che funzionano simultaneamente e l'ipnosi porta a una modificazione gerarchica di tali sistemi. Gli studi condotti da Hilgard presso presso la Stanford University di Palo Alto, in California, supportano l'idea che la stimolazione dolorosa venga sempre registrata da parte dell'organismo, ma, una volta pervenuta alla coscienza, trovi una situazione di dissociazione ipnotica, a livello corticale, del normale stato di consapevolezza: l'informazione nocicettiva non viene elaborata, perché non riesce a superare le interruzioni corticali provocate dal processo ipnotico, che agiscono funzionalmente da barriera amnesica. Quando l'input dolorifico giunge all'encefalo, la coscienza è alterata dall'esperienza ipnotica e il segnale viene perduto

Inoltre, diversi esperimenti hanno messo in luce che, anche quando il contatto con la realtà sembra assente, i processi immaginativi e l'esame della realtà possono procedere contemporaneamente, seppure sia presente una barriera amnesica in grado di creare l'impressione che, sotto ipnosi, uno dei due processi sia assente. Usando particolari tecniche ipnotiche, è stato possibile scoprire che le informazioni nascoste al soggetto ipnotizzato possono comunque essere reperite, come se qualcuno avesse osservato di nascosto che cosa stesse accadendo durante lo stato di trance (Scilligo, 2005). Hilgard e Hilgard (1975) hanno coniato il "modello dell'osservatore nascosto" per descrivere questa particolare dinamica cognitivo-dissociativa. È una "metafora di qualcosa che avviene a livello intellettuale ma non è accessibile alla coscienza della persona ipnotizzata". In una dimostrazione di sordità indotta attraverso l'ipnosi, Hilgard ha scoperto che, nonostante l'apparente incapacità di ascoltare l'informazione, essa veniva comunque registrata, e sotto particolari condizioni ipnotiche, poteva essere nuovamente rilevata e discussa (Scilligo, 2005). Mosconi (2002) ribadisce che lo sviluppo della capacità dell'osservatore nascosto di entrare in azione e di allontanare, o meglio tollerare, gli aspetti biologici del dolore, è particolarmente saliente nel trattamento del dolore cronico.

Un'altra ipotesi sulle dinamiche implicate nel processo ipnoanalgesico fa riferimento a un meccanismo discendente spinale inibitore, in grado di depotenziare le stimolazioni dolorose afferenti. Gli oppioidi agiscono sfruttando questa via, ma non sembrano in grado di esercitare alcun tipo di effetto sull'analgesia ipnotica che, diversamente da quella oppioide che è dotata di cinetica ritardata, insorge e scompare in tempi molto rapidi. Inoltre il naloxone, antagonista delle endorfine, non è in grado di contrastare il fenomeno analgesico ipnotico. Questi e altri dati, con particolare riferimento al riflesso nocicettivo R-III, suggeriscono l'effettiva presenza di una via discendente spinale inibitoria, di natura non oppioide, in grado di modificare la nocicezione attraverso le suggestioni ipnotiche (Kiernan et al. 1995). L'analgesia ipnotica, lontana dall'essere simulazione o gioco di ruolo, implica sia una dissociazione centrale e una riduzione dinamica del riflesso nocicettivo spinale R-III, con effetti diretti sulla componente sensoriale del dolore, sia una reinterpretazione cognitiva, capace di mitigare la dimensione più propriamente psichica e affettiva del disturbo algico.

Accanto alla teoria neodissociativa di Hilgard (1977) e a quella del controllo dissociato di Bowers e LeBaron (1986), le cosiddette *special state theories*, negli ultimi anni sono sorte numerose altre ipotesi operative sulle modalità di funzionamento dell'analgesia ipnotica. Particolare consenso hanno ricevuto i modelli che vedono non tanto nel processo di dissociazione corticale, quanto nel ruolo delle aspettative e del contesto sociale del soggetto, i principali elementi per una riduzione del dolore indotta attraverso l'ipnosi. In altri termini, secondo questo approccio l'ipnosi è in grado di ridurre la sensazione dolorosa coinvolgendo i meccanismi cognitivo-comportamentali del soggetto: la modificazione delle sue cognizioni può alterare le componenti affettive tipiche del dolore (Chaves, 1993). Attualmente, gli esperti riconoscono come queste due diverse impostazioni teoriche possano convivere e integrarsi nella spiegazione dei fenomeni ipnotici (Patterson, 2004).

8.6
La complessità degli interventi di ipnosi neoericksoniana

Anche se i risultati sull'efficacia dell'ipnosi nel trattamento del dolore non sono sempre concordi, spesso a causa di differenze metodologiche, si può affermare che l'approccio ericksoniano rappresenta un valido strumento soprattutto per la presa in carico di pazienti con dolore cronico. Una delle maggiori sfide nel trattamento del dolore cronico è infatti la frequente presenza di comorbidità psichiatrica. In queste situazioni assume particolare rilevanza la precisazione che il modello ericksoniano prevede non una semplice tecnica per l'eliminazione del dolore, ma un intervento mirato alla ristrutturazione dell'esperienza del paziente rispetto alla condizione di dolore cronico.

Da una parte, il paziente viene aiutato attraverso la terapia ipnotica a ridimensionare la componente soggettiva del dolore, permettendo agli operatori della terapia antalgica di intervenire sul contesto dolorifico oggettivo. Dall'altra, la terapia va anche in direzione di un rafforzamento dell'Io e del trattamento di componenti ansiosi e depressivi che minano la terapia antalgica e ostacolano il miglioramento della qualità di vita del paziente.

Le principali modalità per la creazione di uno stato di analgesia e di benessere utilizzate nell'approccio ericksoniano sono l'allucinazione dell'anestesia, la diminuzione diretta del dolore, la sostituzione sensoriale, lo spostamento del dolore e la dissociazione.

Parte della terapia ipnotica nel trattamento del dolore cronico è una valutazione accurata dei fattori che contribuiscono all'esperienza del dolore, tra cui intensità del dolore percepito, convinzioni riguardo all'origine del dolore (che non sempre coincidono con la diagnosi e le specifiche fornite dai medici), impiego di strategie di coping disfunzionali, visione catastrofica della propria condizione, disturbi del sonno, mancanza di supporto sociale, rinforzo familiare e/o sociale al mantenimento della condizione di disagio (Jensen e Patterson, 2006).

La Tabella 8.1 riporta il protocollo per il training ipnotico per il trattamento del dolore cronico messo a punto per lo studio condotto presso l'ospedale Galeazzi.

Il training viene svolto con l'obiettivo che i pazienti apprendano, mediante la procedura ipnotica, la capacità di distrazione, la focalizzazione verso l'interno, lo spostamento dell'attenzione dallo stimolo nocicettivo e il rilassamento, in modo da poter

Tabella 8.1 Protocollo di training ipnotico per il trattamento del dolore cronico

Fase 1	Costruzione del rapport
Fase 2	Induzione della trance ipnotica attraverso fissazione dell'attenzione, focalizzazione sull'interno e sulle sensazioni corporee, rilassamento muscolare e mentale Ampliamento delle possibilità attraverso la stimolazione di immagini mentali, sensazioni corporee e utilizzo di metafore
Fase 3	Inserimento all'interno della trance ipnotica di metodi di controllo del dolore: - modificazione ipnotica: combinazione della sensazione del dolore con altre suggestioni quali formicolio, calore, pesantezza o freddo, e nella intensificazione della sensazione sostitutiva rispetto allo stimolo nocicettivo; - attenuazione: invito a immaginare di passare progressivamente dal sentire pienamente il dolore a sentirne solo una parte; - dissociazione dal dolore: invito ad allontanarsi dalla sensazione di dolore attraverso la distrazione e lo spostamento dell'attenzione
Fase 4	Rinforzo dell'Io

ricreare autonomamente le condizioni necessarie a modificare l'esperienza di dolore. Un'altra parte rilevante del modello di training consiste nel rinforzare nell'individuo la fiducia nei confronti di se stesso e delle proprie capacità psichiche e somatiche, attraverso l'impiego di metafore di rinforzo dell'Io. Difatti, come affermano Jensen e Patterson (2006), lo scopo del protocollo ipnotico dovrebbe essere quello di insegnare ai pazienti che soffrono di dolore cronico una competenza alternativa di gestione dell'esperienza dolorifica, prima all'interno e successivamente anche al di fuori del setting terapeutico.

L'utilizzo di metafore permette di dare al paziente in maniera indiretta indicazioni su come acquisire migliori competenze di gestione del dolore; le indicazioni suggerite nello stato di trance ipnotica per ottenere una diminuzione del dolore sono principalmente l'allucinazione dell'anestesia, la diminuzione diretta del dolore, la sostituzione sensoriale, lo spostamento dell'attenzione e la dissociazione.

Il lavoro svolto sotto la guida del terapeuta dovrebbe portare i pazienti a sperimentare che possono modificare l'intensità del dolore percepito e la sofferenza associata, per poi ripetere nella vita quotidiana, in maniera completamente autonoma, la medesima esperienza di ristrutturazione.

8.7 Ipnosi e rilassamento

Indurre uno stato di rilassamento può essere utile in quanto la contrazione muscolare, talvolta legata al disagio psicologico, come nel caso dell'ansia, influisce sulla percezione del dolore, aumentandola e rendendola più viva e presente. Alcuni pazienti trattati presso il centro di Terapia del dolore dell'ospedale Galeazzi hanno imparato attraverso l'ipnosi a gestire in maniera più efficace il disagio psicologico (che il più delle volte è legato al dolore non in maniera sequenziale, ma in un rapporto di influenza reciproca). Pur non cancellando il sintomo algico, questo ha permesso ai pazienti di viverlo in maniera meno pervasiva, anche grazie a un aumento della capacità di trovare aree di rilassamento che portavano il sintomo algico a perdere la sua predominanza.

Inoltre, poiché uno stato continuo di tensione muscolare non può che aggravare la percezione del dolore, facilitare uno stato di distensione attraverso l'approccio ipnotico può risultare in un aumento della percezione soggettiva di tolleranza del dolore.

8.8 Prospettive di ricerca

Dopo un lungo periodo di stallo tra gli anni Ottanta e l'inizio del nuovo secolo, la comunità scientifica sembra aver rinnovato il proprio interesse per l'ipnosi. È necessario riflettere su quale sia l'approccio metodologico più adatto agli studi sull'ipnosi intesa come psicoterapia ipnotica.

In una review che include ventisette studi è emersa la difficoltà di trovare ricerche che presentino caratteristiche metodologiche tali da permettere un confronto tra le varie indagini (Rajasekaran et al. 2005). La questione metodologica è particolarmente saliente nella ricerca sull'efficacia della terapia ipnotica.

Nonostante le difficoltà metodologiche è necessario impostare un nuovo tipo di valutazione dell'intervento psicologico e psicoterapeutico pensando più in termini di processi che di *outcome* (risultato). È importante che in ambito sanitario, medico, psicologico e psicoterapeutico si smetta di chiedersi semplicemente se il paziente sta meglio attraverso una valutazione fatta con l'analisi statistica di dati raccolti o trattati rivolta in modo poco attendibile. Bisogna chiedersi che cosa è successo durante il processo di cura che, secondo la prospettiva del paziente, lo ha aiutato a stare meglio. Un approccio che muove da questo quesito è particolarmente adatto nel caso della ricerca sulla psicoterapia neoericksoniana dove, nel pieno rispetto del mondo del paziente, non può considerarsi efficace e valido un trattamento che si è concentrato, anche con esiti positivi, sull'eliminazione della sintomatologia (nel caso di questo studio, l'eliminazione o la diminuzione dello stimolo algico). Un approccio neoericksoniano al dolore dovrebbe avere come obiettivo la scoperta e/o il recupero delle risorse del paziente che gli consentano di comunicare in maniera efficace con il proprio dolore, riuscendo a collocarlo nell'ambito di una vita che continua ad avere significato e valore.

8.9 Conclusioni

L'ipnosi si sta rivelando uno strumento per il trattamento del dolore efficace e flessibile sul piano clinico, con un potenziale molto alto per il supporto di quadri clinici legati al dolore cronico anche molto diversi tra di loro. Attraverso la terapia ipnotica è possibile lavorare contemporaneamente a diversi livelli: da quello del sintomo fino a quello degli schemi cognitivo-emotivi che regolano la componente affettiva del dolore e determinano le strategie di coping. Inoltre, l'ipnosi potrebbe rivelarsi, a seguito di ulteriori studi e ricerche ben strutturate, l'anello di congiunzione tra mente e corpo che la tradizione filosofica e scientifica sta cercando da millenni (Rossi, 1987). Rossi ha ampiamente descritto la sua ipotesi secondo cui l'ipnosi facilita la comunicazione mente-corpo attraverso il coinvolgimento di strutture limbiche e dell'ipotalamo. Tuttavia, al di là dei positivi riscontri clinici nel trattamento del dolore, è necessaria una sistematizzazione delle indagini e dei rispettivi risultati per arrivare a un modello in grado di spiegare i meccanismi neuropsicofisiologici della terapia ipnotica.

Bibliografia

Abbasi M, Ghazi F, Barlow-Harrison A et al (2009) The effect of hypnosis on pain relief during labor and childbirth in Iranian pregnant women. Int J Clin Exp Hypn 57(2):174–183

Barber J, Mayer D (1977) Evaluation of the efficacy and neural mechanism of a hypnotic analgesia procedure in experimental and clinical dental pain. Pain 4(1):41–48

Bowers K, LeBaron S (1986) Hypnosis and hypnotizability: implications for clinical interventions. Hospital and Community Psychiatry 37:457–467

Cavallaro E (1996) L'ipnosi: una introduzione psicofisiologica. Caleidoscopio, Genova

Chaves J (1993) Hypnosis in pain management. In: Rhue J, Lynn S, Kirsch I (eds) Handbook of clinical hypnosis. APA, Washington DC

De Pascalis V, Magurano MR, Bellusci A (1999) Pain perception, somatosensory event-related potentials and skin conductance responses to painful stimuli in high, mid, and low hypnotizable subject: effects of differential pain reduction strategies. Pain 83:499–508

De Pascalis V, Magurano MR, Bellusci A, Chen A (2001) Somatosensory event-related potential and autonomic activity to varying pain reduction cognitive strategies in hypnosis. Clinical Neurophysiology 112:1475–1485

Ercolani M (1997) Malati di dolore. Aspetti medici e psicologici del paziente con dolore cronico. Zanichelli, Bologna

Erickson MH (1983) La mia voce ti accompagnerà. I racconti didattici di Milton H. Erickson. Astrolabio, Roma

Erickson MH (1984) Opere. Astrolabio, Roma

Erickson MH (1987) La ristrutturazione della vita con l'ipnosi. Seminari, dimostrazioni e conferenze di Milton H. Erickson, vol II. Astrolabio, Roma

Farthing W, Venturino M, Brown S (1984) Suggestion and distraction in the control of pain: test oftwo hypotheses. J Abnorm Psychol 93(3):266–276

Flory N, Lang E (2008) Practical hypnotic interventions during invasive cancer diagnosis and treatment. Hematol Oncol Clin North Am 22:709–725

Haley J (1976) Terapie non comuni. Tecniche ipnotiche e terapia della famiglia. Astrolabio, Roma

Haley J (1985) Cambiare gli individui. Conversazioni con Milton Erickson, vol I. Astrolabio, Roma

Hammond DC (2008) Hypnosis as sole anesthesia for major surgeries: historical & contemporary perspectives. Am J Clin Hypn 51(2):101–121

Hilgard ER (1965) Hypnotic susceptibility. Harcourt, Brace & World, New York

Hilgard ER (1973) A neodissociation interpretation of pain reduction in hypnosis. Psychol Rev 80:396–411

Hilgard ER (1977) Divided Consciousness: multiple controls in human thought and action. Wiley-Interscience, New York

Hilgard ER, Hilgard J (1975) Hypnosis in the relief of pain. Kaufman, Los Altos

Hilgard ER, Morgan AH, Macdonald H (1975) Pain and dissociation in the cold pressor test: a study of hypnotic analgesia with "hidden reports" through automatic key-pressing and automatic talking. J Abnorm Psychol 84:280–289

Hofbauer RK, Rainville P, Duncan GH, Bushnell MC (2001). Cortical representation of the sensory dimension of pain. J Neurophysiol 86(1):402–411

Jensen M, Patterson DR (2006) Hypnotic treatment of chronic pain. J Behav Med 29:95–123

Kiernan BD, Dane JR, Phillips LH, Price DD (1995) Hypnotic analgesia reduces R-III nociceptive reflex: further evidence concerning the multifactorial nature of hypnotic analgesia. Pain 60(1):39–47

Milling L, Levine M, Meunier S (2003) Hypnotic enhancement of cognitive-behavioral interventions for pain: an analogue treatment study. Health Psychol 22:406–413

Montgomery GH, DuHamel K, Redd WH (2000) A meta-analysis of hypnotically induced analgesia: how effective is hypnosis? Int J Clin Exp Hypn 48:138–153
Montgomery GH, Winkel DD, Silverstein GJ et al (2002) The effectiveness of adjunctive hypnosis with surgical patients: a meta-analysis. Anesth Analg 94:1639–1645
Mosconi GP (1993) Psicoterapia ipnotica. Principi e fondamenti. Piccin, Padova
Mosconi GP (1998) Teoretica e pratica della psicoterapia ipnotica. Franco Angeli, Milano
Mosconi GP (2002) Questa è l'ipnosi. Storia, tecniche e successi di una terapia tutta da scoprire. Atheneum, Firenze
Mosconi GP, Massone A, Benatti G et al (1998) Ipnosi, psicoterapia ipnotica e principi "neo-ericksoniani". In: Quarant'anni di ipnosi in Italia: presente e futuro. Atti del XI Congr Naz AMISI, Firenze
Patterson DR (2004) Treating pain with hypnosis. Current Directions in Psychological Science 13(6):252–255
Patterson DR, Hoffman HG, Palacios AG, Jensen MJ (2006). Analgesic effects of posthypnotic suggestion and virtual reality distraction on thermal pain. J Abnorm Psychol 115(4):834–841
Patterson DR, Jensen MP (2003) Hypnosis and clinical pain. Psychol Bull 129(4):495–521
Price DD (2006) Do hypnotic analgesic interventions contain placebo effects? Pain 124:238–239
Price DD, Barber J (1987) An analysis of factors that contribute to the efficacy of hypnotic analgesia. J Abnorm Psychol 96(1):46–51
Rainville P (2008) Hypnosis and the analgesic effect of suggestions. Pain 134(1–2):197–208
Rainville P, Bushnell MC, Duncan GH (2001) Representation of acute and persistent pain in the human CNS: potential implications for chemical intolerance. Ann N Y Acad Sci 933:30–41
Rainville P, Carrier B, Hofbauer RK et al (1999) Dissociation of sensory and affective dimensions of pain using hypnotic modulation. Pain 82:159–171
Rainville P, Hofbauer RK, Bushnell MC et al (2002) Hypnosis modulates activity in brain structures involved in the regulation of consciousness. J Cogn Neurosci 14(6):887-901
Rainville P, Price DD (2003) Hypnosis phenomenology and the neurobiology of consciousness. Int J Clin Exp Hypn 51(2):105–129
Rajasekaran M, Edmonds PM, Higginson IL (2005) Systematic review of hypnotherapy for treating symptoms in terminally ill adult cancer patients. Palliat Med 19(5):418–26
Richardson J, Smith JE, McCall G, Pilkington K (2006) Hypnosis for procedure-related pain and distress in pediatric cancer patients: a systematic review of effectiveness and methodology related to hypnosis interventions. J Pain Symptom Manage 31:70–84
Rossi E (1987) La psicobiologia della guarigione psicofisica. Astrolabio, Roma
Scilligo P (2005) Tra patologia e saggezza protettiva nella molteplicità del sé: coscienze di sé parallele. Psicologia, psicoterapia e salute 11(1):1–44
Sharp F (1984) (ed) Guarire con l'ipnosi. Seminari, dimostrazioni e conferenze di Milton H. Erickson, vol I. Astrolabio, Roma
Zeig JK (1990) Erickson. Un'introduzione all'uomo e alla sua opera. Astrolabio, Roma

Interludio

Fede e ragione di fronte al dolore innocente: conversazione con Vito Mancuso

E. Molinari

Mentre preparavo questo volume con Gianluca Castelnuovo e chiedevamo ai maggiori esperti del nostro Paese una collaborazione per i diversi capitoli che compongono l'opera, abbiamo sentito il bisogno di introdurre, accanto alla dimensione tecnico-scientifica prodotta dalla ricerca nella psicologia del dolore, la dimensione umana relativa agli aspetti relazionali ed emotivi necessari per una buona cura del paziente. Nel libro vengono presentati, nella prima parte, i diversi modelli psicologici che affrontano il concetto di dolore, i sistemi di classificazione, gli aspetti fisiologici; nella seconda parte le questioni che riguardano la valutazione, la misurazione del dolore e i possibili interventi in particolare per quanto attiene il dolore cronico; nella terza parte vengono presentate esperienze cliniche e di ricerca. Il volume mostra quanta sofferenza fisica e psicologica accompagna la vita degli uomini, ma illustra anche le risposte che la disciplina psicologica può offrire.

Abbiamo avuto il desiderio di offrire ai lettori accanto ai risultati dell'attività clinica e di ricerca, un riferimento al "fatto chiave", all'essenza di questa dimensione umana così importante. In questi, come in altri casi il rischio è occuparsi di un "altro fatto", di centinaia di altri fatti, esaminandoli e discutendoli. Il "fatto centrale" corre il rischio di essere ignorato, oppure non visto.

L'incontro con Vito Mancuso, prima attraverso i suoi scritti e successivamente di persona, ci ha dato la possibilità di trovare una risposta alla nostra esigenza di affrontare il "fatto chiave", la vicenda "centrale" che riguarda il dolore e la sofferenza.

Vito Mancuso (Carate Brianza,1962), è dottore in Teologia sistematica, docente di Teologia moderna e contemporanea presso la Facoltà di Filosofia dell'Università Vita-Salute San Raffaele di Milano. Al centro del suo lavoro sta la costruzione di una "teologia laica", nel senso di un rigoroso discorso su Dio, tale da poter sussistere di

E. Molinari (✉)
Laboratorio di Ricerche Psicologiche, IRCCS Istituto Auxologico Italiano, Facoltà di Psicologia, Università Cattolica del Sacro Cuore, Milano

Psicologia clinica del dolore. Enrico Molinari, Gianluca Castelnuovo (a cura di)

fronte alla filosofia e alla scienza. Tra le sue pubblicazioni, tutte di successo, ricordiamo: *Disputa su Dio e dintorni*, Mondadori, 2009 (insieme a Corrado Augias); *L'anima e il suo destino*, Raffaello Cortina, 2007 (con prefazione di Carlo Maria Martini); *Per amore. Rifondazione della fede*, Mondadori, 2005; *Il dolore innocente. L'handicap, la natura e Dio*, Mondadori, 2002, con prefazione di Edoardo Boncinelli; *Le preghiere più belle del mondo*, Mondadori, 1999 (insieme all'abate benedettino Valerio Cattana); *Dio e l'angelo dell'abisso*, Città Nuova, 1997 (con prefazione di Mario Luzi); *Hegel teologo*, Piemme, 1996.

Molinari – Desidero, Professor Mancuso, cominciare questa conversazione chiedendole un approfondimento sulla tesi da lei sostenuta nelle sue riflessioni intorno al tema del dolore e che mi ha molto colpito: cioè, che esiste una forma particolare di dolore insito nella vita umana che non verrà mai vinto.

Mancuso – Sì, esiste, e io ritengo che neppure sia auspicabile che venga vinto! Mi spiego meglio: penso che questo tipo di dolore, che non è fisico e neanche propriamente psichico, appartenga alla dimensione più alta della vita umana e non si vincerà mai, per lo meno nella misura in cui gli esseri umani rimarranno "*sapiens sapiens*", dotati cioè di quella particolare forma di sapere che è anche consapevole di sapere.

Per spiegarmi intendo rifarmi alla distinzione classica tra *dolore* e *sofferenza*, laddove il dolore contrassegna la dimensione fisica del patire, mentre la sofferenza la dimensione psichica. È chiaro che le due dimensioni sono strettamente connesse e risultano interdipendenti, pur non essendo la medesima cosa.

Molinari – Credo che sia relativamente più facile comprendere e condividere l'idea di *dolore fisico*, mentre penso che possa essere utile, in questa nostra conversazione, un approfondimento, dal punto di vista del teologo, su ciò che lei intende per *sofferenza psichica*.

Mancuso – Io ritengo che la sofferenza psichica possa avere tre cause: per una parte essa viene dal dolore fisico e, quindi, eliminandolo, tale sofferenza psichica è destinata anch'essa a sparire, ed è giusto e salutare che sparisca. Per un'altra parte la sofferenza viene dai disagi della psiche quali depressione, stress, nevrosi, psicosi e tutte le altre forme di malattie mentali. È altrettanto auspicabile che tale sofferenza psichica sia debellata, anche se purtroppo tutti sanno quanto sia difficile, anzi *più* difficile, alcuni sostengono *molto più* difficile, lottare contro questa sofferenza psichica di quanto non lo sia lottare contro il dolore fisico. Prendiamo cento uomini a caso in una nostra città: la percentuale di coloro che risentono di forme di sofferenza psichica sarà senza dubbio maggiore di coloro che risentono solo di forme di dolore fisico. Chi vive una dimensione di dolore fisico è infatti condotto quasi sempre anche alla sofferenza psichica, mentre quest'ultima è tale da generarsi anche indipendentemente dal dolore, e lo fa abbastanza spesso. Rimane in ogni caso che la cura della psiche, per rendere gli uomini sempre più in grado di accettare gli altri e soprattutto se stessi, è una delle più grandi conquiste del secolo scorso ed è altamente auspicabile che continui il suo cammino e che vinca le sue battaglie. Anche questa seconda forma di sofferenza psichica, quindi, più sparisce meglio è. La meta è una psiche serena, lieta, riconciliata con la vita, in grado di accettare la realtà e di generare armonia.

Molinari – Scusi l'interruzione. È evidente che come psicologo non posso che essere d'accordo e la ricerca presentata in questo volume cerca proprio di affrontare queste tematiche. Sono, però, interessato, e penso anche i nostri lettori, a conoscere qual è, secondo lei, l'ulteriore causa di sofferenza psichica.

Mancuso – A questo punto devo riferirmi a ciò che la tradizione filosofica e teologica chiamata *spirito* e, quindi, a quella particolare sofferenza psichica che è la sofferenza spirituale, una forma del tutto peculiare del soffrire, una forma destinata a non essere mai vinta almeno fino a quando gli esseri umani saranno caratterizzati da ciò che finora li ha distinti dal resto del mondo animale, cioè, da una forma di coscienza che sa di esserci e che per questo è in grado di produrre sapere.

L'uomo è *corpo*, e il dolore che gli viene dal corpo deve essere vinto. L'uomo è *psiche*, e la sofferenza che gli viene dalla psiche deve essere vinta. L'uomo, però, è anche spirito, cioè una particolare forma di vita psichica che si scopre libera dal corpo e dalla sua necessità e che sa guardare al mondo nel suo insieme ricercandovi senso, giustizia, bellezza, verità. La sofferenza che viene all'uomo dall'essere entrato in questa dimensione più alta del vivere non potrà mai essere vinta, e a mio avviso neppure è auspicabile che lo sia, perché da questa particolare forma di sofferenza nasce il *sapere*, quel sapere che non è erudizione, ma *sapienza*, sapere che non solo sa, ma che sa anche come utilizzare al meglio ciò che sa. In altri termini, io sostengo che vi è una sofferenza spirituale derivante dalla conoscenza. Consideriamo il prezzo del nostro essere e rimanere qui, il carico di dolore sopportato dalla vita vegetale e animale per nutrirci. Consideriamo lo stato del mondo in questo momento, quanti siano i morti per fame, per malattie facilmente curabili, consideriamo le sperequazioni abissali tra Paesi ricchi e Paesi poveri. Consideriamo le assurde fatalità e gli incidenti che si presentano con puntuale regolarità e che si presentano necessariamente connessi con il nostro costruire, il nostro viaggiare, persino il nostro divertirci. Consideriamo la storia alle nostre spalle e le sue macerie, i milioni di morti innocenti che non torneranno mai più, neppure nel ricordo. Considerato tutto questo, e i mille altri elementi che ognuno può aggiungervi; preso atto di quanto sia costato e ancora costi al mondo il nostro essere qui, forse non sarà difficile convincerci del fatto che avere davvero coscienza della realtà significa necessariamente soffrire.

Molinari – Un concetto, questo, presente nell'elaborazione teorica di numerosi psicologi, che anch'io condivido. La crescita umana comporta un corretto rapporto con la realtà, che è intrisa di sofferenza. Una visione sufficientemente adeguata della realtà, che comprende anche l'inevitabile dolore associato a tutti i processi evolutivi, permette di accedere a quella consapevolezza riflessiva che offre alle persone la pienezza della maturità.

Mancuso – Sono d'accordo, perché avere davvero coscienza della realtà, soffrendo per questo, proietta le anime spiritualmente mature di fronte a due possibilità: o fuggire dal mondo, o amarlo ancora di più, accettando di essere un seme che marcisce nella terra. La via più alta, a mio avviso, è la seconda. Nel seguire questa seconda via, i migliori sono quelli che vi camminano con gioia, con leggerezza, senza alcuna sofferenza psichica, con un sereno distacco da sé, generando armonia fuori e dentro di sé e rimandando così alla trascendente dimensione dell'essere nella quale davvero il dolore sarà vinto e ogni lacrima asciugata.

Ecco perché io credo che fare del dolore soltanto un problema da risolvere sia un grosso limite posto alla capacità dell'uomo di interrogarsi e riflettere su se stesso, sul mondo e su Dio: se è giusto e doveroso vincere il dolore fisico e la sofferenza psichica, ritengo altrettanto giusto ed estremamente necessario fare del dolore innocente, quel dolore che non ha colpa, e della sofferenza spirituale, le due lenti di un paio di occhiali molto speciali, perché in grado di farci comprendere il vero senso del nostro essere al mondo.

Molinari – Questo capovolgimento di prospettiva è interessante e riscontrabile spesso anche nel lavoro psicoterapeutico: la "ferita che diventa feritoia", attraverso la quale guardare se stessi e il mondo.

Mancuso – Ecco, dice bene, è un vero e proprio cambiamento di paradigma quello che io propongo e non certo per un malsano dolorismo, che in teologia ha condotto all'idea che il dolore fisico sia in sé portatore di merito o addirittura di carattere redentivo, come se Dio, il Padre pieno di amore per ogni uomo, avesse bisogno del dolore degli innocenti per muoversi a compassione e salvare! Intendo invece, attraverso le mie riflessioni, fare il più grande atto di omaggio alla vita, alla sua bellezza e alla sua sensatezza, che possono essere comprese solo guardando ad essa come totalità. Per riconciliare gli uomini con il senso della vita, è necessario guardare con onestà al tutto della vita, il che comporta l'inevitabile passaggio attraverso "il travaglio del negativo". Scrive Hegel nella *Fenomenologia dello spirito*: "La vita di Dio e il conoscere divino possono sì venire espressi come un gioco dell'amore con se stesso; ma questa idea degrada fino alla predicazione e addirittura all'insipidezza quando mancano la serietà, il dolore, la pazienza e il travaglio del negativo". Quante volte sentendo le prediche su Dio che ci ama, che è amore, si sente insipidezza, un vuoto parlare di cose tanto distanti dalla vita reale.

Occorre, allora, ribadire con forza una cosa: è lecito parlare del dolore solo a prezzo di una rigorosa onestà intellettuale. Aprire gli occhi, guardare onestamente alla vita nel suo scorrere quotidiano. Guardare alla vita per quello che è, con il disincanto di una coscienza adulta. Spesso però i credenti, come gli amici di Giobbe, questa operazione non intendono compierla. Invece di guardare all'intera realtà, preferiscono soffermarsi solo su alcuni dettagli a loro favorevoli, guardando solo a quei pochi casi di miracoli riconosciuti, che eleggono a prova dell'intervento della mano di Dio. Invece di guardare a una storia devastata dai milioni di morti innocenti, segno di una storia dominata solo dalla forza, guardano solo ai racconti delle apparizioni e li eleggono a prova della vicinanza di Dio.

Ma così facendo si deforma la realtà. Se non ci si pone onestamente di fronte all'*intero* della natura e della storia, ma si scelgono al contrario solo quegli eventi che servono a supportare le proprie tesi, si commette un grave errore di prospettiva e si trasforma la fede in ideologia.

La riduzione della fede a ideologia è un grave errore dal punto di vista umano ed è un peccato ancora più grave dal punto di vista teologico, è un peccato contro il primo comandamento, essendo la verità la dimensione propria di Dio. Gesù di fronte a Pilato sintetizzò così il senso della sua missione: "Per questo io sono nato e per questo sono venuto al mondo: per rendere testimonianza alla verità" (Gv 18, 37). E prima così aveva pregato il Padre per noi: "Consacrali nella verità" (Gv 17, 17). La disposizione sincera del cuore di fronte alla verità è la condizione spirituale decisiva per la maturità della fede.

Molinari – In effetti vedo dei punti di contatto con parte del lavoro psicoterapeutico, che consiste nell'aiutare gradatamente il paziente a disporsi in modo autentico di fronte alla propria verità. E concordo anche sul fatto che molta sofferenza psichica nasce dalla difficoltà di leggere limpidamente la propria storia, di rivederla con il giusto distacco: lei, a questo proposito, ha citato la vicenda di Giobbe, il protagonista di un noto libro della Bibbia, che affronta proprio l'argomento del dolore.

Mancuso – Certo, posso rammentarne brevemente la storia, per meglio esporre la mia tesi: Giobbe, a causa di una poco nobile scommessa tra Dio e Satana, viene colpito prima con la perdita di tutti i suoi beni, poi con la morte dei suoi dieci figli, poi con una dolorosa malattia che gli rende putrida la carne. Dopo giorni di silenzio, Giobbe giunge a maledire il giorno della sua nascita. Alle sue parole roventi e persino blasfeme, rispondono i tre amici che erano venuti a trovarlo, Elifaz, Bildad, Zofar, che secondo me ben rappresentano tre frequenti reazioni, a mio avviso tutte sbagliate, che si possono avere di fronte al dolore innocente: la prima è il fideismo, la seconda il razionalismo e la terza la disperazione. Sono tutte e tre una sconfitta della ragione, del logos interiore a ciascuno di noi, che deve giungere a riconoscere la propria appartenenza al Logos che sta all'origine del mondo, perché precisamente questo è lo scopo della vita: sentire, anzi sapere, di appartenere al Principio Ordinatore del cosmo, di essere suo figlio.

Il fideismo è l'atteggiamento mentale che genera il senso opprimente del mistero e della vita umana come nulla, come polvere, come in balìa di una forza misteriosa e talora anche capricciosa che è la forza divina. È la sigla spirituale cui invita l'intervento divino nel finale del libro di Giobbe. A Giobbe che si lamenta del suo dolore ritenendolo innocente, cioè ingiustificato, Dio risponde: "Chi è costui che oscura il mio consiglio con parole insipienti?" (Giobbe 38, 2) e poi gli rovescia sopra la testa tutte le meraviglie del cosmo facendolo sentire un nulla. E infatti Giobbe conclude: "Ho esposto senza discernimento cose troppo superiori a me... perciò mi ricredo e ne provo pentimento sopra polvere e cenere" (Giobbe 42, 3 e 6).

Il razionalismo è l'atteggiamento mentale che genera l'apologetica. Dio governa il mondo con forza e giustizia, quindi non vi può accadere nulla contro il suo volere e il suo senso di giustizia. Non c'è perciò nessun dolore innocente: se c'è un dolore, c'è stata di sicuro, prima, una colpa che l'ha prodotto. Il dolore è sempre colpevole. È quello che dice a Giobbe il secondo dei tre cosiddetti amici, Bildad: "Può forse Dio deviare il diritto o l'Onnipotente sovvertire la giustizia? Se i tuoi figli hanno peccato contro di lui, li ha messi in balìa delle loro iniquità" (Giobbe 8, 3-4). La stessa cosa dice di Giobbe il terzo degli amici, Zofar: "L'iniquità è nella tua mano, l'ingiustizia nelle tue tende" (Giobbe 11, 14). Il Cristianesimo conosce una forma moderata di razionalismo, è quella che riconduce il dolore non a una colpa ma a uno scopo, al progetto di Dio. Il dolore, innocente quanto al soggetto che lo vive, è però in sé *misteriosamente finalizzato* da Dio alla salvezza. Dio lo permette per trarne un bene maggiore, come diceva Agostino e come ribadisce oggi il Catechismo (compendio art. 58).

La disperazione nasce quando il dolore vince, quando si impone alla coscienza che non riconosce nulla di superiore ad esso. Che cos'è la vita? Un continuo declinare verso l'assurdo, verso il nulla. Si sentono i discorsi dei moderni amici di Giobbe, si sentono anche quelli delle pretese voci divine; poi si guardano gli uomini che soffrono, parenti, amici o anche solo l'umanità nel suo insieme, e si giunge alla conclusione che quei discorsi sono solo chiacchiere, la verità è un'altra cosa, è che la vita è una tragedia, a volte una farsa, e noi vi siamo capitati nascendo. Dopo aver sentito i discorsi dei tre amici teologi, Giobbe si rivolge a Dio e dice: "Perché tu mi hai tratto dal seno materno? Fossi morto e nessun occhio mi avesse mai visto!" (Giobbe 10, 18). Parole che sono una vera e propria bestemmia, molto dura perché contro la vita, che è l'azione divina per eccellenza.

Molinari – Quindi, secondo lei, con il fideismo, con il razionalismo e con la disperazione non si può affrontare la tematica del dolore. Pensando ai nostri giorni quale di queste tre reazioni lei ritiene che sia maggiormente diffusa?

Mancuso – Senza dubbio la terza, anche perché non posso non vedere che i nostri giorni sono attraversati da una disperazione senza pari. Recentemente ho visto il film di un giovane regista italiano sulla condizione giovanile. Era venuto con la troupe nell'università dove insegno per intervistarmi, perché stava realizzando un film-documentario proprio sul male, e poi mi ha spedito a casa il DVD del suo primo film. Io ero quindi ben disposto, conoscevo il regista, tuttavia non sono riuscito ad arrivare alla fine. Un immenso senso di vuoto, di disperazione, dato anche dalla bruttezza delle scene... ma basterebbe guardare i vestiti della moda, quelle intere pagine sui giornali, le facce delle modelle senza grazia, senza armonia, senza bellezza: la *mancanza di senso* genera inevitabilmente bruttezza. Un esatto sapere del mondo genera invece bellezza; si pensi all'arte greca o al Rinascimento italiano o all'Illuminismo tedesco per la musica che sono, a mio avviso, le stagioni nelle quali l'umanità ha raggiunto i vertici del bello. Ritornando al film, l'ho trovato un documento autentico della morsa nella quale si dibatte l'anima contemporanea che vuole cercare la verità: sente di averne bisogno, ma sente al contempo che le risposte tradizionali non funzionano e non sa dove andare e cosa fare. I nostri giovani spesso non sanno cosa fare di se stessi.

Molinari – Anche gli psicologi, negli ultimi anni, hanno riscontrato sempre più la presenza nei loro pazienti di un certo malessere esistenziale che va ben oltre il disturbo propriamente psichico. Si tratta di una *domanda di senso* che richiede allo psicologo stesso un impegno ulteriore, quello cioè di approfondire la propria personale concezione dell'uomo e il proprio atteggiamento di fronte ai concetti di bene e di male e a quei temi, come il senso della vita, della sofferenza, della morte che spesso un certo tipo di scienza, anche psicologica, tende a collocare nell'ambito del trascendente e, quindi, del non indagabile.

Mancuso – Mentre la ascoltavo mi venivano in mente i pensieri di due grandi cristiani: "Prima di alzare gli occhi verso i raggi della sapienza, uomo di Dio, per prima cosa abbandonati al continuo tormento della coscienza". Sono parole tratte dal Prologo dell'*Itinerario della mente in Dio* di San Bonaventura (1217-1274)[1]. Richiamano la necessità del tormento e del dubbio prima di ogni discorso su Dio: senza il tormento della coscienza, senza l'inquietudine, il divino appare vuoto, inutile, cerimonioso; solo il negativo, solo il tormento che l'anima acquista in un contatto onesto e disincantato con il mondo e con la storia, la innalza rettamente verso la sapienza divina. Perché, continua Bonaventura, conta molto di più la *exercitatio affectus* (la tensione della passione) che non la *erudictio intellectus*.
Il secondo è un pensiero di Blaise Pascal (1623-1662), il numero 668: "La gente comune ha il potere di non pensare a ciò che non vuole pensare [...] così si conservano le false religioni, ma, presso molte persone, anche quella vera. Ci sono alcuni però che non hanno il potere di impedirsi di pensare e che, quanto più lo si proibisce loro, tanto più pensano. Costoro si liberano dalle false religioni, ma, se non trovano discorsi saldi, anche dalla vera"[2].
Questi due pensieri ci insegnano che sono essenziali due qualità dell'anima per poter costituire l'atteggiamento spirituale e anche quello intellettuale più adeguati a un corretto discorso sul dolore: la passione per l'uomo -perché è da qui che scaturisce il "continuo tormento della coscienza"; se si avesse solo passione per Dio, sacrificando ad essa il bene dell'uomo, la coscienza sarebbe imperturbabile, come effettivamente avviene in alcune tradizioni spirituali- e la passione per la verità, l'onestà intellettuale che ricerca "discorsi saldi", che non si accontenta più di esortazioni e di appelli ai sentimenti.

Molinari – In questo volume abbiamo cercato, molto modestamente, di percorrere possibili risposte al dolore fisico che genera spesso anche una sofferenza psicologica. Penso, però, che i nostri lettori possano essere interessati anche ad altre prospettive che nascono nell'ambito della filosofia e della teologia e, in particolare, al metodo adottato da queste discipline.

Mancuso – Io penso che un buon metodo per affrontare questo argomento sia quello di partire ascoltando proprio la più radicale obiezione che giunge oggi al discorso

---

1 Bonaventura da Bagnoregio, *Itinerarium mentis in Deum*, Prologo, paragrafo 4; cf. tr. it. *Itinerario della mente verso Dio*, a cura di Massimo Parodi e Marco Rossini, Rizzoli, Milano 1994, 87.

2 Blaise Pascal, *Pensées*, n° 668, in *Oeuvres complètes*, a cura di Michel Le Guern, vol. II, Gallimard, Paris 2000, 817.

sulla sofferenza. Si tratta della filosofia di Friedrich Nietzsche, il pensatore che secondo me rappresenta maggiormente il cuore spirituale del nostro tempo. Nietzsche potrebbe liquidare questo nostro incontro in maniera molto sbrigativa. Ancora a parlare del dolore e della sofferenza, voi cristiani? Ancora vi domandate perché il dolore, perché la sofferenza? Siete proprio dei bambini. La risposta è una sola e molto semplice: il dolore c'è perché si vive, perché c'è la vita. Senza dolore, la vita non potrebbe esserci. È la giostra della vita che richiede il dolore, così come richiede il piacere e la gioia. La vita è fatta così, ve lo dovete mettere in testa. La vita non guarda in faccia nessuno, è una macchina dai mille ingranaggi che avanza inarrestabile, incurante dei gemiti di coloro che, soffrendo e morendo, ne costituiscono il carburante. Il suo progressivo avanzare è gioioso, sereno, avventuroso, affascinante. Smettetela di pensare al vostro piccolo io, minuscolo e meschino, e innalzate il vostro pensiero a contemplare la splendida grandezza della macchina, il suo eterno girare, il suo eterno ritorno, e ringraziate, e ringraziatela. Gli uomini veri hanno preso coscienza del loro destino, sanno di essere mortali; e proprio così i più grandi di loro, gli antichi greci, si sono chiamati: "mortali". Nessun bisogno di scappatoie, altri mondi, vite eterne, tutte consolazioni infantili. Si vive, se ne gioisce, se ne soffre: punto e basta. I vostri piagnistei sono solo egoismo mascherato, menzogne dell'io che non si rassegna a morire.

L'aveva già detto Buddha cinquecento anni prima di Cristo, con la prima delle Quattro Nobili Verità, che insieme formano il kerygma buddhista: *tutta la vita è sofferenza*[3]. Oggi la biologia ci mostra che Buddha aveva ragione; non è solo l'uomo a provare dolore, ma anche i mammiferi, gli uccelli e persino i pesci, come hanno dimostrato i ricercatori dell'Università di Edimburgo a proposito delle trote[4]. Tutto ciò che sente, che prova sensazioni, tutto ciò che vive, prova gioia e prova dolore. A chi si ostina a interrogarsi sul perché del dolore, manca una chiara cognizione di che cos'è il mondo, e la vita in esso. Che cos'è, infatti, il mondo? Eccone la descrizione di Nietzsche nel celebre frammento 1067 che chiude la raccolta postuma intitolata *La volontà di potenza*: "Questo mondo è un mostro di forza, senza principio, senza fine, una quantità di energia fissa e bronzea, che non diventa né più grande né più piccola, che non si consuma ma solo si trasforma, che nella sua totalità è una grandezza invariabile, un'economia senza profitti né perdite... il perpetuo fluttuare delle sue forme, in evoluzione dalle più semplici alle più complesse... un mondo che benedice se stesso... Per questo mondo volete un nome? Una soluzione per tutti i suoi enigmi?... Questo mondo è la volontà di potenza – e nient'altro! E anche voi siete questa volontà di potenza – e nient'altro!"[5]

L'obiezione non potrebbe essere più chiara: l'interrogarsi sul dolore è tipico di

3 Così si legge nel celebre discorso di Benares: "I cinque aggregati che rappresentano la base dell'attaccamento all'esistenza, sono dolore": da *Il discorso della messa in moto della ruota del Dhamma*, a cura di Claudio Cocuzza, in *La rivelazione del Buddha*, a cura di Raniero Gnoli, Mondadori, Milano 2001, vol. I, 8.

4 Cf. il notiziario on line della rivista *Le Scienze* del 4.5.2003 nel sito www.lescienze.it

5 Friedrich Nietzsche, La *volontà di potenza*, Frammenti postumi ordinati da Peter Gast e Elisabeth Förster-Nietzsche, ed. it. a cura di Maurizio Ferraris e Pietro Kobau, Bompiani, Milano 2001, 561-562.

una coscienza che legge il mondo in termini moralistici, ultimamente immatura. Di fronte a questa obiezione così radicale c'è l'autenticità del pensiero cristiano. Se i sostenitori dell'obiezione pensano a partire dal mondo e dalla sua necessità, e quindi non si scandalizzano del dolore, che non è né colpevole né innocente, semplicemente *è*, noi cristiani ci ostiniamo a scandalizzarci di fronte al dolore che affligge la vita dell'uomo a causa del nostro radicale antropocentrismo. Non è il cosmo, "il sacro timone del cosmo" cantato da Eschilo nell'*Agamennone*[6], il punto di vista in base al quale guardiamo il mondo. Noi guardiamo il mondo dal punto di vista del bene dell'uomo. Non solo; noi crediamo che il bene dell'uomo risieda in Dio, e che Dio ne sia garante. Per questo, per noi, il dolore è un enigma lacerante, e il dolore che colpisce gli innocenti inquieta le nostre coscienze come più non sarebbe possibile. Eppure io sono giunto a credere che non c'è dolore *inutile*. Nel passato, e presso alcuni ancora oggi, si vedeva nel dolore un mezzo necessario per la salvezza: il dolore *necessario* come espiazione richiesta da Dio per lavare il peccato. Io rifiuto questa impostazione, come del resto ancor più quella quasi blasfema del dolore *colpevole,* cioè come castigo inflitto da Dio. Ma questo, a mio avviso, non significa ritenere che il dolore sia inutile, senza senso. Io penso che dobbiamo pensare al mondo come a un processo in perpetua costruzione e alle sofferenze che in esso avvengono come un prezzo necessario per tale sua costruzione. L'evoluzione del mondo è possibile solo a prezzo della sofferenza, così come il lavoro è possibile solo a prezzo della fatica. È la legge intrinseca delle cose, che la maturità spirituale porta ad accettare. Non si tratta di fuggire dal mondo, ma di rimanervi, sapendo che esso ci ha generato e che esso ancora ci genera. Ogni istante lo fa, con l'aria che ci mantiene in vita.

Non ci sono dolori richiesti da Dio, meno che mai ci sono dolori mandati da Dio come castigo. Neppure, però, ci sono dolori inutili. Chi soffre, diceva Teilhard de Chardin[7], sta sulla linea del fronte di questo processo che si chiama vita. Lo so che possono sembrare parole retoriche, ma io penso che la ricchezza della nostra anima è tale che può giungere a dare senso a tutte le cose, e che accettare la sofferenza in unione con la sofferenza di tutte le cose del mondo sia un gesto di grande importanza spirituale. Penso, infatti, che la sofferenza abbia un valore spirituale immenso, può essere fonte di purificazione per la propria anima e di immissione di energia psichica pulita nel sistema mondo, ma se una persona che soffre, dopo anni e anni, non ce la fa più, occorre semplicemente prenderne atto e anche Dio, anzi Dio per primo, che legge i cuori nell'intimo, lo fa. Non bisogna mai pensare a Lui con timore, mai. L'amore intelligente e sussistente che Lui è deve essere per noi solo fonte di sollievo e di gioia, gioia purissima, eterna consolazione. Anche Gesù è caduto vittima della disperazione per un momento: "Dio mio, Dio mio, perchè mi hai abbandonato?" (Matteo 27, 49), ma poi è giunto a dire: "Padre, nelle tue mani affido il mio spirito" (Luca 23, 46). Questo non dobbiamo mai stancarci di ripetere, di affidare il nostro più intimo io, lo spirito, a colui che ne è all'origine.

---

6 Cf. Eschilo, *Le tragedie*, a cura di Monica Centenni, Mondadori, Milano 2003, 407.

7 Pierre Teilhard de Chardin, *L'Énergie humaine*, Éditions du Seuil, Paris 1962, p 65

Ovviamente questo discorso non esclude che si combatta il dolore fisico in tutte le sue forme con gli antidolorifici e i farmaci oppiacei, la cui somministrazione va anzi favorita e incoraggiata. Ma smettere di soffrire fisicamente significa cessare di soffrire anche a livello psichico e spirituale? Purtroppo sappiamo che non è così. C'è una dimensione della sofferenza che non sarà mai vinta dalla chimica, che non attiene al corpo, ma attiene all'anima, e più l'anima sa, più soffre. La vittoria dell'uomo sulla sofferenza non sarà mai solo una questione farmacologica. Anche per questo a un certo punto, dopo molti anni, l'organismo e la psiche possono non farcela più: ci si sente svuotati e si vuole farla finita. Ma fino a quando si può, penso che non si debba fuggire dal posto in cui la vita ci ha messo[8].

Molinari – Lei pensa che questa interpretazione del dolore possa aiutare l'uomo del nostro tempo e chi, per scelta professionale, ad esempio gli psicologi, cerca di co-costruire con chi soffre delle risposte possibili alla sofferenza umana?

Mancuso – Il mio pensiero nasce dalla vita e intende servire la vita, in linea con quanto scriveva Karl Barth, uno dei più grandi teologi del Novecento: "Il pensiero, quando è autentico, è pensiero della vita e perciò e in ciò è pensiero di Dio". Se il pensiero non serve la vita concreta degli uomini, non ha nulla a che fare con il Dio vivo. Concretamente, cercando di aderire il più possibile alla vita, terribile e insieme bellissima, io penso che:

1) Il più alto livello della dignità umana, concetto molto caro alla dottrina, consiste nell'esercizio della libertà, compresa quella su se stessi. Anzi, prima di tutto quella su se stessi: quale libertà sarebbe mai se non si può deliberare su di sé? Il senso dell'intera creazione consiste *ex parte Dei* nella posizione della libertà ed *ex parte hominis* nell'esercizio della libertà, perché è questo che ci distingue dagli altri esseri viventi facendoci, noi soli, a immagine e somiglianza di Dio.
2) Si debbano accogliere le sofferenze della vita, usandole per compiere se stessi ed edificare gli altri, contribuendo a portare ordine, armonia e sapere nel mondo. Anche sapere: già gli antichi greci parlavano della "conoscenza attraverso il dolore", come si legge nella grande preghiera cantata dal coro a Zeus nell'Agamennone di Eschilo. La sofferenza, accettata, conduce alla forma più alta della conoscenza umana, che è la sapienza. Per questo accettare e vivere la sofferenza è una delle più grandi opere che un uomo può compiere, forse la più difficile e la più eroica.
3) Nessuno, però, può costringere un altro a soffrire. Ognuno deve scegliere, nessuno può essere costretto. Nessuno. E se lo si costringe, la cosa ha un nome preciso: tortura.
4) Tanto meno può costringere alla sofferenza uno Stato laico, che deve essere la casa di tutti, dove tutti si sentono rappresentati ed accolti.
5) Quanto alla morte naturale, che cosa vuol dire "naturale"? Significa forse non scelta dall'uomo, ma scelta da Dio, nel senso che sarebbe Dio a decidere quando

[8] Augias C, Mancuso V (2009) *Disputa su Dio e dintorni*. Mondadori.

un uomo deve morire? Si vuole dire con questo "naturale"? Io presumo che dietro la dottrina ufficiale ci sia questo modo di vedere, che sia Dio cioè che decide la morte. Bene. Anzi male, perchè qui si apre una voragine. C'è chi muore travolto da un tir per un colpo di sonno dell'autista: morte "naturale" voluta dal Cielo? C'è chi muore annegato per una tempesta marina oppure sbranato da un cane impazzito: morte "naturale" voluta dal Cielo? Sono innumerevoli i casi di morti assurde causate dalla natura; ogni giorno ne sono pieni i giornali. E poi ci sono le malattie, anch'esse "naturali". Quanti sono, lungo i secoli, gli uomini morti di morte naturale a causa della peste, del vaiolo, del colera, della tubercolosi, della difterite, del tetano, della poliomielite e di chissà quali altre malattie, tutte rigorosamente "biologiche"? E se oggi queste malattie sono sconfitte è solo grazie all'intelligenza umana e all'arte "sacra" della medicina; mi permetto di citare un concetto molto caro all'Ospedale e all'Università Vita-Salute San Raffaele di Milano e a don Luigi Verzè, loro fondatore: oggi si muore di cancro, di AIDS e di altre malattie "naturali", ma anche queste un giorno saranno sconfitte. Che cosa pensano al riguardo i paladini della morte "naturale"? Che i ricercatori di oggi che cercano di sconfiggere tali malattie naturali stanno agendo contro la volontà di Dio?

Dicono che l'uomo non può essere il padrone della propria vita e della propria morte, perché lo è Dio: è Lui che pronuncia la prima e l'ultima parola dell'esistenza. Ma ci si rende conto di che cosa comporta dire che Dio è il padrone della vita e della morte terrena?

Sulla morte ho già detto, ora una rapida occhiata all'inizio della vita. Il 70% degli ovuli fecondati non si impianta in utero e "naturalmente" muore. Se Dio fosse il responsabile diretto della nascita si avrebbe un'ecatombe così mostruosa che Hitler e Stalin al confronto potrebbero concorrere per il Nobel della pace. Non è finita qui. Degli ovuli fecondati che si impiantano in utero e che da zigoti divengono embrioni, il 20% muore a causa di aborti spontanei rigorosamente naturali. Il discorso fatto sopra si rafforza, ove possibile, ancora di più. Se Dio fosse veramente il responsabile della vita e della morte degli esseri umani, io sarei ateo, perché non potrei tollerare che si prendesse così malignamente gioco di tanti di noi. Devo confessarle che è anche grazie a Darwin, il quale ha mostrato che l'evoluzione della vita avviene mediante selezione naturale e non mediante il diretto intervento della mano di Dio, che io sono in condizione di continuare a credere in Dio quale Padre amorevole del genere umano. Ma le dico anche che se Dio fosse da una parte e l'umanità dall'altra e io dovessi scegliere, non avrei il minimo dubbio nello scegliere l'umanità. Se sono cristiano, è perché so che Dio è sempre e solo dalla parte dell'uomo e che per questo il bene più grande dell'uomo è incontrare Dio. Il senso di tutto il cristianesimo e dell'annuncio che ne costituisce il centro, Gesù in quanto incarnazione di Dio, sta tutto qui[9].

Mi scusi se sono stato troppo lungo.

9 Augias C, Mancuso V (2009) *Disputa su Dio e dintorni.* Mondadori.

Molinari – Durante questa nostra conversazione lei ha più volte fatto riferimento al concetto di dolore innocente: può chiarire meglio cosa intende?

Mancuso – Non tutti i dolori sono innocenti. Se uno viene impiccato perché ha sterminato interi villaggi si può discutere sulla proporzionalità e la liceità della pena capitale che gli viene inflitta, ma non vi sono dubbi che il dolore che subisce sia riconducibile a una sua colpa, che sia dolore colpevole. Non così invece quello dei bambini che in quei villaggi furono uccisi. Il loro dolore è senza colpa, è innocente. Nel mondo vi sono molteplici tipologie di dolore innocente, di dolori che avvengono senza un perché, che distruggono vite umane che non hanno fatto nulla di male, non è neppure infrequente il caso della sofferenza dei giusti e dei buoni. Io ho individuato il caso esemplare del dolore innocente nella nascita di bambini con handicap e, in particolar modo, di quello derivante da una malattia genetica, una delle circa 6000 finora censite che si abbattono quotidianamente sul 5% dei nati nel mondo (dati OMS). Ogni giorno nel mondo 8000 bambini nascono gravemente handicappati, di questi 76 in Italia. Ogni giorno. Ecco il vertice del dolore innocente.

Molinari – Posso capire ciò a cui si sta riferendo poiché è da tempo che mi dedico all'approfondimento di metodi efficaci di riabilitazione psicologica dell'handicap mentale e di quello causato da sindromi rare, e non nego che l'incontro con queste persone e con le loro famiglie mi ha, in un certo senso, costretto a pormi numerose domande di senso.

Mancuso – Naturalmente, e credo che una di queste si possa formulare all'incirca in questo modo: come pensare che Dio, che è amore, possa volutamente creare la vita di un essere umano così segnata irrimediabilmente dal male? In questo vero e proprio problema teologico sono racchiusi quattro presupposti, tutti alla pari irrinunciabili per il cristianesimo: che Dio ci sia e sia creatore e governatore della vita; che sia amore, e amore concreto per l'uomo; che la vita che ci è data sia unica, senza alcuna replica; che il male esista e che l'handicap sia tale.

Penso che ci troviamo di fronte alla più drammatica questione che si pone all'intelligenza credente, con una specificità che sorpassa ogni altro interrogativo. Chiedersi il perché dell'handicap è guardare l'abisso. L'assolutezza della domanda sull'handicap consiste nel fatto che qui siamo alle prese con la vita umana nel suo sorgere, ambito che la Bibbia e il magistero pontificio assegnano in modo assoluto al dominio di Dio. Se vi è un luogo o un momento nel quale ha senso parlare della signoria di Dio, ebbene questo è, per eccellenza, il sorgere della vita umana. È per questo che per il Cristianesimo la vita è sacra, per questo suo essere direttamente e solamente dipendente da Dio. Per le religioni indiane, in particolare per il Giainismo, la vita è sacra in sé: da qui la non violenza assoluta che contraddistingue il Giainismo. La vita, si potrebbe dire, è Dio. Per il Cristianesimo, come per l'Ebraismo e l'Islam, la vita, invece, non è sacra in sé, tant'è che si può agire contro la vita, si può uccidere, non solo gli animali ma anche gli uomini quando occorre (la pena di morte è prevista, seppure come *extrema ratio*, dal Catechismo al paragrafo 2267). La vita, piuttosto, è sacra in quanto dominio di Dio. Sono innumerevoli le affermazioni di Giovanni Paolo II sul legame diretto tra Dio e la vita umana, in tutte le sue fasi. Mi limito a una citazione sola, dal paragrafo 61 dell'enciclica *Evangelium Vitae* pubblicata il 25 marzo 1995, in cui riecheggiano le parole del Salmo 139: "L'uomo, fin dal grembo materno, appartiene a Dio che tutto scruta e conosce, che lo forma e lo plasma con le sue mani... Quando è ancora nel grembo materno, l'uomo è il termine personalissimo dell'amorosa e paterna provvidenza di Dio".

Di contro a queste parole del papa, vi sono i dati dell'Organizzazione Mondiale della Sanità che ho prima riportato.

Ecco quindi che si ripropone, in tutta la sua drammaticità, la domanda: come intendere la provvidenza? Come intendere il rapporto tra Dio e gli uomini? E chi è, in ultima analisi, Dio?

Ha scritto Kierkegaard: "Se si vuole studiare correttamente il caso generale è sufficiente ricercare una reale eccezione. Essa porta alla luce tutto più chiaramente... Le eccezioni esistono. Se non si è in grado di spiegarle, non si è nemmeno in grado di spiegare il caso generale"[10].

Molinari – Suppongo che voglia intendere che è l'handicap quell'eccezione da assumere come punto di vista per interpretare il senso del nostro essere uomini.

Mancuso – Sì, certamente, l'handicap è il punto di vista *fisico* in base al quale ripensare i tre oggetti fondamentali del sapere *metafisico*: Dio, l'uomo, il mondo. Ma anche in questo caso si ripropone la questione di metodo che ha occupato in prima battuta questa nostra piacevole conversazione e che intendo riprendere rifacendomi a uno dei più grandi pensatori cristiani di tutti i tempi, Nicolò Cusano (1401-1464) il quale, a sua volta, scrivendo il *De Beryllo* [11], un trattato che concluse nel 1458, si rifà a un minerale, il berillo, che appartiene al gruppo dei silicati, ha cristalli esagonali e nelle sue forme più pure può essere verde (e in questo caso viene chiamato smeraldo), azzurro (acquamarina), o anche giallo, rosa, rosso e bianco. Così scrive Cusano all'inizio del suo trattato: "Il berillo è una pietra lucida, bianca e trasparente, cui si dà una forma parimenti concava e convessa; e chi guarda attraverso di esso vede ciò che prima gli era invisibile. Se si applica agli occhi dell'intelletto un berillo intellettuale, che abbia forma parimenti massima e minima, attraverso di esso si coglie il principio indivisibile di tutte le cose".
Ebbene, io assumo il dolore innocente quale "berillo intellettuale" per capire il senso del nostro essere al mondo.

Molinari – Può cortesemente chiarire meglio questo concetto?

Mancuso – Quello che il dolore innocente ci dice è che l'uomo è natura, fragile natura come ogni altra parte del cosmo, esposta alle ferite del caso. Se andiamo a vedere la vita nella sua concretezza, vediamo che l'handicap è perfettamente congeniale al

---

10 Søren Kierkegaard, *La ripetizione*, tr. it. di Dario Borso. Guerini e Associati, Milano 1991, 128.

11 *De Beryllo*, cap. II; ed. it. Nicolò Cusano, *Scritti filosofici*, a cura di Giovanni Santinello, vol. II, Zanichelli, Bologna 1980, 385.

dinamismo che muove la vita naturale. Se le prime forme di vita si sono evolute, se dal primo microbico Adamo di 3 miliardi e mezzo di anni fa siamo arrivati noi, è perché sono avvenute delle mutazioni. Le mutazioni che hanno prodotto esseri più forti rispetto all'ambiente sono andate avanti, sono diventate *necessità*; le altre, quelle più deboli, sono rimaste solo degli infelici *casi*, ovvero nutrimento per i più forti.
Il che significa: all'interno della visione del mondo che ci consegna la scienza, l'handicap è perfettamente coerente. È in totale sintonia con l'idea di una natura cieca, che non si cura di noi, che è del tutto contingente, ed è questo il palcoscenico sul quale ognuno di noi, senza volerlo, è comparso.

Io penso, però, che il dolore innocente sia il luogo dialettico per eccellenza, dove si vede l'abisso, ma dove insieme lo si può superare: esso mi ha fatto vedere l'abisso del nulla, ma al contempo mi ha mostrato la luce più intensa che io abbia mai visto intorno alla natura umana, la luce che scaturisce da chi si prende cura di chi nulla mai gli potrà dare in cambio. Di fronte a un'assurdità naturale, l'uomo reagisce creando senso laddove senso naturale non c'è e si mostra in grado di produrre ciò che di più importante esiste per la vita, cioè il bene.

Recentemente ho avuto la fortuna di conoscere a un convegno il paleontologo Roberto Fondi dell'Università di Siena. Da lui sono venuto a sapere che la cura verso le persone handicappate esiste fin dall'inizio della nostra specie. Mentre eravamo a pranzo, il Professor Fondi mi ha detto che vi sono prove, sulla base delle ossa ritrovate, che gli uomini delle primissime origini vivevano in clan di circa 20 persone e che i membri di questi clan si prendevano cura anche dei più deboli. Infatti sono state ritrovate ossa di uomini adulti che presentano tipiche malformazioni dovute a nascite anomale, il che significa che le malformazioni congenite non hanno impedito al clan di prendersi cura di questi più sfortunati. L'attenzione verso i deboli era dunque presente fin dall'inizio della nostra specie, come ovviamente fin dall'inizio era presente la guerra, esattamente come oggi, e coloro che si prendono cura delle vittime del dolore innocente mostrano che vi è qualcosa di più della semplice casualità naturale nel fenomeno uomo. Questo avviene, ogni giorno, senza retorica. Poche parole, tanti fatti, nella completa gratuità, perché a volte non si ottiene proprio nulla in cambio: talora gli interessati non sanno neppure sorridere.

Molinari – Arrivati a questo punto, non posso non chiederle che cosa è, secondo lei, il bene...

Mancuso – Il bene è l'evento più nobile a cui l'uomo può accedere. Tutte le grandi spiritualità e le grandi filosofie lo hanno riconosciuto. Penso alla regola d'oro, presente in tutte le grandi religioni del mondo, penso a Platone e a Kant. Il bene lo si comprende nella sua realtà ontologica come relazione ordinata. Se voglio fare del bene a una pianta, le devo dare la giusta quantità di acqua e la devo esporre alla giusta quantità di luce. Così è per ogni altra cosa. Il bene è prima di tutto comprendere che cosa ha bisogno chi è di fronte a me, e poi farlo. Esiste un ordine oggettivo preesistente, che è l'origine di ogni essere, dentro cui ogni essere si inscrive. Questo ordine oggettivo è la simmetria, la relazione ordinata, la logica che costruisce il darsi dell'essere. Oggi sappiamo che l'essere è energia, sappiamo che l'atomo non è un mattoncino fondamentale ma è vuoto, e se è consistente così da costituire la base della materia è perché al suo interno i suoi costituenti si muovono a velocità forsennate, legati l'uno all'altro. Costruito dal movimento delle particelle subatomiche, l'atomo a sua volta si muove e si lega ad altri atomi formando le molecole. Le molecole si legano tra loro e formano le cellule. Le cellule legandosi tra loro formano i tessuti, e questi gli organi, e l'insieme degli organi legati tra loro si chiama organismo. Ciò che io sono, il mio organismo, ben prima di essere materia, è relazione, anzi relazione ordinata. Io sono relazione ordinata. Per questo il bene è la cosa più importante che c'è, non per moralismo, ma perché serve l'essenza dell'essere, cioè la relazione ordinata. Questo è il senso speculativo sotteso alla dottrina teologica della creazione: che l'essere del mondo, l'essere che ci costituisce, non è caotico ma è ordinato.

Le nascite di bambini con malformazioni, come tanti altri eventi della natura e della storia, ci mostrano che l'essere del mondo non raggiunge l'ordine necessariamente, ma solo attraverso la libertà delle relazioni. Proprio perché l'essere è energia che costantemente si muove, la libertà è intrinseca al suo darsi. Questa libertà di cui gode l'essere il più delle volte è ordinata e fonda relazioni simmetriche stabili e benefiche, alcune volte invece non lo è e fonda relazioni asimmetriche. Le malattie, sia quelle congenite sia le altre, sono descrivibili fisicamente come assenza di simmetria. E questa possibilità che vi sia assenza di simmetria, di ordine, è il prezzo che si paga per il darsi dell'essere, per la nascita della vita.

Molinari – Ma se il darsi dell'essere contempla la possibilità di assenza di ordine e quindi un vuoto di senso che mette a serio rischio addirittura la sopravvivenza stessa dell'individuo, all'interno di determinate relazioni tra gli esseri umani può crearsi un'eccedenza di senso che ripristina in certo grado quell'ordine?

Mancuso – Sì, come ho detto prima, la cura dei portatori di handicap, ad esempio, una delle più sublimi forme di gratuità. Attraverso essa l'uomo, in modo del tutto innaturale, si china sulla vittima di un errore infelice della natura, e spende tempo ed energia per lui senza alcun tornaconto, e ci testimonia che conteniamo qualcosa di più dell'essere, che possiamo andare al di là della semplice e cieca natura: possiamo *amare*. Ho sempre un po' di pudore a usare questo povero verbo, che viene confuso, come già scriveva Platone, "con quel piacere volgare e servile cui viene dato ingiustamente il nome di piacere d'amore"[12]. Ma così è, l'ambiguità del linguaggio non è altro che un segno della più grande ambiguità dalla quale siamo avvolti. Ciononostante, rimane vero il fatto che gli uomini possono amare, talora scelgono di aderire incondizionatamente al bene, senza cercare i loro interessi, persino contro i loro interessi naturali. Quando un uomo agisce così, senza perché, è visitato dalla grazia. Questa è la vera trascendenza, in quanto rottura della logica interessata che domina l'essere, logica espressa al meglio dalla legge d'identità Io = Io.

---

12 Platone, *Lettera settima*, 344 B; tr. it. di Maria Grazia Ciani, in Platone, *Lettere*, a cura di Margherita Isnardi Parente, Fondazione Lorenzo Valla. Mondadori, Milano 2002, 93.

La logica del mondo, sia della natura sia della storia, ci racconta una sola cosa: il dominio della forza. In questa cornice appare, luminosa, l'intuizione: se c'è il bene, c'è Dio. Se esiste il bene, allora esiste Dio. L'ha riconosciuto anche uno dei più grandi logici del '900, Wittgenstein, in un pensiero del 1929: "Se qualcosa è buono, allora è anche divino"[13]. Il bene è contro la legge della natura, il bene rompe il piombo dell'immanenza, è la freccia che conduce verso la trascendenza. Il bene è possibile non in base alla stessa natura, che tira solo verso il basso, ma in base a un movimento contrario, di origine sovra-naturale. Questo movimento è la grazia.

Per questo, tutti coloro che vogliono negare la trascendenza negano con attenta determinazione la possibilità della purezza del bene e dell'amore, riconducendo tutto a istinto, a impulso, a interesse mascherato. Ma il bene puro esiste, e quando si manifesta, la natura e la storia, con la loro pesantezza, vengono trascese. È il regno della leggerezza, della luce, della grazia; è il mondo divino. Se c'è il bene, c'è Dio. E il bene c'è.

Molinari – Il bene che l'uomo è in grado di compiere che cosa può rivelarci più precisamente su Dio?

Mancuso – L'esistenza del bene puro, sovra-naturale, è il filo d'oro che conduce all'esistenza di Dio. Il bene nasce sì dalla volontà, ma non è qualcosa che la volontà inventa. Se la volontà sceglie di attuarlo è perché prima l'ha riconosciuto, l'ha visto, l'ha sentito, e quindi si pone al servizio di un'oggettività che preesiste, che viene prima di lei. L'ordine che governa il farsi del mondo la Bibbia lo chiama "sapienza". Ma ciò che per gli ebrei è *hokmà*, per i greci è *sophia*, per i latini *sapientia*, per i buddhisti *dharma*, per gli indù *brahman*, per i cinesi *tao*, per gli antichi egizi *maat*, è la realtà ontologica mediante cui Dio crea e governa il mondo, è questo l'ordine da cui veniamo e che ci costituisce, che cerchiamo nelle nostre relazioni, che fa grande la nostra arte e la nostra musica, è l'armonia cosmica.

Per la salvezza, cioè per essere di Dio, occorre solo che l'anima aderisca al movimento del bene, che percepisca il suo Io come radicale e gratuita relazione, lo stesso movimento che fa delle tre persone trinitarie un'unità indissolubile. Questo è ciò che in teologia si chiama *ontologia trinitaria*.

Vi sono delle parole che in modo supremo presentano tale concetto di trascendenza: "Prendete e mangiatene tutti. Questo è il mio corpo". Qui siamo in presenza del ribaltamento della logica naturale. La logica naturale, che guida la natura e la società, è retta da un movimento centripeto che vede ogni cosa, persona, occasione, concetto, ecc. come nutrimento e accrescimento dell'Io. Le parole dell'Eucaristia ne sono il ribaltamento: qui ci si muove in modo centrifugo. L'Io, invece di nutrirsi degli altri, si fa nutrimento per gli altri: "Prendetene e mangiatene tutti, questo è il mio corpo".

---

13 Ludwig Wittgenstein, *Pensieri diversi*, a cura di Michele Ranchetti, Adelphi, Milano 2001, 21.

Pensando la trascendenza in questo modo riusciremo anche a rispondere alla domanda più difficile: dov'è Dio? Quante volte ci siamo chiesti dov'è Dio, pensando a questo universo muto, al freddo degli spazi cosmici, a questo mondo retto dalla forza nel quale la croce è il simbolo per eccellenza della sorte che tocca ai giusti, alla cieca indifferenza della natura che talora strazia le membra di alcuni suoi figli... dov'è Dio? La risposta cristiana è sempre la stessa: *ubi charitas, ivi Deus*. Dove c'è l'amore, c'è Dio. E siamo solo noi uomini che possiamo creare l'amore, è la più alta opera d'arte che può uscire dalle nostre mani. Il senso che il Cristianesimo conferisce alla vita sta tutto qui, nell'amare, all'interno di un mondo che non conosce l'amore.

Parte III
Le esperienze cliniche e di ricerca

Il dolore cronico viscerale 9

M. Ercolani, A. Agostini

La comunità medico-scientifica e la ricerca psicologica hanno intensificato solo di recente, e ancor più tardi in Italia, l'interesse per il fenomeno del dolore. I progressi medici e scientifici hanno consentito un allargamento delle conoscenze e una migliore comprensione dei meccanismi di trasmissione e modulazione del dolore inserito in un contesto più ampio di tipo biopsicosociale. Il dolore acuto ha ricevuto maggiore attenzione, anche perché segnala un processo patologico che richiede attenzione, diagnosi e cura immediate. Il dolore cronico, nonostante la frequenza e il disagio che esprime e procura alla persona, ha interessato un gran numero di studiosi in diversi settori della medicina e della psicologia, ma rimane un problema di difficile comprensione e la terapia risulta ancor più difficile.

All'interno del grande capitolo del dolore cronico sono state individuate tradizionalmente due grandi classi, quella del dolore somatico muscolo-scheletrico e quella del dolore viscerale. Mentre il dolore somatico muscolo-scheletrico è in genere più definito, anche quando è diffuso, quello viscerale è più problematico poiché coinvolge apparati e organi meno accessibili ed eventuali stimoli nocicettivi non facilmente identificabili e spesso sovrapponibili. Il dolore cronico viscerale inoltre ha un costo sociale rilevante, sia in termini di sofferenza sia economici, e presenta importanti differenze di genere con una netta prevalenza nel genere femminile.

9.1 Caratteristiche del dolore viscerale

Il dolore viscerale è scarsamente localizzato, sovente viene descritto in modo impreciso rispetto al dolore somatico, e si modifica nel tempo. Si associa a reazioni vege-

M. Ercolani (✉)
Dipartimento di Psicologia Clinica, Facoltà di Medicina e Chirurgia, Università di Bologna, Bologna

tative ed emozionali e a cambiamenti trofici sottocutanei e muscolari. Comporta una percezione viscerale aumentata e anormalità nel processo centrale di elaborazione degli stimoli nocicettivi. In medicina generale e specialistica, i pazienti con dolore cronico viscerale non soddisfano i criteri che possono consentire una diagnosi secondo il DSM, ma presentano sintomi emotivi e affettivi subsindromici che possono sfuggire ai clinici non sufficientemente accorti. Del resto, anche i capitoli del DSM relativi ai disturbi somatoformi, ai disturbi dell'adattamento e ai fattori psicologici che interferiscono con sintomi fisici rivelano inadeguatezze cliniche e imprecisioni concettuali (Fava et al. 1992). Un altro limite dell'intero sistema di classificazione è dovuto al presupposto della dicotomia ormai obsoleta tra disturbo organico e psicologico, che si riferisce al dualismo mente-corpo (Lipowsky, 1988).

Il dolore viscerale, ancor più di altri sintomi, si presta da parte del paziente a minimizzazioni o ipervalutazioni condizionate dalla paura. Per questo motivo le descrizioni del paziente devono essere sempre attentamente valutate in relazione al contesto di presentazione e alla storia personale e clinica del soggetto. Talvolta il paziente riferisce solo un vago senso di fastidio, malessere o oppressione, accompagnato da segni autonomici come pallore, sudorazione profusa, nausea, vomito, alterazioni pressorie e della frequenza cardiaca, disturbi dell'alvo, più spesso diarrea e alterazioni della temperatura corporea. Le reazioni emozionali possono essere violente, stimolate dalla paura e dall'angoscia di morte imminente. Alla confusione diagnostica può contribuire il fatto che il dolore e la gravità della patologia interna sono raramente proporzionali.

Recenti studi hanno valutato l'importanza dello stile di attaccamento nell'esperienza del dolore cronico (Porter et al. 2007; Meredith et al. 2008). Davies et al. (2009), studiando una popolazione di 2509 soggetti con il *Relationship Questionnaire* di Bartholomew e Horowitz (1995), hanno verificato l'ipotesi che lo stile insicuro di attaccamento sia associato al dolore cronico diffuso, all'intensità del dolore, al numero delle zone dolenti e alla disabilità da dolore. I risultati mostrano che i soggetti con dolore cronico diffuso hanno una probabilità di 2,6 volte maggiore dei soggetti sani di presentare uno stile di attaccamento *preoccupied*, 1,9 volte maggiore di presentare uno stile di attaccamento *dismissing* e 1,4 volte maggiore uno stile di attaccamento *fearful*. Altri ricercatori hanno inoltre evidenziato come lo stile di attaccamento insicuro in popolazioni sane sia associato a preoccupazioni ipocondriache (Wearden et al. 2006), a ipervigilanza e a paura del dolore (McWilliams e Asmundson, 2007), a una ridotta soglia del dolore (Meredith et al. 2006) e a un coping poco adeguato nei confronti del dolore (Ercolani e Sarti, 2000; Meredith et al. 2006). Tra i pazienti con dolore cronico lo stile insicuro di attaccamento è stato trovato associato a maggiori preoccupazioni per il dolore, a un'aumentata percezione del dolore e della disabilità, a un aumentato disagio psicologico, a un peggiore coping nei confronti del dolore e a un maggiore utilizzo dei servizi sanitari (McWilliams et al. 2000; Ciechanowski et al. 2003; Meredith et al. 2005).

9.2
Dolore riferito e iperalgesia

Quando il dolore dura da tempo viene percepito come se provenisse non solo dall'interno del corpo, ma anche dalla superficie del corpo (dolore riferito); la convergenza delle fibre afferenti somatiche e viscerali sugli stessi neuroni sensoriali spinali porta a distorsioni dell'interpretazione da parte dei centri cerebrali superiori (Giamberardino, 2005). Compaiono così i fenomeni conosciuti come iperalgesia, un'aumentata sensibilità agli stimoli nocicettivi e un abbassamento della soglia del dolore, proprio nei tessuti interessati dal dolore. L'iperalgesia è il risultato di un processo di sensibilizzazione centrale che coinvolge l'attività convergente e facilitante dei neuroni viscerosomatici. Si tratta di un fenomeno accentuato dalla ripetizione dei fenomeni dolorosi viscerali e persiste a lungo anche dopo la cessazione della sintomatologia dolorosa. L'iperalgesia viscerale è spesso accompagnata da cambiamenti del trofismo superficiale in forma di addensamento-ispessimento del tessuto sottocutaneo (zona cellulo-teno-mialgica) e relativa ipotrofia delle strutture muscolari interessate. Un'altra espressione clinica della nocicezione viscerale è conosciuta come iperalgesia viscerale: si tratta di una eccessiva sensibilità di un organo o tessuto interno, primariamente non interessato da alcun fenomeno patologico, secondariamente sensibilizzato in modo che stimoli fisiologici vengono percepiti come dolore (Gebhart, 2000). Altro fenomeno degno di nota è l'iperalgesia visceroviscerale, che comporta un'aumentata sensibilità fino al dolore in organi che condividono la stessa innervazione afferente, in una sorta di coinvolgimento funzionale in assenza di processi patologici. L'esperienza clinica ha mostrato come il trattamento di uno di questi organi comporti un alleviamento del dolore anche negli organi collegati: per esempio, il trattamento della sindrome da reflusso gastro-esofageo consente anche il miglioramento della dismenorrea.

Il dolore cronico viscerale è stato convenzionalmente attribuito a diversi organi e apparati anche se diversi sintomi coesistono e compaiono in molti quadri clinici differenti, tanto da suggerire ad alcuni studiosi il termine "disturbi multisistemici". Di seguito sono elencati i più frequenti e studiati disturbi funzionali viscerali divisi per apparato.

Disturbi funzionali dell'apparato digerente:
- sindrome dell'intestino irritabile (SII);
- dispepsia funzionale;
- dolore addominale ricorrente del bambino e dell'adulto;
- malattie infiammatorie croniche intestinali;
- disturbi funzionali anorettali (proctalgia fugax, proctalgia cronica, dolore perineale, dolore rettale).

Disturbi funzionali dell'apparato uro-genitale:
- sindrome uretrale-cistite interstiziale;
- dolore pelvico cronico;

- sindrome premestruale;
- dispareunia;
- vulvodinia;
- vestibolite vulvare;
- prostatodinia;
- prostato-vescicolite cronica;
- orchialgia.

Disturbi funzionali dell'apparato cardio-circolatorio:
- dolore toracico non cardiaco;
- sindrome X (angina pectoris con arteriografia normale, Rosen e Camici 2009).

9.3
Il dolore da sensibilizzazione centrale

Un numero considerevole di ricerche supporta l'affermazione che i quadri disfunzionali appena elencati possano non esprimere una patologia significativa dell'organo a cui vengono attribuiti i sintomi, e siano associati a cambiamenti valutabili e sostanziali di tipo neurobiologico, fisiologico e talvolta anatomico del sistema nervoso centrale (SNC), (per una rassegna vedi Mayer e Bushnell, 2009). In questo senso le alterazioni periferiche osservate non sono altro che manifestazioni periferiche di segnali di tipo vegetativo e neuroendocrino in uscita dal SNC.

Il dolore è sempre il risultato di un complesso meccanismo di facilitazioni e inibizioni, e il fatto che venga percepito come tale lo rende reale e costituisce per il paziente un fastidio più o meno intenso, duraturo e preoccupante. Superando la separazione organico-funzionale, il dolore rappresenta esso stesso un sintomo-malattia da prendere in considerazione al di là dell'attribuzione a un apparato, a una sindrome tipica o atipica di un apparato, o a una funzione per cui esiste una specializzazione all'interno del nostro sistema sanitario. Tra i disturbi e le sindromi presi in considerazione in questo capitolo esiste un'alta comorbilità e molti fattori premorbosi sono comuni, come il polimorfismo genetico, il genere, gli eventi stressanti precoci, e molti eventi scatenanti come eventi di perdita e minaccia di perdita, danno e minaccia di danno, esposizioni a catastrofi e incidenti, traumi fisici e psichici (Engel, 1981). Peggioramento delle prestazioni cognitive, comparsa e/o recrudescenza di disturbi nella sfera emozionale e affettiva, alterazioni del funzionamento sociale sono solo alcuni dei fenomeni osservabili nelle sindromi dolorose croniche viscerali e somatiche. La suddivisione rigida del dolore in aree che si riferiscono a diverse specializzazioni mediche ha ormai poco senso e ha come conseguenza una dispersione di risorse che potrebbero essere meglio impiegate unendo gli sforzi e i progetti di ricerca. Per questo motivo viene presentata in dettaglio solo una sindrome dolorosa cronica viscerale, la sindrome dell'intestino irritabile (SII), come prototipo di un disturbo ben più vasto e complesso e che richiede un approccio diagnostico, prognostico e terapeutico che, con le necessarie distinzioni, può seguire le stesse procedure e condividere l'impostazione generale di altre sindromi caratterizzate da dolore cronico.

9.4 La sindrome dell'intestino irritabile (SII)

9.4.1 Definizione ed epidemiologia

La sindrome dell'intestino irritabile (SII) (in inglese *Irritable Bowel Syndrome*, IBS) rappresenta una sindrome clinica funzionale, cronica o ricorrente a carico del basso tratto gastroenterico caratterizzata da dolore addominale e alterazioni dell'alvo (stipsi o diarrea) e da gonfiore addominale (*bloating*). La SII appartiene al gruppo dei disordini funzionali gastrointestinali (FGD), un insieme di diciassette disordini pediatrici e ventisette dell'adulto che soddisfano i criteri clinici diagnostici Roma III (Drossman, 2006). I FGD, nel loro complesso, sono caratterizzati principalmente da dolore addominale non associato ad alcuna patologia organica o metabolica in grado di spiegare esaurientemente la comparsa dei sintomi stessi. Fra i FGD, la SII rappresenta senz'altro la sindrome più comune e meglio conosciuta e studiata: si stima infatti che tra il 10 e il 20% della popolazione mondiale sia affetto da SII. Il picco di prevalenza di questo disturbo è collocato fra la seconda e terza decade d'età, mentre l'incidenza nei due generi è decisamente sbilanciata a favore delle donne, con un rapporto maschio-femmina stimato da 1:2 fino a 1:4. Il notevole impatto sulla qualità di vita, i costi sociali e le frequenti comorbilità fanno della SII un modello paradigmatico di disturbo doloroso cronico viscerale.

I criteri Roma III per la SII prevedono la presenza di dolore o fastidio (*discomfort*) addominale per almeno tre giorni al mese negli ultimi tre mesi, che abbiano almeno due delle tre seguenti caratteristiche:

- alleviati dalla defecazione;
- insorgenza insieme a un cambiamento nella frequenza dell'alvo;
- insorgenza insieme a un cambiamento nella consistenza (aspetto) delle feci.

La presenza di uno o più dei seguenti sintomi è fortemente indicativa per la diagnosi:

- meno di tre evacuazioni alla settimana;
- più di tre evacuazioni al giorno;
- feci dure o caprine;
- feci molli o liquide;
- sforzo durante la defecazione;
- stimolo imperioso a defecare;
- sensazione di incompleto svuotamento.

9.4.2 Fattori psicosociali

Il profilo psicologico dei pazienti con SII non differisce sostanzialmente da quello dei pazienti con disturbi cronici. Depressione e ansia sono i disturbi più frequenti e spesso sono quelli che spingono il paziente a consultare il medico. Uno studio psicofisiologico del nostro gruppo di ricerca (Chattat et al. 1997) effettuato su 74 pazienti affetti da SII-C e un gruppo di controllo di 20 soggetti sani ha valutato il comportamento di malattia e il disturbo affettivo in relazione al tempo di transito intestinale (TTI). I pazienti con stipsi differiscono non solo dai soggetti sani, ma anche all'interno del gruppo sperimentale, che è stato suddiviso in: stipsi con transito lento (29 soggetti) e stipsi con transito normale (45 pazienti). Tutti i soggetti sono stati valutati mediante l'*Illness Behaviour Questionnaire* (IBQ), il *Symptom Questionnaire* (SQ) e la *Center for Epidemiologic Studies Depression Scale* (CES-D) per valutare il comportamento di malattia, il disagio psicologico e la depressione. I pazienti con stipsi riportano un maggiore disagio psicologico rispetto ai soggetti sani, sia per quanto riguarda il punteggio di depressione (CES-D), sia per quanto riguarda l'ansia, la depressione e i sintomi somatici (SQ). All'interno del gruppo sperimentale i soggetti con transito normale mostrano punteggi di ipocondria e affermazione di malattia (IBQ) significativamente più alti dei pazienti con transito rallentato. Questi risultati suggeriscono che anche tra i pazienti con stipsi il disagio psicologico è elevato e che la valutazione del comportamento di malattia è utile per discriminare tra gruppi con diverse caratteristiche fisiopatologiche. Il trattamento di questi gruppi di pazienti può beneficiare di un approccio che tenga in considerazione i fattori psicologici per rassicurare, spiegare e utilizzare favorevolmente la relazione medico-paziente e aiutare il paziente a prendere consapevolezza della connessione tra i fattori psicologici e la sintomatologia intestinale, aiutandolo così a ridurre i disturbi affettivi e la focalizzazione somatica.

I pazienti descrivono frequentemente di essere stati sottoposti a situazioni stressanti o traumi psicologici nel periodo precedente la diagnosi di SII. Un'associazione particolarmente rilevante sottolineata da molti autori è quella fra SII e abuso fisico e sessuale. Avvenimenti traumatici di questa natura sono associati alla patologia gastroenterologica in generale, ma con frequenza minore rispetto alla SII. L'impatto dell'abuso può mediare lo sviluppo o l'aggravamento dei sintomi della SII modificando la sensibilità viscerale o lo stato di allarme. I recenti sviluppi delle neuroscienze applicate al disturbo post traumatico da stress (PTSD) e agli stessi FGD potrebbero aprire la strada alla comprensione dei meccanismi nervosi fisiopatologici coinvolti nell'esordio dei sintomi della SII.

9.4.3 Sintomi e segni

Dolore o fastidio addominale e alterazioni dell'alvo sono i sintomi e segni che caratterizzano questa sindrome clinica. A seconda dei sintomi intestinali prevalenti si può classificare la SII in tre sottogruppi, cioè in SII-C (sindrome dell'intestino irritabile variante *Constipation*) in cui è presente principalmente stipsi, SII-D (sindrome dell'intestino irritabile variante *Diarrhea*) con sintomi soprattutto diarroici e SII-M (sindrome dell'intestino irritabile variante *Mixed*) con quadri clinici che alternano stipsi a diarrea.

Anche i costi sociali della SII rivestono una particolare importanza in termini di costi legati alle cure mediche e di costi indiretti legati alla perdita di giornate e attività lavorative. Si calcola infatti che il 36-50% di tutte le visite specialistiche gastroenterologiche sia effettuato per SII. In una recente rassegna, Nyrop et al. (2007) hanno stimato in 5049 dollari il costo diretto medio annuale per persona negli Stati Uniti mentre Maxion-Bergemann et al. (2006) hanno calcolato un numero di giorni lavorativi persi ogni anno per persona negli Stati Uniti a causa della SII, che oscilla fra 8 e 21. Occorre considerare che queste stime potrebbero non riuscire a cogliere pienamente l'impatto della SII sulla vita sociale e lavorativa del paziente a causa delle cosiddette comorbilità della SII. È infatti noto che i pazienti con SII lamentano spesso sintomi extraintestinali di svariata natura che si associano e peggiorano il quadro clinico intestinale.

9.4.4
Una questione di genere?

Numerosi studi concordano sul fatto che la SII abbia una maggiore incidenza sulle donne, e che presenti alcune peculiarità di genere. Innanzitutto nelle donne con SII i sintomi appaiono più severi, di maggiore durata e con maggior impatto sulla qualità di vita. Inoltre, nelle donne la variante più frequente è la SII-C, che si presenta associata più spesso a sintomi extraintestinali. I fattori chiamati in causa per rendere conto della differenza di genere sono molteplici e includono l'ipersensibilità viscerale, le risposte cognitive al dolore, le influenze degli ormoni sessuali. Quest'ultimo fattore è particolarmente controverso. Risultati contraddittori, che consigliano prudenza nell'interpretare il presunto rapporto fra ormoni sessuali e SII, sono stati infatti evidenziati da diversi ricercatori nella relazione fra i sintomi clinici e il ciclo mestruale (Jackson et al. 1994; Heim et al. 2001; Heitkemper et al. 2003).

Tra gli studi che utilizzano la risonanza magnetica funzionale (fMRI) in pazienti affetti da SII, uno dei risultati più interessanti riguarda specificamente la differenza di genere (Prior et al. 1993). È stata registrata l'attività cerebrale dei partecipanti durante una stimolazione meccanica del retto ottenuta con barostati a palloncino. Nelle donne è stata osservata una maggiore attività della corteccia cingolata anteriore (ACC) in risposta a stimoli nocicettivi meccanici rispetto agli uomini, sia nei soggetti sani sia nei pazienti con SII. Una simile differenza di attivazione fra i due sessi è stata registrata nello stesso studio anche in condizioni di cosiddetto riposo, o meglio utilizzando stimoli subliminali. Il fatto quindi che nelle donne anche stimoli non dolorosi producano maggiore attivazione della ACC rispetto a quanto avviene nei maschi suggerisce la presenza di "iperattività a riposo" di questa area cerebrale nelle donne. Tali risultati vanno comunque considerati alla luce di potenziali errori di valutazione. Infatti, l'attivazione dell'ACC osservata nelle donne a riposo potrebbe essere dovuta a stimoli provenienti da distretti anatomici contigui e riccamente innervati come la parete posteriore della vagina. D'altra parte, questo dato potrebbe suggerire una comune origine centrale per i disturbi dolorosi pelvici associati alla SII (Lawal et al. 2005).

9.4.5 Comorbilità

Numerosi studi hanno a più riprese riportato importanti associazioni fra la SII e altre patologie di tipo gastroenterologico ed extraintestinale (Heitkemper et al. 2003; Hillila et al. 2007; Maxton et al. 1991; Whorwell et al. 1986). La dispepsia funzionale da un lato e, sul versante dei disturbi extraintestinali, la sindrome fibromialgica, la sindrome da stanchezza cronica e disturbi psichiatrici quali il PTSD, la depressione e i disturbi d'ansia sono gli esempi più frequentemente riportati di patologia associata alla SII. Mentre per i disturbi gastroenterologici si ritiene che esistano comuni meccanismi fisiopatologici capaci di spiegare le differenti manifestazioni cliniche, è necessario un discorso più articolato per i disturbi extraintestinali. Un'associazione fra la presenza di abusi sessuali e fisici o l'esposizione a gravi situazioni stressanti nella patogenesi della SII è stata segnalata da più ricerche e da lungo tempo (Spertus et al. 2003; Ercolani e Pasquini, 2007; Ercolani, 1997). L'impatto dell'abuso e dello stress nella SII ha rappresentato un modello importante per l'elaborazione di ipotesi che indagano le cause di questa sindrome clinica a livello del SNC. Si ritiene infatti che questi eventi traumatici possano alterare funzionalmente le aree cerebrali deputate all'elaborazione degli stimoli viscerali. D'altra parte, un ruolo dell'abuso nella patogenesi della sindrome fibromialgica è stato più volte sottolineato (Ercolani, 1997), ribadendo quindi una possibile convergenza dei meccanismi fisiopatologici di queste due sindromi cliniche spesso associate. Il recente sviluppo di tecniche avanzate di neuroimmagine quali la fMRI ha consentito notevoli progressi nella comprensione di questi meccanismi fisiopatologici. Inoltre, si è tentato di testare in vivo nella nostra specie la correttezza di questa ipotesi con risultati per ora incoraggianti: una disfunzione di aree cerebrali deputate all'elaborazione delle emozioni quali la ACC o l'amigdala è stata più volte evidenziata con fMRI in pazienti affetti da SII sottoposti a stimoli nocicettivi intestinali (Rainville et al. 1997; Berman et al. 2002).

9.4.6 Diagnosi

La diagnosi di SII si fonda su sintomi clinici ed è basata sui criteri recentemente stabili detti Roma III. Questi criteri posso essere schematizzati nel modo seguente: presenza di dolore o *discomfort* addominale ricorrente per almeno 3 giorni al mese negli ultimi 3 mesi, che sia associato ad almeno due fra le seguenti condizioni: 1) aumentata frequenza di defecazione; 2) esordio associato a un mutamento nella frequenza dell'alvo; 3) esordio associato con mutamento nella consistenza delle feci. Questi criteri devono inoltre essere presenti per almeno tre mesi con un esordio di almeno sei mesi prima della diagnosi. Fra i criteri non sono presenti marcatori biologici, quindi bisogna affrontare con attenzione la questione relativa alla diagnosi differenziale. Entrano in diagnosi differenziale con la SII patologie intestinali quali malattie infiammatorie croniche intestinali (*Intestinal Bowel Disease*, IBD), neoplasie del colon, malattia celiaca e inoltre patologie extraintestinali quali patologie tiroidee, endometriosi, neoplasie ovariche.

9.4.7
Fattori genetici e ambientali

Il ruolo dei fattori genetici nel determinare la SII è tuttora controverso. A favore di questa ipotesi esistono studi che hanno rilevato una doppia incidenza di SII nei gemelli omozigoti rispetto ai gemelli eterozigoti (Bengtson et al. 2006; Kalantar et al. 2003). D'altra parte è accertato che eventi traumatici quali abusi fisici o sessuali o la perdita di persone care durante l'infanzia e l'adolescenza siano riportati con maggiore frequenza dai pazienti affetti da SII rispetto alla popolazione generale (Drossman et al. 1996, 2000)

9.4.8
Ipotesi fisiopatologiche

Per comprendere le ipotesi fisiopatologiche più recentemente accreditate occorre chiarire alcuni concetti sulla complessa innervazione enterica e i rapporti esistenti tra cervello e intestino: il cosiddetto asse cervello-intestino (*Brain Gut Axis*, BGA). È stato ampiamente riconosciuto che l'intestino possiede una rete neuronale di enorme complessità e ricchezza composta da più di 100 milioni di neuroni (Benarroch, 2007). Questo network ha assunto un'importanza capitale per i ricercatori che studiano la fisiopatologia dei disturbi funzionali e organici intestinali. Infatti, la regolazione della motilità, delle secrezioni ghiandolari, della permeabilità a ioni e metaboliti, della sensibilità viscerale e dei processi immunitari vengono controllati dal sistema nervoso autonomo (SNA) che innerva l'intestino. Questo network neuronale viene definito sistema nervoso enterico (*Enteric Nervous System*, ENS) ed è considerato una branca a sé del SNA insieme al sistema nervoso simpatico e parasimpatico. Le fibre nervose simpatiche e parasimpatiche rappresentano le vie di comunicazione fra l'ENS e i centri nervosi superiori. Diversi centri cerebrali sono coinvolti e attivati in risposta a stimoli di natura nocicettiva e non nocicettiva provenienti dall'intestino. Talamo, insula, ACC e nucleo parabrachiale rappresentano i principali centri nervosi di questo network. Lo studio di queste vie nervose rappresenta uno degli aspetti di maggiore interesse e in rapida espansione nella ricerca sulla fisiopatologia della SII. Le ipotesi fisiopatologiche maggiormente accreditate, trattate di seguito, riguardano:

amplificata percezione viscerale, alterazioni dell'elaborazione centrale degli stimoli viscerali, disfunzioni dell'ENS, alterazioni dell'asse ipotalamo-ipofisi-surrene, alterazioni dell'apparato immunitario.

9.4.8.1
Amplificata percezione viscerale

L'aumento della percezione degli stimoli viscerali di origine enterica è una delle più importanti ipotesi fisiopatologiche avanzate per spiegare la SII. I due fattori cruciali alla base di questa ipotesi sono l'iperalgesia e l'ipervigilanza. L'iperalgesia può risultare sia da una alterata sensibilizzazione periferica sia da alterazioni nei meccanismi di modulazione del dolore. Con ipervigilanza si intende un alterato processo cognitivo rispetto a stimoli di provenienza viscerale enterica (Naliboff et al. 1997). Numerosi studi hanno infatti dimostrato che pazienti affetti da SII mostrano una soglia della percezione del dolore decisamente più bassa rispetto ai sani quando una distensione dell'ultimo tratto intestinale viene indotta sperimentalmente da un barostato a palloncino (Naliboff et al. 1997; Prior et al. 1993; Whitehead et al. 1990). È stato inoltre dimostrato che l'ipersensibilità alla distensione viscerale non è a esclusivo carico del colon retto, ma si estende anche ad altre localizzazioni del tratto gastroenterico quali esofago e intestino tenue (Accarino et al. 1992; Trimble et al. 1995). Quest'ultimo fattore viene chiamato in causa per ipotizzare che l'ipersensibilità agli stimoli viscerali possa essere alla base dei fenomeni di comorbilità fra SII e altri FGD in un elevato numero di pazienti.

9.4.8.2
Alterazione dell'elaborazione centrale degli stimoli viscerali

I recenti sviluppi nel campo del neuroimaging (fMRI) hanno permesso un rapido aumento di conoscenze sulla risposta centrale agli stimoli viscerali nei pazienti con SII. Interessanti studi caso/controllo hanno consentito di valutare in vivo l'attività cerebrale nei pazienti affetti da SII e nei sani in risposta alle distensioni viscerali ottenute con un barostato a palloncino (Mayer et al. 2006; Rapps et al. 2008). Nel confronto fra pazienti con SII e soggetti sani sono stati ripetutamente ottenuti risultati incoraggianti che hanno rivelato differenti attivazioni nei pazienti di ACC, insula, talamo, corteccia prefrontale (Lawal et al. 2006). La maggiore attivazione della ACC sembra emergere come il dato più consistente degli studi condotti con fMRI: l'ACC è considerata un'area cerebrale appartenete al sistema limbico che riveste un ruolo fondamentale nell'elaborazione delle emozioni. Alterazioni nell'attivazione di questa area sono state evidenziate in ricerche focalizzate su disturbi psichiatrici quali ansia e depressione (Gracely et al. 2004; Sullivan et al. 2001; Tracey 2008).

Questo ha fatto ipotizzare che una disfunzione dell'ACC possa rendere conto dei quadri psicopatologici associati alla SII che rappresentano un capitolo fondamentale delle comorbilità di questo disturbo. Occorre inoltre considerare che, rispetto ai soggetti sani, nei pazienti con SII è stata evidenziata una diversa risposta cerebrale a stimoli nocicettivi pressori subliminali e anche nell'anticipazione dello stimolo doloroso.

9.4.8.3
Disfunzioni del sistema nervoso enterico

Disfunzioni del sistema nervoso enterico (ENS) sono state ipotizzate come possibili cause della SII, soprattutto delle alterazioni della motilità. La motilità intestinale, come già ricordato, è controllata dall'ENS, che coordina altre funzioni metaboliche quali la secrezione di ioni e acqua, e i processi immunitari. Esistono evidenze di un'alterata motilità intestinale nei pazienti con SII quando sottoposti a stimoli di diversa natura. Cibo, sali biliari, ormoni e, non ultimo, lo stress psicologico, appaiono elicitare risposte motorie alterate nei soggetti con FGD rispetto alle situazioni basali. Pazienti affetti da SII-D hanno dimostrato un accelerato transito intestinale rispetto ai soggetti sani (Cann et al. 1983; Vassallo et al. 1992; Gorard et al. 1995; Hutchinson et al. 1995; Härter et al. 2003) mentre pazienti appartenenti alla variante SII-C non hanno mostrato alterazioni evidenti di motilità. Bisogna comunque considerare che i metodi utilizzati per studiare la motilità intestinale sono diversi, più o meno indaginosi e invasivi e questo può rendere difficile il confronto e la conferma dei risultati ottenuti. I metodi più correntemente impiegati comprendono la manometria intestinale e la scintigrafia per studiare lo svuotamento gastrico. L'impatto dello stress psicologico è stato valutato attraverso bilanciamento fra sistema simpatico e parasimpatico nei pazienti con SII. Un'iperattività simpatica con associata iporeattività parasimpatica è stata registrata nei pazienti con SII rispetto a controlli sani (Tillisch, 2005). Questo risultato è più consistentemente associato al genere maschile e alla sottoforma SII-C nelle donne con forme moderate o severe (Cain et al. 2007). Questi dati corroborano l'ipotesi di una disregolazione del SNA presente nei pazienti con SII.

9.4.8.4
L'asse ipotalamo-ipofisi-surrene

L'asse ipotalamo-ipofisi-surrene (*HPA axis* o asse HPA) rappresenta il maggiore sistema ormonale di controllo della risposta agli stimoli stressanti. Studi sulla reattività dell'asse HPA nei pazienti con SII hanno mostrato un'iperattivazione di questo sistema neuroendocrino nei pazienti con SII. Si ritiene infatti che il fattore di rilascio della corticotropina (CRF) sia in grado di modificare la motilità intestinale e possa inoltre aumentare la sensibilità rettale agli stimoli endoluminali (Lembo et al. 1996). I risultati fin qui ottenuti non sono però univoci, anche se nella maggioranza dei casi convergono a indicare un'iperattivazione del sistema neuroendocrino dell'asse HPA in risposta agli stimoli stressanti nei pazienti affetti da SII. Un possibile fattore confondente è il fatto che un'iperattività dell'asse HPA è stata anche riscontrata in diverse condizioni psichiatriche quali depressione, disturbi d'ansia e PTSD, per cui lo stato psicologico presente o addirittura comorbilità psichiatriche possono rendere difficoltoso valutare l'attività di questo asse neuroendocrino nei pazienti con SII.

9.4.8.5
Alterazioni immunitarie

Il ruolo del sistema immunitario e di cellule e mediatori dell'infiammazione riveste un ruolo di crescente interesse nel campo della ricerca sui FGD. I mediatori della flogosi, le cosiddette citochine infiammatorie, sono infatti in grado di alterare la sensibilità viscerale e l'attività motoria intestinale. La caratterizzazione immunitaria di prelievi bioptici provenienti da pazienti con SII è stata particolarmente suggestiva di un coinvolgimento delle cellule immunitarie nella patogenesi del disturbo. Recentemente è stata evidenziata (Barbara et al. 2004) l'aumentata presenza di mastociti nella mucosa intestinale di pazienti con una correlazione significativa fra la severità dei sintomi e la prossimità dei mastociti alle terminazioni nervose enteriche. Inoltre, rispetto ai soggetti sani nella mucosa dei pazienti con SII le citochine prodotte dai mastociti, come prostaglandina E2, triptasi e istamina hanno mostrato maggiori concentrazioni. Occorre inoltre ricordare che episodi infettivi a livello gastroenterico e alterazioni della flora batterica sembrano essere associati allo sviluppo di sintomi riferibili alla SII. Episodi acuti di gastroenterite o l'assunzione di antibiotici sistemici si associano frequentemente all'esordio di sintomi della SII. In definitiva, il ruolo di mediatori dell'infiammazione nella fisiopatologia della SII è tuttora controverso, ma pare un campo di ricerca promettente anche alla luce delle crescenti evidenze che associano lo stress psicologico e i disturbi psichiatrici a un aumento della produzione dei mediatori dell'infiammazione.

9.4.9
Trattamento

Il miglioramento dei sintomi e della qualità di vita del paziente rappresentano i principali obiettivi della terapia della SII. Il trattamento dei pazienti con SII prevede interventi su più livelli che comprendono interventi generali, terapie farmacologiche e approcci non farmacologici. Naturalmente, l'approccio terapeutico deve sempre essere guidato dalla peculiare storia clinica del paziente, dalla gravità dei sintomi lamentati, dal sottogruppo di SII d'appartenenza e dalle eventuali patologie concomitanti.

Il successo terapeutico dipende in maniera cruciale dal rapporto medico-paziente e il colloquio clinico riveste un'importanza particolare per il trattamento di questo disturbo. Occorre infatti dedicare tempo e attenzione alla sofferenza fisica e psicologica del paziente, al suo vissuto di malattia e all'impatto dei sintomi sulla sua vita (Ercolani, 2004). Le spiegazioni sui meccanismi fisiopatologici che sottendono i sintomi presentati devono essere esaurienti e non va tralasciato di rassicurare il paziente circa la natura benigna della SII, nonostante il suo andamento possa essere fluttuante e cronico. Gli interventi farmacologici sono di norma mirati a minimizzare i sintomi e a restituire un'adeguata qualità di vita al paziente. L'azione farmacologica è diretta ai vari componenti del BGA, cioè può agire a livello del SNC o a livello enterico.

9.4.10
Dieta

Non esistono attualmente evidenze certe che la SII sia associata all'assunzione di particolari cibi, ma il legame fra la dieta e i sintomi riferibili alla SII è denunciato frequentemente dai pazienti. Una parte variabile fra il 20 e il 65% dei pazienti ritiene infatti che il proprio disturbo sia esacerbato da particolari alimenti (Simrén et al. 2001; Park e Camilleri, 2006; Halpert et al. 2007). Fenomeni di intolleranza alimentare misconosciuti potrebbero essere alla base dell'associazione fra dieta e SII, ma una dieta a esclusione appare poco consigliabile e non supportata da dati scientifici. Va inoltre considerato che spesso la diagnosi di intolleranze alimentari è difficoltosa e non totalmente affidabile. Tuttavia, nei pazienti con SII-D può essere presa in considerazione l'ipotesi di calibrare l'assunzione di cibi grassi, legumi, lieviti, spezie, latte e caffeina. Nei pazienti con prevalente SII-C può, viceversa, essere preso in considerazione un aumento dell'apporto di fibre.

9.4.11
Terapia farmacologica sintomatica

La terapia farmacologica dei pazienti con SII è per ora esclusivamente sintomatica e si differenzia, come descritto di seguito, a seconda della variante della malattia.

Sindrome dell'intestino irritabile variante constipation

Nel sottogruppo di pazienti SII-C la terapia farmacologica è diretta a migliorare la stipsi e quindi a incrementare la motilità e le secrezioni gastrointestinali. I farmaci maggiormente usati sono fibre e lassativi, attivatori del canale cloro e 5-HT4 agonisti.

Fibre e lassativi mirano ad aumentare la frequenza delle evacuazioni e la consistenza delle feci. Vengono largamente utilizzati nel trattamento della stipsi ma la loro capacità terapeutica sul complesso dei sintomi della SII non è ancora supportata da evidenze sufficienti (Brandt et al. 2002; Quartero et al. 2005). Occorre ricordare inoltre che l'uso di lassativi, soprattutto nel lungo periodo, andrebbe monitorato dal medico curante.

Il lubiprostone è uno specifico attivatore del canale cloro che agisce a livello gastroenterico. La sua efficacia è stata valutata recentemente in due studi controllati a doppio cieco (Drossman et al. 2007)

Per quanto riguarda i 5-HT4 agonisti, il tegaserod è un agonista parziale del 5HT4 disponibile per ora solo negli Stati Uniti. L'utilizzo è fortemente limitato per timori di una possibile associazione con problemi ischemici cardiaci.

Sindrome dell'intestino irritabile variante diarrhea

Nel caso di pazienti con SII-D sono impiegati i farmaci antidiarroici. Questa classe di farmaci viene normalmente utilizzata come farmaci di prima istanza nei casi di SII-D nonostante la loro efficacia non sia stata oggetto di studi specifici. La loperamide è un agonista dei recettori oppiacei che agisce in periferia ed è capace di migliorare i sintomi diarroici sia per aumento della consistenza delle feci che per quel che concerne l'urgenza e la frequenza delle evacuazioni. Alosetron è un antagonista del recettore 5-HT3 utilizzato nel trattamento delle forme di SII-D severe. La sua efficacia è stata valutata nelle donne con SII-D mostrando un aumento della consistenza delle feci e delle evacuazioni urgenti (Lembo et al. 2001; 2004; Krause et al. 2007).

Trattamento del gas e gonfiore addominale (bloating)

Nonostante manchino attualmente studi clinici validi per potere supportare l'utilizzo di probiotici (Quigley et al. 2007) e antibiotici come il rifaximin (Pimentel et al. 2006; Sharara et al. 2006) questi appaiono capaci di migliorare il gonfiore e la flatulenza.

Antispastici

Questa classe di farmaci trova la propria indicazione nel tentativo di controllare il dolore addominale. La sua efficacia è stata recentemente valutata in due metanalisi (Poynard et al. 2001; Lesbros-Pantoflickova et al. 2004). In generale, gli antispastici si sono dimostrati più efficaci del placebo nel miglioramento complessivo dei sintomi. Inoltre particolare attenzione viene posta sull'efficacia antispastica dell'otilonio bromuro.

Antidepressivi

L'utilizzo di antidepressivi nell'SII si basa sulla capacità di questi farmaci di ridurre il dolore addominale, oltre ai sintomi depressivi o ansiosi che spesso si associano alla SII. Vengono utilizzati antidepressivi triciclici (TCA) e inibitori della ricaptazione della serotonina (SSRI). Questi farmaci sono dotati di proprietà analgesiche e neuromodulatorie grazie al blocco della ricaptazione di alcuni neurotrasmettitori (serotonina, noradrenalina, dopamina) a livello delle terminazioni nervose presinaptiche.

Già correntemente utilizzati per i disordini di dolore cronico quali fibromialgia o cefalee, i TCA a basse dosi si sono dimostrati efficaci anche nella SII. Il loro impiego è limitato dalla comparsa di effetti collaterali quali rallentamento del transito intestinale, ipotensione, sudorazione, disturbi cardiaci, che però di norma compaiono solo ad alti dosaggi.

I SSRI sono dotati di buona efficacia antidepressiva e non sono gravati dal numero di effetti collaterali dei TCA. Tuttavia non esistono ancora studi randomizzati e controllati che valutino il loro utilizzo nella SII. È degna di menzione la venlafaxina, un antidepressivo che agisce sulla ricaptazione di serotonina e noradrenalina, che si è segnalata per la propria efficacia nella modulazione della motilità colica nei soggetti sani (Coffin et al. 2004).

Gabapentin e Pregabalin

Gabapentin e pregabalin sono farmaci ad azione centrale già utilizzati nel trattamento di epilessia, fibromialgia e dolore neuropatico. Questi due farmaci agiscono sulle terminazioni nervose a livello dei canali calcio voltaggio-dipendenti. La loro azione si esplica attraverso una diminuita depolarizzazione e il rilascio di neurotrasmettitori quali glutammato, noradrenalina, sostanza P. Due studi placebo controllati e randomizzati (Lee et al. 2005; Houghton, 2007) hanno evidenziato che questi farmaci inducono un innalzamento della soglia del dolore in soggetti sottoposti a distensione rettale indotta dal barostato a palloncino. Studi clinici specifici alla SII non sono stati tuttora condotti e potrebbero aprire la strada a un loro utilizzo razionale in questi disturbi.

Possono essere infine citati alcuni agonisti oppioidi per i recettori α, β e γ dotati di effetto antinocicettivo periferico. Nei pazienti con stipsi, la tedotozoina, un antagonista selettivo dei recettori K, ha evidenziato risultati ritenuti incoraggianti.

9.4.12
Terapie non farmacologiche

Diverse terapie non farmacologiche sono indicate come efficaci nel trattamento della SII. In generale queste terapie possono affiancare una terapia farmacologica o anche sostituirla, di solito nel caso di inefficacia e intolleranza. In letteratura esistono dati ben documentati riguardo la terapia cognitivo-comportamentale (Drossman et al. 2003; Boyce et al. 2003; Lackner et al. 2008) anche se questo non è l'unico approccio psicoterapeutico possibile. Risultati interessanti provengono anche da studi recenti che impiegano l'ipnoterapia (Wilson et al. 2006), una tecnica che si è dimostrata efficace anche in altri FGD (vedi Capitolo 8). Le tecniche di rilassamento, e soprattutto il biofeedback, sono inoltre utilizzate da lungo tempo con buoni risultati nei sintomi di disagio psicologico associati alla SII (Baracchini e Ercolani, 2008).

La scelta e l'indirizzo del paziente con SII verso una psicoterapia costituisce un passaggio particolarmente delicato per il medico curante. Possono infatti essere presenti comprensibili titubanze o resistenze nei pazienti, oltre al timore che vengano sottovalutati i sintomi clinici somatici (Ercolani e Pasquini, 2007). Presentare il colloquio di counseling psicologico come prassi comune per i pazienti con FGD è spesso d'aiuto in questa fase.

La psicoterapia dovrebbe essere proposta a pazienti con sintomi di disagio psicologico o condizioni psichiatriche evidenti, o quando l'anamnesi indica che i sintomi ansiosi o depressivi sono strettamente associati all'esacerbazione dei sintomi della SII.

Come accennato, non esistono evidenze scientifiche a favore dell'impiego di una tecnica psicoterapeutica rispetto alle altre. Possono essere riassunti come segue alcuni elementi predittivi di una risposta positiva alla psicoterapia (Blanchard e Scharff, 2002):

- la consapevolezza nel paziente che lo stress psicologico possa contribuire a peggiorare i sintomi;
- la prevalenza di dolore addominale con associata o meno diarrea ma non stipsi;
- la scomparsa o viceversa esacerbazione del dolore in relazione a pasti, defecazione, eventi stressanti;
- la durata breve dell'attacco.

9.4.13
Caratteristiche del professionista della psicoterapia

Caratteristiche irrinunciabili dei curanti sono un'attitudine all'accoglienza e all'ascolto, insieme a un buon equilibrio tra sincerità nel dire, tatto e rispetto per la condizione di sofferenza psicologica del paziente (Trombini e Baldoni, 1999). Al terapeuta sono richieste, oltre alla competenza medico-psicologica, pazienza, disponibilità, partecipazione, tolleranza dei sentimenti di impotenza, capacità di comunicazione e di comprensione del linguaggio metaforico-alessitimico del paziente. Il paziente con dolore cronico centra la propria attenzione sul sintomo fisico, sull'area e la funzione colpita, esprimendo la propria sofferenza con modalità caratterizzate da una continua lamentosità e da alti livelli di rabbia; il terapeuta si troverà di fronte a un paziente che, attraverso il dolore, cercherà di comunicare un disagio psicologico più generale, trasposto, negato o sottostimato. Allo psicoterapeuta è richiesta perciò una tolleranza del continuo e ripetitivo racconto dei propri sintomi da parte del paziente, la comprensione di tali manifestazioni somatiche senza sottovalutarle o scavalcarle, concentrandosi solo sulle dinamiche psichiche del soggetto, il rispetto della scissione operata dal paziente. Il lavoro psicoterapeutico, lungo e paziente, avrà come finalità la trasformazione di tali manifestazioni dolorose, affinché possano essere riconosciute ed elaborate dal soggetto stesso. Fondamentale è il lavoro di collaborazione e scambio tra le figure professionali coinvolte, medico di base, gastroenterologo, ginecologo, urologo... e psicoterapeuta, che permetta una presa in cura totale e integrata, donando al tempo stesso dignità e considerazione al disturbo del paziente, che in ambito familiare e sociale spesso non viene creduto, quando la sua sintomatologia non sostenuta è da una patologia organica. La terapia integrata presuppone innanzitutto una integrazione psico-somatica, intrapsichica, del professionista della salute e una integrazione interpsichica tra tutti coloro che si prendono cura della persona.

Bibliografia

Accarino AM, Azpiroz F, Malagelada JR (1992) Symptomatic responses to stimulation of sensory pathways in the jejunum. Am J Physiol 263:673–677

Baracchini F, Ercolani M (2008) La terapia psicologica del dolore cronico. In: Pellegrino F (ed) Il dolore: aspetti psicologici e psicopatologici. Mediserve, Milano, pp 74–82

Barbara G, Stanghellini V, De Giorgio R et al (2004) Activated mast cells in proximity to colonic nerves correlate with abdominal pain in irritable bowel syndrome. Gastroenterol 126:693–702

Bartholomew K, Horowitz LM (1995) Stili di attaccamento in giovani adulti: analisi di un modello a quattro categorie. In: Carli L (ed) Attaccamento e rapporto di coppia. Raffaello Cortina, Milano

Benarroch EE (2007) Enteric nervous system: functional organization and neurologic implications. Neurology 13:1953–1957

Bengtson MB, Ronning T, Vatn MH, Harris JR (2006) Irritable bowel syndrome in twins: genes and environment. Gut 55:1754–1759

Berman SM, Chang L, Suyenobu B et al (2002) Condition-specific deactivation of brain regions by 5-HT3 receptor antagonist Alosetron. Gastroenterology 123:969–677

Blanchard EB, Scharff L (2002) Psychosocial aspects of assessment and treatment of irritable bowel syndrome in adults and recurrent abdominal pain in children. J Consult Clin Psychol 70(3):725–738

Boyce PM, Talley NJ, Balaam B et al (2003) A randomized controlled trial of cognitive behavior therapy, relaxation training, and routine clinical care for the irritable bowel syndrome. Am J Gastroenterol 98(10):2209–2018

Brandt LJ, Bjorkman D, Fennerty MB et al (2002) Systematic review on the management of irritable bowel syndrome in North America. Am J Gastroenterol 97:7–26

Cain KC, Jarrett ME, Burr RL et al (2007) Heart rate variability is related to pain severity and predominant bowel pattern in women with irritable bowel syndrome. Neurogastroenterol Motil 19(2):110–118

Cann PA, Read NW, Brown C et al (1983) Irritable bowel syndrome: relationship of disorders in the transit of a single solid meal to symptom patterns. Gut 24(5):405–411

Ciechanowsky P, Sullivan M, Jensen M et al (2003) The relationship of attachment style to depression,catastrophizing and health care utilisation in patients with chronic pain. Pain 104:627–637

Coffin B, Dapoigny M, Cloarec D et al (2004) Relationship between severity of symptoms and quality of life in 858 patients with irritable bowel syndrome. Gastroenterol Clin Biol 28(1):11–15

Davies KA, Macfarlane GJ, McBeth J et al (2009) Insecure attachment style is associated with chronic widespread pain. Pain 143:200–205

Drossman DA (2006) The functional gastrointestinal disorders. Degnon Associates, McLean

Drossman DA, Chey W, Panas R et al (2007) Lubiprostone significantly improves symptom relief rates in adults with irritable bowel syndrome and constipation (IBS-C). Gastroenterol 132:2586–2587

Drossman DA, Leserman J, Toomey TC, Hu YJ (1996) Health status by gastrointestinal diagnosis and abuse history. Gastroenterology 110:999–1007

Drossman DA, Toner BB, Whitehead WE et al (2003) Cognitive-behavioral therapy versus education and desipramine versus placebo for moderate to severe functional bowel disorders. Gastroenterology 125(1):19–31

Drossman DA, Whitehead WE, Toner BB et al (2000) What determines severity among patients with painful functional bowel disorders? Am J Gastroenterol 95:974–980

Engel GL (1981) Medicina psicosomatica e sviluppo psicologico. Cappelli, Bologna

Ercolani M (1997) Malati di dolore. Aspetti medici e psicologici del paziente con dolore cronico. Zanichelli, Bologna
Ercolani M (2004) Il dolore come espressione di disagio psicologico. In: Rossi N (ed) Psicologia clinica per le professioni sanitarie. Il Mulino, Bologna
Ercolani M (2006) Disagio psicologico e sindromi dolorose croniche dell'apparato muscolo-scheletrico: ansia, paura, depressione, coping e genere. In: Ercolani M, Rossi N e Trombini E (eds) L'esperienza del dolore nella pratica sanitaria: tra psiche e corpo. Università di Bologna, Bologna, pp 13–14
Ercolani M (2008) Dalla fisiologia alla patologia del dolore: da meccanismo di difesa a processo patologico. In: Pellegrino F (ed) Il dolore: aspetti psicologici e psicopatologici Mediserve, Milano, pp 23–34
Ercolani M, Chattat R, Baracchini F et al (2008) Benign Joint Hypermobility Sindrome: psychological features and psychopatological symptoms in a sample pain-free at evaluation. Perceptual and Motor Skills 107:246–256
Ercolani M, Pasquini L (2007) La percezione del dolore. Il Mulino, Bologna
Ercolani M, Sarti E (2000) Il coping nei confronti del dolore cronico. Medicina Psicosomatica 45:23–50
Ercolani M, Trombini G, Chattat R et al (1994) Fibromyalgic Syndrome: depression and abnormal illness behavior: multicenter investigation. Psychother Psychosom 61:178–186
Fava GA, Freyberger HJ, Beck P et al (1992) The concept of psychosomatic disorder. Psychother Psychosom 58:1–12
Gebhart GF (2000) Peripheral contributions to the pathobiology of visceral pain. Am J Physiol 278:834–838
Giamberardino MA (2005) Visceral Pain. Pain Clinical Updates. IASP, Seattle
Gorard DA, Libby GW, Farthing MJ (1995) Effect of a tricyclic antidepressant on small intestinal motility in health and diarrhea-predominant irritable bowel syndrome. Dig Dis Sci 40(1):86–95
Gracely RH, Geisser ME, Giesecke T et al (2004) Pain catastrophizing and neural responses to pain among persons with fibromyalgia. Brain 127:835–843
Halpert A, Dalton CB, Palsson O et al (2007) What patients know about irritable bowel syndrome (IBS) and what they would like to know. National Survey on Patient Educational Needs in IBS and development and validation of the Patient Educational Needs Questionnaire (PEQ). Am J Gastroenterol 102(9):1972–1982
Härter MC, Conway KP, Merikangas KR (2003) Associations between anxiety disorders and physical illness. Eur Arch Psychiatry Clin Neurosci 253(6):313–320
Heim C, Newport DJ, Bonsall R et al (2001) Altered pituitary-adrenal axis responses to provocative challenge tests in adult survivors of childhood abuse. Am J Psychiatry 158:575–581
Heitkemper MM, Cain KC, Jarrett ME et al (2003) Symptoms across the menstrual cycle in women with irritable bowel syndrome. Am J Gastroenterol 98(2):420–430
Hillila MT, Siivola MT, Farkkila MA (2007) Comorbidity and use of health-care services among irritable bowel syndrome sufferers. Scand J Gastroenterol 42:799–806
Houghton LA, Fell C, Whorwell PJ et al (2002) Effect of a second-generation alpha2delta ligand (pregabalin) on visceral sensation in hypersensitive patients with irritable bowel syndrome. Gut 56(9):1218–1225
Houghton LA, Lea R, Jackson N, Whorwell PJ (2002) The menstrual cycle affects rectal sensitivity in patients with irritable bowel syndrome but not healthy volunteers. Gut 50(4):471–474
Hutchinson R, Notghi A, Smith NB et al (1995) Scintigraphic measurement of ileocaecal transit in irritable bowel syndrome and chronic idiopathic constipation. Gut 36(4):585–589
Jackson NA, Houghton LA, Whorwell PJ, Currer B (1994) Does the menstrual cycle affect anorectal physiology? Digestive diseases and sciences 39(12):2607–2611
Kalantar JS, Locke GR, Zinsmeister AR et al (2003) Familial aggregation of irritable bowel syndrome: a prospective study. Gut 52:1703–1707

Krause R, Ameen V, Gordon SH et al (2007) A randomized, double-blind, placebo-controlled study to assess efficacy and safety of 0.5 mg and 1 mg alosetron in women with severe diarrhea-predominant IBS. Am J Gastroenterol 102(8):1709–1719

Lackner JM, Jaccard J, Krasner SS et al (2008) Self-administered cognitive behavior therapy for moderate to severe irritable bowel syndrome: clinical efficacy, tolerability, feasibility. Clin Gastroenterol Hepatol 6(8):899–906

Lawal A, Kern M, Sanjeevi A et al (2005) Cingulate cortex: a closer look at its gut-related functional topography. Am J Physiol Gastrointest Liver Physiol 289(4):G722–730

Lawal A, Kern M, Sidhu H et al (2006) Novel evidence for hypersensitivity of visceral sensory neural circuitry in irritable bowel syndrome patients. Gastroenterology 130:26–33

Lee KJ, Kim JH, Cho SW (2005) Gabapentin reduces rectal mechanosensitivity and increases rectal compliance in patients with diarrhoea-predominant irritable bowel syndrome. Aliment Pharmacol Ther 22(10):981–988

Lembo AJ, Olden KW, Ameen VZ et al (2004) Effect of alosetron on bowel urgency and global symptoms in women with severe, diarrhea-predominant irritable bowel syndrome: analysis of two controlled trials. Clin Gastroenterol Hepatol 2(8):675–682

Lembo T, Plourde V, Shui Z et al (1996) Effects of the corticotropin-releasing factor (CRF) on rectal afferent nerves in humans. Neurogastroenterol Motil 8(1):9–18

Lembo T, Wright RA, Bagby B et al (2001) Lotronex Investigator Team. Alosetron controls bowel urgency and provides global symptom improvement in women with diarrhea-predominant irritable bowel syndrome. Am J Gastroenterol 96(9):2662–2670

Lesbros-Pantoflickova D, Michetti P, Fried M (2004) Meta-analysis: the treatment of irritable bowel syndrome. Aliment Pharmacol Ther 20:1253–1269

Lipowsky ZJ (1988) Somatisation. Am J Psychiatry 145:1358–1368

Maxion-Bergemann S, Thielecke F, Abel F, Bergemann R (2006) Costs of irritable bowel syndrome in the UK and US. Pharmacoeconomics 24(1):21–37

Maxton DG, Morris J, Whorwell PJ (1991) More accurate diagnosis of irritable bowel syndrome by the use of 'non colonic' symptomatology. Gut 32: 784–786

Mayer EA, Bushnell MC (2009) Functional Pain Syndromes: presentation and pathophysiology. IASP, Seattle

Mayer EA, Naliboff BD, Craig AD (2006) Neuroimaging of the brain-gut axis: from basic understanding to treatment of functional GI disorders. Gastroenterology 131:1925–1942

McWilliams LA, Asmundson GJ (2007) The relationship of adult attachment dimensions to pain-related fear, hypervigilance and catastrophizing. Pain 127:27–34

McWilliams LA, Cox BJ, Enns MW (2000) Impact of adult attachment style on pain and disability associated with arthritis in a nationally representative sample. Clin J Pain 16:360–364

Meredith P, Ownsworth T, Strong J (2008) A review of the evidence linking adult attachment theory and chronic pain: presenting a conceptual model. Clin Psychol Rev 28:407–429

Meredith P, Strong J, Feeney JA (2005) Evidence of a relationship between adult attachment variables and appraisals of chronic pain. Pain Research and Management 10:191–200

Meredith P, Strong J, Feeney JA (2006) Adult attachment, anxiety and pain self-efficacy as predictors of pain intensity and disability. Pain 123:146–154

Naliboff BD, Munakata J, Fullerton S et al (1997) Evidence for two distinct perceptual alterations in irritable bowel syndrome. Gut 41(4):505–512

Nastaskin I, Mehdikhani E, Conklin J et al (2006) Studying the overlap between IBS and GERD: a systematic review of the literature. Dig Dis Sci 51(12):2113–2120

Nyrop KA, Palsson OS, Levy RL et al (2007) Costs of health care for irritable bowel syndrome, chronic constipation, functional diarrhoea and functional abdominal pain. Aliment Pharmacol Ther 26(2):237–248

Park MI, Camilleri M (2006) Is there a role of food allergy in irritable bowel syndrome and functional dyspepsia? A systematic review. Neurogastroenterol Motil 18(8):595–604

Pimentel M, Park S, Mirocha J et al (2006) The effect of a nonabsorbed oral antibiotic (rifaximin) on the symptoms of the irritable bowel syndrome: a randomized trial. Ann Intern Med 145:557–563

Porter LS, Davis D, Keefe FJ (2007) Attachment and pain: recent findings and future directions. Pain 128:195–198

Poynard T, Regimbeau C, Benhamou Y (2001) Meta-analysis of smooth muscle relaxants in the treatment of irritable bowel syndrome. Aliment Pharmacol Ther 15(3):355–361

Prior A, Sorial E, Sun WM, Read NW (1993) Irritable bowel syndrome: differences between patients who show rectal sensitivity and those who do not. Eur J Gastroenterol Hepatol 5:343–349

Quartero AO, Meineche-Schmidt V, Muris J et al (2005) Bulking agents, antispasmodic and antidepressant medication for the treatment of irritable bowel syndrome. Cochrane Database Syst Rev DOI: 10.1002/14651858. CD003460. pub 2

Quigley EM, Flourie B (2007) Probiotics and irritable bowel syndrome: a rationale for their use and an assessment of the evidence to date. Neurogastroenterol Motil 19(3):166–172

Rainville P, Duncan GH, Price DD et al (1997) Pain affect encoded in human anterior cingulate but not somatosensory cortex. Science 15:968–971

Rapps N, van Oudenhove L, Enck P, Aziz Q (2008) Brain imaging of visceral functions in healthy volunteers and IBS patients. J Psychosom Res 64:599-604

Rosen SD, Camici PG (2009) Sensitive Heart: a Chronic Cardiac Pain Syndrome. In: Mayer EA, Bushnell MC (eds) Functional Pain Syndromes: presentation and Pathophysiology. IASP, Seattle

Sharara AI, Aoun E, Abdul-Baki H et al (2006) A randomized double-blind placebo-controlled trial of rifaximin in patients with abdominal bloating and flatulence. Am J Gastroenterol 101:326–333

Simrén M, Månsson A, Langkilde AM et al (2001) Food-related gastrointestinal symptoms in the irritable bowel syndrome. Digestion 63(2):108–115

Spertus IL, Yehuda R, Wong CM et al (2003) Childhood emotional abuse and neglect as predictors of psychological and physical symptoms in women presenting to a primary care practice. Child Abuse Negl 27:1247–1258

Sullivan MJ, Thorn B, Haythornthwaite JA et al (2001) Theoretical perspectives on the relation between catastrophizing and pain. Clin J Pain 17:52–64

Tillisch K, Mayer EA, Labus JS et al (2005) Sex specific alterations in autonomic function among patients with irritable bowel syndrome. Gut 54(10):1396–1401

Tracey I (2008) Imaging pain. Br J Anaesth 101:32–39

Trimble KC, Farouk R, Pryde A et al (1995) Heightened visceral sensation in functional gastrointestinal disease is not site-specific. Evidence for a generalized disorder of gut sensitivity. Dig Dis Sci 40(8):1607–1613

Trombini G, Baldoni F (1999) Psicosomatica. Il Mulino, Bologna

Vassallo M, Camilleri M, Phillips SF et al (1992) Transit through the proximal colon influences stool weight in the irritable bowel syndrome. Gastroenterology 102(1):102–108

Wearden A, Perryman K, Ward V (2006) Adult attachment, reassurance seeking and hypochondriacal concerns in college students. Journal of Health Psychology 11:877–886

Wesselmann U, Burnett AL, Heinberg LJ (1997) The urogenital and rectal pain syndromes 73:269–294

Whitehead WE, Holtkotter B, Enck P et al (1990) Tolerance for rectosigmoid distention in irritable bowel syndrome. Gastroenterology 98(5):1187–1192

Whorwell PJ, McCallum M, Creed FH, Roberts CT (1986) Non-colonic features of irritable bowel syndrome. Gut 27:37–40

Wilson S, Maddison T, Roberts L et al (2006) Birmingham IBS Research Group. Systematic review: the effectiveness of hypnotherapy in the management of irritable bowel syndrome. Aliment Pharmacol Ther 1 24(5):769–780

Clinica, metodologia e ricerca psicologica: applicazioni in un ambulatorio di Terapia del dolore 10

A. Cottini, M. Monticelli, C. Nobili

10.1 Introduzione

Il dolore è una sensazione complessa che coinvolge il soggetto nella sua totalità. Come si è visto nel Capitolo 1, sono state elaborate diverse definizioni per descriverlo. Citiamo quella della commissione *International Association of Pain* (IASP): "Il dolore è un'esperienza sensoriale ed emotiva spiacevole associata a un danno reale o potenziale del tessuto, o descritta con riferimento a tale danno" (Turk e Okifuji, 2001) e quella di Tiengo (1994): "Il dolore è una percezione violenta e sgradevole, che provoca una repentina alterazione emotiva del soggetto e una coerente risposta comportamentale di difesa, solitamente di attacco o di fuga".

Le definizioni generali del dolore si adattano meglio a descrivere il dolore acuto, un meccanismo di allarme rivolto a situazioni che minacciano l'integrità psicofisica dell'individuo, che il dolore cronico, da considerarsi non più come *sintomo* di malattia, ma piuttosto come *malattia stessa.*

Al pari di ogni altra patologia, il dolore cronico richiede una diagnosi eziologica e una prognosi algologica. Si può considerare come cronico "un dolore che perdura per almeno un mese, dopo la risoluzione di una sintomatologia acuta e senza una patologia diagnosticata e definita" (Ballantyne, 2006).

Il dolore cronico è caratterizzato dall'instaurarsi di un "circolo vizioso" conseguente ad alterazioni neurofisiologiche e psicologiche che, se non prontamente trattate, tende ad autoalimentarsi anche qualora venga rimossa la causa nocicettiva originaria. I circuiti neuronali e psicologici attivati dall'esperienza dolorosa tendono così nel tempo a cronicizzarsi, per questo si ritiene che l'efficacia terapeutica sia direttamente proporzionale alla precocità con cui viene impostato un trattamento adeguato.

A. Cottini (✉)
Ambulatorio di Terapia del dolore, IRCCS Istituto Ortopedico Galeazzi, Milano

Psicologia clinica del dolore. Enrico Molinari, Gianluca Castelnuovo (a cura di)

Il dolore cronico induce un quadro di sofferenza totalizzante che può compromettere gravemente la situazione sociale, psicologica, relazionale ed economica del soggetto. Per questo è corretto indagare non solo le caratteristiche della *sintomatologia algica* (localizzazione, intensità, durata, tempo di cronicizzazione), ma anche le eventuali *patologie croniche concomitanti* e le *caratteristiche psicologiche, relazionali e sociali.* Analogamente è importante la gestione clinico-sanitaria del paziente, nella fattispecie il rapporto con il medico di medicina generale e con altri eventuali specialisti coinvolti nella gestione del caso, come ortopedico, neurochirurgo, neurologo, reumatologo. La finalità di una corretta *diagnosi gestionale* è quella di intervenire su eventuali distorsioni di comunicazione tra paziente e specialisti, perché un circuito sanitario contraddittorio, confuso e non adeguatamente impostato può compromettere l'efficacia stessa dei trattamenti.

Con l'espressione *dolore cronico complesso* intendiamo una sindrome non risolvibile in via definitiva ma che può essere controllata intervenendo sulle diverse aree compromesse del paziente.

Nel presente capitolo verranno descritti il ruolo e la funzione della psicologia clinica nella diagnostica, nell'impostazione terapeutica e nel trattamento di pazienti ambulatoriali con dolore cronico complesso non oncologico.

10.2 Contesto istituzionale e descrizione dell'attività ambulatoriale

L'Ambulatorio di Terapia del dolore è attivo da 5 anni presso l'Istituto di Ricovero e Cura a Carattere Scientifico IRCCS, Galeazzi di Milano.

L'ambulatorio è dedicato all'assistenza di pazienti con dolore cronico non oncologico, sia esterni, sia degenti.

Trattiamo pazienti con sindromi algiche croniche complesse, secondo le classificazioni IASP (vedi Capitolo 2). La prevalenza è rappresentata da: pazienti con sindromi regionali croniche, cui possono essere associate una o più patologie croniche concomitanti, senza indicazione al trattamento chirurgico, o pazienti con dolori cronici postchirurgici.

Le diagnosi sono formulate in base alla semeiotica medica, agli esami strumentali e alla contestuale valutazione psicodiagnostica, secondo il DSM-IV-TR, l'epistemologia sistemico-relazionale e il modello biopsicosociale.

Le tecniche terapeutiche praticate sono: terapia farmacologica, tecniche di blocco reversibile periferiche e centrali, tecniche non farmacologiche (agopuntura, stimolazione elettrica transcutanea – TENS), tecniche psicologiche (counseling, psicoterapie brevi a orientamento sistemico-relazionale e cognitivo-comportamentale, rilassamento muscolare progressivo, programmi di psicoeducazione alla salute), tecniche invasive in collaborazione con unità operative con l'indicazione a diverse terapie sia combinate sia chirurgiche (impianti di neuroelettrostimolatori).

Il modello multimodale, da noi adottato, prevede l'attivazione di una comunicazione con i medici di medicina generale o con altri specialisti coinvolti nella gestione del caso. Il metodo è finalizzato a implementare l'assistenza sanitaria, con conseguente riduzione dei costi stessi.

Ci occupiamo inoltre di elaborazione di protocolli diagnostico-terapeutici medico-psicologici integrati, analisi dei meccanismi fondanti la compliance terapeutica, sperimentazione di tecniche psicologiche applicate al trattamento del dolore cronico (realtà virtuale, terapia narrativa, ipnoterapia, psicoterapia breve).

Gli strumenti elaborati sono:

- screening all'interno di quattro aree: *algologica*, *psicoalgologica*, *gestionale e impatto di eventuali patologie concomitanti croniche*, al fine di individuare le aree maggiormente compromesse della condizione sanitaria e psicosociale del paziente, con restituzione orientativa al paziente, al medico di medicina generale o ad altri specialisti referenti;
- attribuzione di un valore prognostico agli indicatori di gravità clinica rilevati;
- regolazione e razionalizzazione del circuito sanitario in cui è inserito il paziente, attraverso una comunicazione con i medici referenti.

10.3 Modello medico-psicologico integrato

Prima di affrontare la metodologia e le tecniche psicologiche che utilizziamo, saranno menzionati alcuni concetti della letteratura psicoalgologica e del modello biopsicosociale fondamentali nell'approccio a tale tipo di paziente.

a) Il *disturbo algico*, spesso sottostimato, appartiene secondo il DSM-IV-TR ai *disturbi somatoformi*. I criteri diagnostici per il disturbo algico sono:

   - il dolore in uno o più distretti anatomici rappresenta l'elemento principale del quadro clinico;
   - il dolore causa malessere clinicamente significativo, o menomazione nel funzionamento sociale, lavorativo, o in altre importanti aree;
   - i fattori psicologici possono giocare un ruolo importante nell'eziologia, gravità, esacerbazione o mantenimento della patologia dolorosa;
   - il dolore non è ascrivibile a un disturbo fittizio o a una simulazione;
   - il dolore non è conseguenza diretta di un disturbo dell'umore, d'ansia, o di disturbo psicotico.

   Il disturbo algico può essere associato a fattori psicologici in assenza di una condizione medica di rilievo clinico, oppure essere associato sia a fattori psicologici, sia a condizione medica generale rilevante. Infine si può porre diagnosi di disturbo algico associato a condizione medica generale, dove i fattori psicologici non suscitano attenzione clinica.

b) L'associazione tra dolore e psicopatologia, in particolare ansia e depressione, è nota da tempo. Tutti i pazienti con dolore cronico presentano sintomatologia di tipo ansioso o affettivo, associato o secondario alla patologia algica, spesso non in trattamento e abitualmente non rilevata dal medico di medicina generale.
c) A differenza dell'approccio biomedico, che indaga le cause e le disfunzioni organiche del dolore cronico, o dell'approccio psicogenetico, che considera il dolore come manifestazione fisica di problemi psicologici, il modello biopsicosociale, da noi adottato, considera l'esperienza dolorosa nella sua complessità. Superando così il dualismo mente-corpo, il modello assume che i processi biologici, psicologici e sociali possano in egual misura essere fattori determinanti l'eziologia, l'aggravamento e il mantenimento del dolore del paziente. Questo ambito teorico favorisce l'organizzazione di un *lavoro congiunto e integrato tra algologo e psicologo*. È nostra convinzione perciò che la psicologia sia disciplina essenziale ai fini dell'assistenza a questi pazienti; la sua efficacia è osservabile sia da un punto di vista clinico/terapeutico, sia nella *gestione* del paziente e della sua *relazione con le cure*.

Illustriamo ora la procedura *diagnostico-terapeutica* che abbiamo creato a partire da tali presupposti teorici.

Il paziente che afferisce all'ambulatorio esprime una domanda di cura centrata sul versante somatico. Al primo accesso il soggetto comprende con difficoltà il ruolo e la funzione dello psicologo, che eseguirà il suo intervento iniziale proprio in tale direzione: spiegare le regole del setting e come possono agire i meccanismi psicologici su aggravamento, mantenimento o eziologia del dolore.

Il lavoro sulla domanda di cura facilita nel paziente il superamento della dicotomia mente-corpo, consentendogli di instaurare una relazione collaborativa con l'équipe.

In prima visita, dopo aver chiarificato con il paziente la natura e le modalità dell'invio e raccolto il suo consenso a rispondere a domande di natura sia medica sia psicologica, annotiamo su una scheda clinica le seguenti informazioni: *anamnesi patologica (remota e attuale)/terapia medica in corso/patologie concomitanti croniche; anamnesi algologica; terapia algologica pregressa e attuale (farmacologica, non farmacologica, chirurgica); esami clinici e strumentali pregressi; indicatori psicoalgologici; indicatori gestionali; risorse terapeutiche.*

a) *Anamnesi patologica (remota e attuale), terapia medica in corso, patologie concomitanti croniche.* Ricostruiamo la storia delle patologie concomitanti e delle terapie relative. È importante, all'interno di questa area, capire: l'eventuale gravità, se sono sotto controllo medico, il consumo farmacologico e il grado di invalidità vissuto dal paziente.
b) *Anamnesi algologica.* Rileviamo i seguenti parametri:
   - *comparsa/cronicità:* quando e come si è manifestato il dolore la prima volta e l'andamento successivo;
   - *durata/continuità:* eventuali andamenti ricorrenti del dolore;
   - *intensità:* viene misurata attraverso la *Visual Analogue Scale* (VAS, vedi

Capitolo 6) o, in caso di mancata comprensione del paziente, mediante un analogo verbale (assente, lieve, moderato, forte, fortissimo);

- *localizzazione/irradiazione:* si circoscrive la sede anatomica principale del dolore e la sua eventuale irradiazione ad altri distretti corporei;
- *qualità del dolore:* viene chiesto al paziente di descrivere il dolore con degli aggettivi o delle perifrasi, per esempio dolore bruciante, a scarica elettrica, sordo, costrittivo, come un cane che morde, fisso, pungente;
- *sonno:* viene chiesto al paziente se il sonno è disturbato dal dolore, in termini di continuità e qualità del riposo;
- *fattori migliorativi:* si indagano le azioni che il paziente deve compiere per stare meglio, per esempio se cammina, si siede, si sdraia o deve assumere una particolare postura;
- *fattori peggiorativi:* si chiede al paziente quali azioni peggiorano il suo dolore, per esempio stare sdraiato, lavorare, portare dei pesi, stare seduto per lungo tempo;
- *livello di compromissione:* chiediamo al paziente quali azioni della sua vita quotidiana sono impedite dal dolore, per esempio lavorare, lavarsi autonomamente, vestirsi, camminare, svolgere attività domestiche, prendere in braccio il figlio;
- *terapia algologica pregressa e attuale* (farmacologica, non farmacologica, chirurgica). Per quanto riguarda l'anamnesi dei trattamenti algologici precedenti e attuali indaghiamo: trattamenti farmacologici (FANS, cortisonici, oppioidi, psicotropi); trattamenti non farmacologici (agopuntura, TENS, fisiochinesiterapia, tecniche psicologiche); interventi chirurgici per il controllo del dolore.

  All'interno di questa area è importante rilevare, per ogni trattamento eseguito o in atto, il grado di efficacia percepita dal paziente, vale a dire se il risultato del trattamento è stato, oppure è, non soddisfacente, sufficiente, buono, migliorativo, o peggiorativo in caso di intervento chirurgico.

c) *Esami clinici e strumentali pregressi.* Raccogliamo la documentazione relativa agli esami clinici e strumentali pregressi: risonanza magnetica nucleare, raggi X, esami ematici, elettromiografia, visite specialistiche.

d) *Indicatori psicoalgologici.* Indaghiamo i seguenti costrutti e aree:
   - *ansia/depressione*: si chiede al paziente la percezione del proprio vissuto di ansia e depressione attuali;
   - *disturbo psicologico/psichiatrico in anamnesi*: dall'anamnesi patologica remota si rileva la presenza di disturbi psicologici e/o psichiatrici, con attenzione clinica ai trattamenti eseguiti e al grado di remissione dei sintomi.
   - *qualità delle relazioni familiari*: poniamo attenzione clinica a dinamiche quali presenza di care giver, rinforzo dei comportamenti di doglianza, indifferenza, isolamento relazionale, esclusione, colpevolizzazione;
   - *dipendenza*: si esamina il grado di dipendenza da altri per lo svolgimento di tutte o della maggior parte delle attività quotidiane, considerando tale informazione come indicatore di possibile sofferenza depressiva e di difficoltà gestionale;

- *fattori di stress ambientale*: sono gli eventi/aspetti della vita quotidiana fonti di stress per il paziente, quali difficoltà economiche, abitative, giuridiche, lavorative;
- *aspettative terapeutiche*: indaghiamo la presenza di aspettative magiche e catastrofiche del paziente e l'eventuale desiderio di essere sottoposto a intervento chirurgico senza indicazione;
- *fattori di rischio della somministrazione di terapia con oppioidi*. È necessario verificare la presenza di uno tra i seguenti criteri: abuso di sostanze/alcol in atto/pregresso da parte del paziente e/o in famiglia, disturbo psicotico in atto, disturbo cognitivo medio-grave, isolamento sociale, disoccupazione, età maggiore a 75 anni. La presenza di uno o più di tali criteri costituisce un fattore di rischio della somministrazione di terapia oppiacea;
- *indicatori gestionali*: esploriamo il rapporto percepito dal paziente con il medico curante, valutando la possibilità collaborativa tra il paziente, il collega e l'ambulatorio. Evidenziamo il numero di eventuali specialisti referenti del paziente, osservando se, dal punto di vista di quest'ultimo, le patologie sono coerentemente seguite e controllate. Valutiamo gli accordi tra inviante e paziente e se questi è attualmente seguito da altri colleghi per il trattamento del dolore, condizione che potrebbe creare difficoltà di comunicazione terapeutica. Come ultimo parametro gestionale rileviamo le difficoltà oggettive di accesso all'ambulatorio: di movimento, economiche, lavorative;
- *risorse terapeutiche*: consideriamo risorse terapeutiche la disponibilità del paziente ad assumere una terapia farmacologica per un periodo prolungato di tempo e la disponibilità a intraprendere, se indicato, uno tra i seguenti trattamenti psicologici per il controllo del dolore: rilassamento muscolare progressivo, psicoterapia breve, psicoeducazione alla salute, counseling.

Le aree appena descritte sono valutate tramite domande chiuse che prevedono risposte "sì/no". Le informazioni così raccolte danno un punteggio di gravità generale e uno di gravità per singola area. Tali punteggi hanno la funzione di orientare le successive indagini diagnostiche e consentono di elaborare strategie terapeutiche calibrate sugli ambiti di maggiore sofferenza del paziente.

La prima visita si conclude con la prescrizione di una terapia medica e con la richiesta di eventuali consulenze specialistiche e/o di approfondimenti diagnostici strumentali.

Il medico raccoglie successivamente l'esito di eventuali esami strumentali e consulenze specialistiche effettuati e i risultati terapeutici raggiunti con la prima prescrizione farmacologica.

Lo psicologo avvia con il paziente il percorso di approfondimento diagnostico concordato mediante almeno 3 colloqui.

Nel primo vengono riprese le tematiche psicologiche e gestionali già trattate, con la finalità di confermare eventuali indicatori di gravità clinica.

Nel secondo e nel terzo eseguiamo la diagnosi nosografica secondo il DSM-IV-TR. La nostra procedura prevede una diagnostica differenziale dei seguenti complessi sintomatici e sindromici in Asse I e in Asse II, valutandone livello di gravità, compromissioni conseguenti e impatto sul dolore:

- *diagnosi dei disturbi mentali dovuti a una condizione medica generale*. Valutazione di delirium o demenza, disturbo psicotico, dell'umore, d'ansia o modificazioni della personalità, derivanti o associati a condizione medica generale;
- *diagnosi dei disturbi psicotici*. Valutazione per escludere la presenza di un disturbo psicotico in atto.
- *diagnosi differenziale dei disturbi dell'umore, d'ansia e somatoformi*. Diagnostica differenziale.
- *disturbi di personalità*. Valutazione per escludere la presenza di un grave disturbo di personalità.
- *simulazione/disturbo fittizio*. Valutazione per escludere la presenza di una evidente simulazione e di un disturbo fittizio.
- *diagnosi dei disturbi indotti da sostanze*. Si indaga l'eventuale intossicazione da sostanze, tra cui terapie farmacologiche.

10.3.1 Il contratto terapeutico

Una volta formulata una o più diagnosi di tipo medico e/o psicologico, vengono elaborati tra algologo e psicologo una diagnosi di gravità condivisa e un programma terapeutico. Questi sono poi comunicati e proposti al paziente e al suo medico curante in forma di *contratto terapeutico*, specificando tipologie di trattamenti indicati, frequenza degli accessi in ambulatorio, tempi dell'intervento e della valutazione di efficacia. I pazienti potranno così seguire un programma che può prevedere il solo *trattamento medico*, il trattamento *medico-psicologico integrato*, oppure soltanto un *intervento psicologico*.

Descriviamo ora gli interventi e le tecniche psicologiche che utilizziamo con i pazienti, specificando i criteri di indicazione al trattamento per le diverse patologie e le modalità di svolgimento.

10.4 Rilassamento muscolare progressivo

Il rilassamento muscolare progressivo di Jacobson prevede un training in grado di produrre nei partecipanti numerose e diversificate reazioni somatiche distensive:

- rallentamento e regolazione della respirazione;
- riduzione del consumo di ossigeno;
- abbassamento della frequenza cardiaca;
- riduzione della pressione sanguigna;
- rilassamento della muscolatura scheletrica;
- modificazioni dell'attività elettrica cerebrale.

I criteri di indicazione al trattamento sono: contratture muscolari, disturbi di somatizzazione associati. I pazienti con questi segni e sintomi possono beneficiare di tale tipo di metododica qualora il loro livello basale di gravità clinica e di limitazione funzionale sia lieve. I criteri di esclusione sono invece: algia iatrogena postchirurgica, psicosi in atto, grave disturbo di personalità, diagnosi congnitiva medio-grave.

Generalmente il training al rilassamento ha come effetto una crescente sensazione di benessere psicofisico, che migliora il rapporto con le difficoltà quotidiane e che migliora il controllo dello stress. La velocità di familiarizzazione con tale tecnica varia molto da individuo a individuo. Per questo, al fine di raggiungere risultati terapeutici soddisfacenti, è necessaria una pratica quotidiana protratta nel tempo.

Attraverso il training si raggiunge una diminuzione della tensione muscolare che, a sua volta, produce una distensione psichica. La più profonda distensione psichica induce, a sua volta, una maggiore distensione muscolare.

La tecnica si basa sull'osservazione del suo ideatore per cui a una breve contrazione di un gruppo muscolare segue, con il tempo, una distensione più profonda. La distensione si raggiunge attraverso una precedente contrazione, lasciando alla fase di distensione più tempo rispetto a quella di contrazione. Il processo distensivo può essere rinforzato dirigendo l'attenzione sulla transizione tra contrazione e distensione. I vari gruppi muscolari sono rilassati progressivamente uno dopo l'altro.

La consegna che viene data al paziente è la seguente:

- contrarre i muscoli per 5 secondi;
- non trattenere il respiro;
- percepire chiaramente la tensione muscolare;
- dopo 5-8 secondi rilassare completamente il muscolo;
- fare una pausa di circa 30 secondi;
- concentrarsi sulle sensazioni di distensione nel relativo muscolo.

Una sessione dura mezz'ora e in ogni seduta lavoriamo sui gruppi muscolari interessati dal dolore. Un ciclo terapeutico comprende solitamente 8 incontri. Durante le sessioni possono essere inseriti momenti di immaginazione e fantasia guidata. Ogni sessione si conclude con il rinforzo dato al paziente sull'importanza della pratica domiciliare di quanto appreso in ambulatorio. Di norma interrompiamo il trattamento per inefficacia se alla quarta seduta il paziente non ha ancora riscontrato un risultato soddisfacente.

Valutiamo efficace la tecnica quando il paziente riferisce un miglioramento per lui significativo a livello funzionale, percettivo o sensoriale.

10.5 Psicoterapia breve

Abbiamo ideato, in base alla nostra casistica e alla letteratura corrente, un modello di intervento psicoterapeutico breve, specifico per questa tipologia di paziente. Lo definiamo modello psicoterapeutico breve poiché lavora su focus sintomatici, con tecniche attinte da differenti modelli teorici. Nel nostro caso abbiamo sintetizzato, in una modalità operativa originale, assunti e tecniche dalla teoria sistemico-relazionale, dalla teoria della cibernetica di secondo ordine, dal cognitivismo, dal comportamentismo e dal modello biopsicosociale.

I criteri di indicazione alla terapia sono: disturbi d'ansia, disturbi dell'umore, disturbi somatoformi, disturbi psicologici associati a condizione medica generale, quadri sintomatici che non soddisfano i criteri per porre una diagnosi specifica, ma che creano disagio e sofferenza nel paziente.

I criteri di esclusione sono: disturbo psicotico, disturbo da abuso/intossicazione da sostanze o alcol, demenza di media-elevata gravità, disturbo di personalità di media-elevata gravità, disturbo da simulazione e disturbo fittizio.

Secondo il nostro modello, tarato sull'organizzazione del setting ambulatoriale, possiamo trattare una psicopatologia fino a un livello di gravità moderato.

Il ciclo terapeutico che proponiamo è di 6 sedute, al termine del quale ne valutiamo con il paziente l'efficacia.

Se al termine di una terapia si giudica soddisfacente l'intervento, il paziente è rimandato a un follow-up psicologico a distanza di 3 mesi; se il risultato può essere migliorato e/o necessita di maggiore rinforzo può essere prescritto e concordato un nuovo ciclo o un numero minore di sedute; se invece i risultati sono del tutto insoddisfacenti inviamo il paziente ai servizi specialistici e assumiamo una funzione di consulenza per il paziente e per il suo medico curante. Qualora il paziente presenti già in fase diagnostica una grave sofferenza psicologica o psichiatrica viene attivato un circuito specialistico (centri psicosociali, strutture ospedaliere, specialisti privati).

L'utilizzo delle tecniche psicologiche con i pazienti algici è efficace per:

- diminuire i sintomi psicologici reattivi o associati ed esacerbanti il dolore;
- contenere/ridefinire/impostare il trattamento di sindromi psicologiche primarie;
- attivare le risorse individuali e di rete;
- ristrutturare e integrare l'esperienza dolorosa e di invalidità;
- modificare i comportamenti condizionati di doglianza e i pattern relazionali reattivi disfunzionali;
- educare a comportamenti di salute;
- identificare gli stili di personalità inadeguati alla gestione della salute e del percorso di cura.

Il nostro intervento diagnostico è inoltre funzionale poiché orienta l'impostazione delle terapie mediche, contiene il vissuto medico di onnipotenza/impotenza, aumenta la compliance terapeutica dei pazienti.

Di seguito sono descritte alcune delle principali tecniche psicologiche che adottiamo durante i cicli terapeutici. Queste tecniche sono state da noi in parte elaborate e in parte riadattate per questa popolazione clinica.

a) *Rituale di espressione di malattia.* Questa tecnica trae spunto dalla *prescrizione del sintomo* e dal *rituale* della tradizione sistemico-relazionale, secondo il modello di Milano (Selvini et al. 1975).

Eseguiamo questo intervento quando, nella famiglia del paziente o nella relazione con il congiunto, osserviamo un tipo di comunicazione incentrata quasi del tutto sul dolore; oppure quando i comportamenti di mutuo aiuto si sostituiscono a ogni altra possibilità relazionale; oppure, ancora, quando ipotizziamo che il paziente possa trarre dal dolore vantaggi secondari relazionali significativi.
La tecnica si applica in 3 sedute. Alla prima prescriviamo al paziente di parlare tutti i giorni del proprio dolore con la famiglia o con un congiunto per un quarto d'ora, in un momento fisso della giornata. Si chiede al paziente di annotare gli argomenti più importanti su un diario e di portarlo al successivo incontro. In seconda seduta discutiamo con il paziente le sue osservazioni e focalizziamo il colloquio sull'identificare eventuali pattern relazionali e di comunicazione disfunzionali all'interno del sistema familiare. Al termine della seduta si concordano con il paziente comportamenti di problem solving da attuare a domicilio e finalizzati a un miglior benessere relazionale. In terza seduta raccogliamo i feedback del paziente e lavoriamo con lui su eventuali cambiamenti in atto.
L'intervento viene proposto e motivato al paziente con il riconoscimento, da parte del terapeuta, dell'importanza del dolore nel sistema di vita del paziente e secondo l'assunto clinico per cui è utile che il dolore sia condiviso con i familiari, in spazi e tempi della giornata ben definiti.
Dare al paziente e alla sua famiglia uno spazio e un tempo per la comunicazione del dolore produce generalmente, all'interno della famiglia, un cambiamento relazionale generalizzato e facilita l'integrazione della patologia nel sistema di vita.
Valutiamo efficace l'intervento quando i pazienti ci comunicano che, a seguito dell'esecuzione della prescrizione, rinunciano a parlare di dolore, oppure quando dicono che hanno preferito fare una passeggiata piuttosto che aderire alla prescrizione, o ancora, quando il paziente ha capito che il suo congiunto non può sostenere da solo tutta la sua sofferenza.
Il rituale di espressione di malattia è inoltre una tecnica che favorisce l'alleanza di lavoro tra paziente e sistema terapeutico, permettendo al paziente di avere maggiore accesso alla propria vita relazionale e aumentando le proprie risorse metarappresentative.

b) *Interventi sull'autoefficacia.* Secondo la teoria dell'apprendimento sociale di Bandura (1986) l'autoefficacia è legata alla percezione che l'individuo ha della propria capacità di raggiungere risultati positivi e di conseguenza di avere una schema di Sé efficace.
Utilizziamo tecniche di autoefficacia, in un setting terapeutico cognitivo-comportamentale, con pazienti che hanno sintomi depressivi che agiscono come fattore di mantenimento o esacerbazione della patologia dolorosa. In un'ottica di empowerment prescriviamo quindi ai pazienti attività e comportamenti, scelti dai loro script quotidiani, volti a rinforzare l'autoefficacia. Per esempio possiamo chiedere loro di svolgere almeno un'attività piacevole alla settimana, oppure prescrivere una passeggiata di 5 minuti al giorno, o possiamo domandare di ricominciare a praticare un hobby tralasciato da tempo. Questo tipo di prescrizione ha la funzione di agire positivamente sull'autostima e sul senso di efficacia personale, indebolendo lo stile cognitivo di catastrofizzazione, tipico di questi pazienti, e i

sintomi ansioso-depressivi associati al dolore. L'intervento inoltre risulta utile anche nel ridurre limitazioni funzionali e motorie.

c) *Interventi sul locus of control.* Ristrutturare in colloquio, tramite tecniche cognitive (metacognitive e metarappresentative), un locus of control polarizzato sull'interno o sull'esterno, è l'intervento di elezione per i pazienti che hanno scarsa compliance ai trattamenti.

   Il paziente algico con locus of control interno esperisce il dolore come una propria responsabilità e colpa, mentre chi ha un locus of control esterno vede l'esperienza di sofferenza come l'effetto di una punizione o della sventura e considera il medico come una figura onnipotente. In entrambe le situazioni queste modalità cognitive di elaborazione del dolore portano l'individuo ad avere una scarsa compliance ai trattamenti e un atteggiamento di disimpegno verso la cura; nel primo caso non ponendo fiducia nella terapia, nel secondo caso nutrendo aspettative magiche di risultato, con conseguente facilità alla delusione.

   Riteniamo efficaci gli interventi sul locus of control quando è possibile osservare una maggiore compliance al setting e alla terapia, e quando diminuisce l'atteggiamento del paziente di gestione spontaneista della cura.

d) *Interventi riflessivi e strategici.* Seguendo il modello dei circuiti riflessivi e bizzarri di Cronen et al. (1982) e il modello delle domande riflessive di Tomm (1987), utilizziamo le domande strategiche, lineari, circolari e riflessive poiché aumentano le risorse di problem solving del paziente e perché favoriscono in lui un atteggiamento attivo verso le cure.

   Utilizziamo questi interventi con pazienti che presentano stili cognitivi e orientamenti personologici depressivi e somatoformi. Gli interventi strategici da noi utilizzati hanno uno standard di 6 sedute. Li valutiamo efficaci quando osserviamo nel paziente un atteggiamento autoterapeutico: l'individuo, vagliando alternative, ipotesi, modalità comportamentali, trova da sé strategie adattive rivolte alla ricerca del benessere e del cambiamento.

e) *Interventi a specchio.* Secondo la teoria psicodrammatica di Moreno (1946) la tecnica dello specchio aiuta a essere maggiormente consapevoli del proprio Sé, attraverso il feedback e lo sguardo dell'altro.

   Secondo questi assunti, quindi, l'intervento è eseguito in qualsiasi momento di un colloquio, quando il terapeuta avverte la necessità che il paziente sviluppi la sua capacità di auto osservazione.

   Adottiamo questa tecnica con pazienti con disturbi somatoformi e, nello specifico, per aggredire lo stile alessitimico che caratterizza eziologicamente questi disturbi.

   Il paziente con *dolore somatoforme primario grave*, invece, richiede un trattamento psicoterapeutico prolungato e difficilmente praticabile in un setting ambulatoriale.

f) *Interventi relazionali.* Effettuiamo interviste relazionali, secondo il modello sistemico, per indagare le strutture relazionali e comunicazionali costruite intorno alla patologia algica, in particolar modo quando all'osservazione risultano evidenti la presenza di una dinamica relazionale sintomatica o possibili vantaggi secondari del dolore. L'intervista relazionale viene svolta preferenzialmente in 2 colloqui, al termine dei quali è maggiormente chiaro, al paziente e a noi, il contesto relazionale in cui è inserito il sintomo algico.

Tabella 10.1 Corrispondenze tra interventi psicologici, segni e sintomi psicologici e algici

Interventi psicologici	Segni e sintomi psicologici e algici
Psicoterapia breve	Disturbi d'ansia Generalizzata
Interventi sull'autoefficacia	Disturbi dell'umore
Interventi a specchio	Disturbi somatoformi Disturbi psicologici associati a condizione medica generale
Rituale di espressione di malattia Interventi relazionali	Disturbi di relazione/comunicazione nel sistema familiare Vantaggi secondari del dolore
Interventi sul locus of control	Scarsa compliance terapeutica
Interventi riflessivi e strategici	Stili cognitivi e orientamenti personologici depressivi e somatoformi
Prescrizioni comportamentali	Sintomi algici associati all'anzianità
Rilassamento muscolare progressivo	Contratture muscolari primarie e secondarie

L'approccio relazionale risulta funzionale su un piano sia diagnostico sia terapeutico.

g) *Prescrizioni comportamentali.* In particolare con i pazienti anziani prescriviamo comportamenti e attività finalizzati a migliorare la gestione della salute. Questo tipo di intervento rientra in cornici teoriche quali la psicoeducazione e la terapia occupazionale.

La Tabella 10.1 illustra le corrispondenze tra segni e sintomi psicologici e algici e interventi psicologici indicati.

Vengono inviati a servizi specialistici i pazienti che presentano uno tra i seguenti disturbi: disturbo psicotico, disturbo di personalità, demenza, disturbo da intossicazione/abuso di sostanze/alcol.

10.6 Il progetto VIRNOPA: la realtà virtuale e l'ipnosi nel trattamento del dolore cronico non oncologico[1]

Il progetto VIRNOPA (*VIRtual reality and hypNOsis for the treatment of PAin*) nasce in collaborazione con l'IRCCS Istituto Auxologico di Piancavallo e con la Facoltà di Psicologia dell'Università Cattolica del Sacro Cuore di Milano.

[1] Questo paragrafo è a cura di Andrea Cottini e Carlo Nobili, con la collaborazione di Daniela Ambrosi, Lara Bellardita, Stefano Cugno, Valentina Forni, Daniele Rovaris, Gianluca Castelnuovo e Enrico Molinari.

La ricerca, ancora in fase di attuazione, è finalizzata a testare l'applicabilità e a osservare eventuali indicatori di efficacia di due tecniche psicologiche, realtà virtuale e ipnosi, in combinazione con trattamenti medici tradizionali in Terapia del Dolore.

I partecipanti, 24 pazienti afferenti all'ambulatorio, sono assegnati casualmente a due gruppi. Al primo gruppo è indicato un trattamento medico più protocollo con realtà virtuale e al secondo gruppo un trattamento medico più ipnoterapia.

Al momento della proposta di trattamento, al paziente e al medico di medicina generale è stato illustrato il consenso informato nelle due possibilità terapeutiche, rimettendo al paziente la decisione di aderire.

I criteri di indicazione, medici e psicologici, per la selezione dei pazienti sono: sindromi algologiche croniche complesse e motivazione alla terapia; i criteri di esclusione: disturbo psicotico in atto o in remissione, disturbo di personalità, disturbo da abuso/intossicazione da sostanze o alcol, quadro cognitivo compromesso.

L'obiettivo dello studio è osservare gli effetti dei trial clinici sul dolore, sulla qualità della vita e la loro effettiva applicabilità in contesto ambulatoriale. I parametri di controllo che rileviamo sono dunque: intensità del dolore, depressione, ansia, qualità dell'esperienza dolorosa, qualità di vita. In numero di incontri è di 8, con frequenza settimanale.

È stata somministrata ai pazienti una batteria di test psicologici alla baseline, a metà trattamento, a fine protocollo, e un follow-up a distanza di mesi. Riteniamo efficace il trattamento in base sia alla riduzione del dolore, sia al retest della batteria psicometria.

Lo studio è condotto da clinici ospedalieri e da tesisti universitari sotto supervisione.

Il progetto VIRNOPA prende l'avvio dal lavoro di Patterson et al. (2006), che hanno confrontato la realtà virtuale e l'ipnosi nel trattamento del dolore acuto. Gli autori hanno realizzato un disegno sperimentale per verificare l'effetto principale e quello combinato della suggestione postipnotica e della distrazione connessa all'impiego della realtà virtuale.

La realtà virtuale immersiva impiegata nel nostro studio è stata creata mediante l'uso di un dispositivo di visualizzazione stereoscopica (*head-mounted display*) e di un sensore di posizione (*head tracker*), in grado di rilevare gli spostamenti del soggetto e di trasmetterli in tempo reale al computer, così che l'immagine generata possa modificarsi in funzione del punto di vista assunto.

Gli ambienti virtuali sono stati scelti in modo che i pazienti possano interagire in prima persona e in modo attivo, simulando azioni di vita quotidiana spesso compromesse dalla sofferenza cronica. Gli ambienti incrementano gradualmente di complessità dalla prima all'ottava seduta, con l'idea che a un maggior impegno possa corrispondere un coinvolgimento più intenso e di conseguenza un livello superiore di distrazione.

La durata complessiva di ogni sessione è di 8 minuti. In prima, quarta, ottava seduta e a un follow-up a 3 mesi vengono somministrati ai pazienti un reattivo psicometrico (Questionario Italiano del Dolore, QUID), per la valutazione qualitativa e quantitativa del dolore, la VAS per la rilevazione dell'intensità del dolore e tre scale cliniche (*Beck Depression Inventory*, BDI; *State-Trait Anxiety Inventory-Y Form*, STAI-Y; *Short Form*-36, SF-36, vedi Capitolo 6) per la valutazione di depressione, ansietà e qualità di vita.

Ai pazienti trattati con realtà virtuale vengono somministrati inoltre l'*ITC-Sense of Presence Inventory* (ITC-SOPI) (Lessiter et al. 2000) per la valutazione del senso di presenza, e il QUEST 2.0 (Demers et al. 1997) per indagare la soddisfazione del paziente nell'utilizzo dell'ausilio tecnologico.

A ogni incontro viene effettuato con il paziente un *colloquio pre e post seduta* con le finalità di abbassare le resistenze e rinforzare cognitivamente le abilità di distrazione dal sintomo doloroso.

Dopo la parte immersiva si misura l'intensità del dolore attraverso la VAS e si concordano attività di distrazione specifiche (prescrizioni comportamentali) prese dal suo contesto di vita, per esempio leggere, passeggiare, guardare un particolare programma televisivo. Tali attività devono essere svolte dal paziente nei momenti quotidiani di maggior dolore.

Ciascun ambiente è stato modificato, a partire da quelli in dotazione, con il programma VRExp (*Virtual Reality Experiential worlds*). Seguono degli esempi di ambienti virtuali inseriti nel protocollo:

- parco con alberi, persone e giochi per bambini;
- situazione balneare, con persone in costume da bagno e alcune barche in navigazione;
- supermercato;
- ambiente domestico;
- ambiente urbano.

L'ipnosi si propone di far sperimentare ai pazienti la possibilità di modificare, attraverso di essa, l'intensità del dolore percepito e la sofferenza associata, per poi ripetere autonomamente, nella vita quotidiana, l'esperienza di ristrutturazione svolta in ambulatorio.

Il trattamento ipnotico, mediante metafore di rinforzo dell'Io, ha inoltre lo scopo di promuovere la fiducia nei confronti di sè stessi e nelle proprie capacità psichiche e somatiche.

Il training ipnotico utilizzato in questo protocollo si avvale di 6 steps.

1) *Preparazione*:
   a) *rapport e tayloring*: si cerca di instaurare l'alleanza terapeutica e si identificano, all'interno dell'esperienza quotidiana del paziente, le situazioni in cui avviene uno spontaneo processo di distrazione dal dolore;
   b) *induzione della trance ipnotica*: si attua con suggestioni di fissazione dell'attenzione, focalizzazione sulle sensazioni corporee, rilassamento muscolare e mentale, stimolazione di immagini mentali.
2) *Controllo del dolore*:
   a) *modificazione ipnotica*: consiste nell'associare la sensazione dolorosa ad altre suggestioni somatiche quali formicolio, calore, pesantezza, freddo, e nel rinforzo da parte del terapeuta delle sensazioni sostitutive esperite dal soggetto;
   b) *attenuazione*: si invita il paziente a immaginare di passare progressivamente dal sentire pienamente il dolore a sentirne solo una parte.

3) *Dissociazione dal dolore*: si invita il paziente a distrarsi dal dolore.
4) *Rinforzo dell'Io*: attraverso apposite metafore si rinforzano i comportamenti di gestione del dolore che sono risultati più funzionali.
5) *Suggestioni postipnotiche*: si prescrive al paziente la ripetizione domiciliare di quanto eseguito in ambulatorio.
6) *Ratifica della trance*: si rinforzano verbalmente i fenomeni sensopercettivi non algici esperiti dal paziente durante la seduta.

I risultati preliminari suggeriscono che:

- i pazienti che seguono il protocollo con realtà virtuale chiedono una terapia di parola più frequentemente rispetto a quelli che eseguono l'ipnosi. Questo permette di ipotizzare che l'agente informatico faciliti, in questo contesto, l'emergere di una domanda di cura psicologica;
- entrambi i trattamenti sembrano essere più efficaci sulla qualità di vita (umore, livello di attività quotidiana, soddisfazione relazionale) e meno sull'intensità del dolore;
- entrambi i trattamenti rinforzano le funzioni cognitive e le capacità autoterapeutiche dei pazienti: apprendimento a distrarsi, selezione di strategie di problem solving, capacità di autodistensione e rilassamento.

10.7 Conclusioni

La metodologia da noi illustrata è stata elaborata durante una pluriennale esperienza di gestione condivisa (algologo/psicologo) di un ambulatorio di Terapia del dolore, con i contributi dei medici di medicina generale e di diversi specialisti. Tale metodologia si è dimostrata affidabile in particolare nella diagnosi di gravità clinica e nella selezione di indicatori prognostici nel dolore cronico complesso.

L'efficacia terapeutica di questo modello è legata, oltre che alle capacità professionali specifiche dell'algologo e dello psicologo, al coinvolgimento del paziente con dolore cronico complesso, affinché assuma un ruolo attivo nel proprio progetto terapeutico, al fine di evitare aspettative magiche legate a interventi illusori e risolutori, con conseguenti frustrazioni e fallimenti terapeutici, che andranno ad aggravare uno stato di salute già compromesso.

Ringraziamenti

Si ringraziano l'Ingegner Elena Bottinelli, Direttore Generale, e il Dottor Maurizio Fornari, Responsabile dell'Unità Operativa di Neurochirurgia dell'IRCCS Galeazzi, per aver promosso e sostenuto le attività dell'Ambulatorio di Terapia del dolore.

Si ringraziano il Professor Riva e il Professor Gaggioli dell'Università Cattolica del Sacro Cuore di Milano e dell'IRCCS Istituto Auxologico Italiano per il supporto teorico e tecnico al progetto VIRNOPA.

Bibliografia

Bandura A (1986) Social foundations of thought and action, Prentice Hall, Englewood Cliffs
Ballantyne JC (2006) The Massachusetts General Hospital handbook of pain management. Lippincott Williams and Wilkins, Philadelphia
Cronen VE, Johnson KM, Lannamann JW (1982) Paradoxes, double binds and reflexive loops: an alternative theoretical perspective. Fam Process 20:91–112
De Benedittis G (2008) È davvero tutto nella mia mente? Il dolore psicogeno rivisitato. Pathos 15(4):16–24
Demers L, Weiss-Lambrou R, Ska B (1997) Quebec User Evaluation of Satisfaction with assistive Technology (QUEST): a new outcome measure. In: Sprigle S (ed) Proceedings of the RESNA 1997 annual conference Let's tango – Partenering people and technology. RESNA, Arlington
Lessiter J, Freeman J, Keogh E, Davidoff J (2000) Development of a new cross-media presence questionnaire: the Sense Of Presence Inventory, III international workshop on Presence. Technical University of Delft, Delft
Moreno JL (1946) Manuale di psicodramma. Astrolabio, Roma
Patterson D, Hoffman H, Garcia Palacios A, Jensen M (2006) Analgesic effects of posthypnotic suggestions and virtual reality distraction on thermal pain. J Abnorm Psychol 115(4):834–841
Selvini Palazzoli M, Boscolo L, Cecchin GF, Prata G (1975) Paradosso e controparadosso. Raffaello Cortina, Milano
Tiengo M (1994) Dolore, analgesia endogena e il sistema della coscienza. Seminari sul dolore: 3(2):3–7
Tomm K (1987) Le domande riflessive come mezzo per condurre all'auto guarigione. Fam Process 26:167–183
Turk D, Okifuji A (2001) Pain terms and taxonomies of pain. In: Loeser J, Bonica J, Butler S et al (eds) Bonica's management of pain. Lippincott Williams and Wilkins, Philadelphia, pp 16–25

Letture consigliate

American Pain Society (2002) Guideline for the management of pain in osteoarthritis, rheumatoid arthritis, and juvenile onset arthritis. Clinical Practice Guideline. American Pain Society, Baltimore
American Psychological Association (2001) Manuale diagnostico e statistico dei disturbi mentali. Text Revision, IV ed. Masson, Milano
Averill PM, Novy DM, Nelson DV et al (1996) Correlates of depression in chronic pain patients: a comprehensive examination. Pain 65:93–100
Bateson G (1977) Verso un'ecologia della mente. Adelphi, Milano
Bateson G (1984) Mente e natura. Adelphi, Milano
Bellomo A (2004) Psicologia Medica e abilità relazionali. Minerva Medica, Torino
Birket-Smith M (2001) Somatization and chronic pain. Acta Anaesthesiol Scand 45:1114–1120
Bonica J (1990) The management of pain. Lea and Febiger, Philadelphia
Boscolo L, Cecchin G (2004) Clinica sistemica. Bollati Boringhieri, Torino
Bruner J (1992) La ricerca del significato. Bollati Boringheri, Torino
Bruner J (1997) A narrative model of self-construction. In: Snodgrass J, Thompson R (eds) The Self across psychology: self-recognition, self-awareness, and the self concept. New York Academy of Sciences, New York
Castelnuovo G, Gaggioli A, Mantovani F et al (2003) New and old tools in psychotherapy: the use of technology for the integration of traditional clinical treatments. Psychotherapy: Theory, Research, Practice, and Training 40:1–2

Covington EC (2000) Psychogenic pain – what it means, why it does not exist, and how to diagnose it. Pain Med 1:287–94

Dixon KE, Keefe FJ, Scipio CD et al (2007) Psychological interventions for arthritis pain management in adults: a meta-analysis. Health Psychol 26(3):241–250

Engel GL (1977) The need of a new medical model: a challenge for biomedicine. Science 196:129–136

Escalante A, del Rincón I, Mulrow CD (2000) Symptoms of depression and psychological distress among Hispanics with rheumatoid arthritis. Arthritis Care Res 13(3):156–167

Fordyce WE (1976) Behavioral methods for chronic pain and illness. Mosby, St Louis

Gamsa A (1994) The role of psychological factors in chronic pain A half century of study. Pain 57:5–15

Gatchel RJ (2004) Comorbidity of chronic pain and mental health: the biopsychosocial perspective. Am Psychol 59:792–794

Gatchel RJ (2005) Clinical essentials of pain management. American Psychological Association, Washington DC

Glantz SA (1997) Statistica per discipline biomediche. McGraw-Hill, Milano

Harris ED (1990) Rheumatoid arthritis: pathophysiology and implications for therapy. N Engl J Med 322(18):1277–1289

Hilgard E, Hilgard J (1975) Hypnosis in the relief of pain. Kaufman, Los Altos

Hiller W, Heuser J, Fichter M (2000) The DSM-IV nosology of chronic pain: a comparison of pain disorder and multiple somatization syndrome. Eur J Pain 4:45–55

Hochberg MC, Chang RW, Dwosh I et al (1992) The American College of Rheumatology 1991 revised criteria for the classification of global functional status in rheumatoid arthritis. Arthritis and Rheum 35(5):498–502

Hoffman H, Sharar S, Coda B et al (2004) Manipulating presence influences the magnitude of virtual reality analgesia. Pain 111:162–168

Lancia F (2004) Strumenti per l'analisi dei testi. Introduzione all'uso di T-LAB. FrancoAngeli, Milano

Leventhal H, Leventhal E, Contrada RJ (1998) Self-regulation, health and behavior: a perceptual-cognitive approach. Psychol Health 13:717–33

Majani G, Callegari S (2003) SAT-P Satisfaction Profile. Soddisfazione soggettiva e qualità della vita. Erickson, Torino

McBurney DH, White TL (2008) Metodologia della ricerca in psicologia. Il Mulino, Bologna

Melzack R, Katz J (1994). Pain measurements in persons in pain. In: Wall P, Melzack R (eds) Textbook of pain, III ed. Churchill Livingstone, New York

Merskey H, Bogduk N (1994) Classification of chronic pain: description of chronic pain syndromes and definitions of pain terms. IASP, Seattle

Mosconi G (2002) Questa è l'ipnosi. Storia, tecniche e successi di una terapia tutta da scoprire. Firenze Atheneum, Firenze

Nardone G (1993) Paura, panico, fobie. Ponte alle Grazie, Milano

Ohm D (1996) Rilassamento muscolare progressivo. Red, Como

Pennebaker JW, Beall SK (1986) Confronting a traumatic event: toward an understanding of inhibition and disease. J Abnorm Psychol 95:274–281

Price DD (2000) Psychological and neural mechanism of the affective dimension of pain. Science 288:1769–1772

Rossi R, Scarsi FJ, Gianotti D (1999) Disturbi Somatoformi. In: Cassano GB, Cancheri P, Pavan L et al (eds) Trattato italiano di psichiatria, II ed. Masson, Milano

Rubin JJ (2005) Psychosomatic pain: new insights and management strategies. South Med J 98(11):1099–1110

Russo J, Katon W, Sullivan M, et al (1994) Severity of somatization and its relationship to psychiatric disorders and personality. Psychosomatics 35:546–556

Scott J, Huskisson EC (1976) Graphic representation of pain. Pain 2:175–184

Selvini Palazzoli M, Boscolo L, Cecchin GF, Prata G (1980) Ipotizzazione, circolarità, neutralità: tre direttive per la conduzione della seduta. Centro per lo studio della famiglia, Milano

Semerari A, Dimaggio G (2003) I disturbi di personalità. Modelli e trattamento. Laterza, Roma-Bari
Steer S, MacGregor AJ (2003) Genetic epidemiology: disease susceptibility and severity. Curr Opin Rheumatol 15(2):116–121
Symmons D (2002) Epidemiology of rheumatoid arthritis: determinants of onset, persistence and outcome. Best Practice & Research Clinical Epidemiology 16:707–722
Sullivan MD, Turk DC (2003) Malattia psichiatrica, depressione e dolore psicogeno. In: Loser JD (ed) Bonica's trattamento del dolore, III ed. Delfino, Roma
Todesco S, Gambari PF (2007) Malattie reumatiche, IV ed. McGraw-Hill, Milano
Turk D, Monarch E (2002) Biopsychosocial perspective on chronic pain. In: Turk D e Gatchel R (eds) Psychological approaches to pain management: a practitioner's handbook, II ed. Guilford, New York
Vincelli F, Riva G, Molinari E (2007) La realtà virtuale in psicologia clinica. Nuovi percorsi di intervento nel disturbo di panico con agorafobia. McGraw-Hill, Milano
Watzlawick P (1971) Pragmatica della comunicazione umana. Astrolabio, Roma
Zani B, Cicognani E (2000) Psicologia della salute. Il Mulino Bologna
Zimmermann M, Handwerker HO (1988) Il dolore. Fogliazza, Milano

Servizio interno di Psicologia Clinica in un contesto ospedaliero ortopedico

11

A. Cottini, D. Ambrosi

11.1 Introduzione

L'assistenza a pazienti ricoverati, con algie acute o croniche, richiede la pratica congiunta di diverse figure professionali: medico, fisioterapista, infermiere, psicologo.

La gestione clinica e sanitaria del malato si inserisce in un sistema complesso di relazioni, dove l'informazione e la comunicazione assumono una specifica funzione di strumento terapeutico.

A partire da tale premessa abbiamo ideato un modello ed elaborato un metodo di intervento psicologico che considera il paziente come un membro interno all'équipe curante (al pari degli specialisti), e che connette i diversi sottosistemi, al fine di favorire e migliorare lo scambio di informazione clinica, di cui il paziente è il principale depositario.

11.2 Servizio interno di Psicologia Clinica

Il Servizio è attivo da 6 anni presso l'Istituto di Ricovero e Cura a Carattere Scientifico (IRCCS) Galeazzi di Milano. È dedicato all'assistenza di pazienti sia degenti, sia esterni in regime libero professionale. Attualmente collabora con diverse specialità interne: algologia, medicina riabilitativa, reumatologia, maxillo-facciale, neurochirurgia, ortopedia, traumatologia, anestesia.

Le teorie di riferimento su cui ci siamo basati per l'elaborazione del modello

A. Cottini (✉)
Ambulatorio di Terapia del dolore, IRCCS Istituto Ortopedico Galeazzi, Milano

sono: la teoria dei sistemi applicata alla clinica, secondo il Modello di Milano (Boscolo e Cecchin, 2004), la cibernetica di secondo ordine (Maturana e Varela, 1985, 1987) e il modello dei circuiti riflessivi (Cronen et al. 1982).

A partire da tali riferimenti consideriamo il paziente come parte di un sistema complesso. Ogni nodo del sistema interagisce con tutti gli altri, modificandoli e venendone ricorsivamente modificato. Questa premessa implica dunque l'abbandono del metodo della causalità lineare e impone l'adozione di un'epistemologia della circolarità. Secondo le teorie sui modelli cibernetici, che assumono infatti un'epistemologia della circolarità, la distinzione tra sistemi osservati e sistemi osservanti perde di significato: ciò che osserviamo non può essere disgiunto da *come* osserviamo e dalle *categorie logiche* che utilizziamo.

Per analogia, dunque, riteniamo che il processo assistenziale sia governato dalle interazioni tra le parti del sistema, i cui attori principali sono: il paziente, i familiari, gli operatori sanitari, il territorio. Secondo il nostro modo di procedere questi soggetti costituiscono l'équipe curante.

La relazione e la comunicazione tra le parti, di conseguenza, sono per noi lo strumento elettivo per promuovere *circuiti sanitari riflessivi:* meccanismi in grado cioè di attivare cambiamenti ed evoluzione.

Illustriamo ora le modalità di applicazione di tale metodo in due diversi reparti dell'Istituto: l'Unità Operativa di Medicina Riabilitativa e l'Unità Operativa di Reumatologia.

11.3 Unità Operativa di Medicina Riabilitativa

L'Unità Operativa di Medicina Riabilitativa comprende 100 letti di degenza per pazienti provenienti da unità chirurgiche che devono eseguire trattamenti fisiatrici riabilitativi. Gli interventi più frequenti sono: protesi di elezione, stabilizzazioni vertebrali, interventi demolitivi, amputazioni agli arti inferiori.

Il rapporto che si instaura tra reparto di riabilitazione e reparti chirurgici invianti è funzionale all'efficacia del processo assistenziale e terapeutico, in termini di adeguatezza delle modalità di invio, chiarezza di comunicazione, progettazione terapeutica condivisa, atteggiamento collaborativo e disponibilità al confronto.

I pazienti ortopedici, neurochirurgici, vascolari, maxillo-facciali presentano forme algiche complesse, acute e croniche. Le caratteristiche fenomenologiche principali di tali pazienti sono: anzianità, dolore cronico complesso (vedi Capitolo 10) e patologie concomitanti croniche (per esempio diabete, cardiopatia, epatopatia, psicopatologia).

I pazienti sono inviati al Servizio dal medico referente di reparto o dal fisioterapista. La domanda assistenziale e il quesito clinico sono espressi tramite un modulo interno per visita a parere. Alcuni esempi di quesito clinico sono: sindrome depressiva, valutazione dello stato cognitivo, ansia reattiva in paziente con amputazione, valutazione psicologica post intervento.

Presentiamo ora la procedura di psicoterapia breve sistemica - IPC (Intervento

Psicologico per la Compliance) che abbiamo elaborato (Cottini et al. 2007).

Secondo questa metodologia è prioritario osservare il funzionamento del circuito di cura, poiché la sofferenza psichica della persona ospedalizzata è associata non solo a fattori primari (natura e gravità della patologia medica), ma soprattutto alle modalità con cui il sistema curante accoglie e gestisce il paziente.

Dopo l'invio del medico lo psicologo esegue con il paziente un'intervista clinica, registrando le informazioni su una apposita scheda, che rileva:

- *anamnesi patologica prossima e remota.* In questa area è importante capire: come sono gestite e controllate le patologie, la qualità del coordinamento da parte del medico di medicina generale, e come sono coinvolti i medici di reparto nella gestione delle patologie;
- *terapia medica.* Annotiamo la terapia medica prescritta dal medico di reparto e l'eventuale terapia farmacologica domiciliare. In questa area valutiamo il grado di comprensione che il paziente ha relativamente alla funzione delle terapie prescritte e assunte;
- *interventi chirurgici.* Raccogliamo la storia degli interventi chirurgici, prossimi e remoti, con attenzione particolare agli interventi eseguiti nel reparto chirurgico di provenienza. In questo ambito verifichiamo le aspettative del paziente e il suo livello di conoscenza rispetto alla prognosi e a eventuali cambiamenti necessari nello stile di vita;
- *motivo del ricovero e progetto terapeutico.* Prendiamo visione del progetto terapeutico – medico e riabilitativo – elaborato nella cartella clinica e osserviamo il livello di conoscenza, comprensione e condivisione da parte del paziente;
- *dolore.* Misuriamo l'intensità del dolore attraverso la *Visual Analogue Scale* (VAS, vedi Capitolo 6);
- *indicatori relazionali.* Facciamo emergere, attraverso l'intervista relazionale, il punto di vista del paziente sulla qualità delle relazioni con i sanitari referenti: medici, fisioterapisti e infermieri.

Dall'intervista emergono informazioni di tipo clinico, gestionale e relazionale, dalla cui elaborazione e sintesi impostiamo un primo livello di intervento psicologico: l'intervento di *metacomunicazione*.

Questo intervento si effettua prima con i sanitari e poi con il paziente. Utilizziamo tecniche di comunicazione, come per esempio *chiarificazione*, *ridefinizione*, *completamento informativo*, *strutturazione in sottosistemi*, con le finalità di ritarare i circuiti comunicativi, favorire la comprensione e condivisione delle informazioni, migliorare la qualità delle relazioni, creare atteggiamento collaborativo nel sistema. Gli effetti degli interventi di metacomunicazione producono generalmente risultati positivi sulla sintomatologia psicologica del paziente e facilitano il suo adattamento al percorso di cura e alla condizione di ospedalizzazione.

Riteniamo che gli interventi eseguiti per implementare la matrice assistenziale siano un prerequisito al lavoro di psicoterapia individuale. Dalla nostra casistica, infatti, le psicoterapie individuali, eseguite durante la degenza, risultano inefficaci se praticate in presenza di indicatori gestionali e relazionali sintomatici.

La seconda fase della procedura consiste nell'intervento psicologico individuale e/o sul sistema familiare. Eseguiamo cicli di colloqui che variano, a seconda del caso, in funzione della durata del ricovero, per numero di incontri e per tecniche impiegate.

Descriviamo di seguito alcune delle modalità di intervento psicologico nel nostro approccio a questi pazienti.

- *Psicoterapia breve – individuale/familiare.* La effettuiamo con pazienti che presentano una sofferenza psicologica e/o familiare, di gravità clinica da lieve a moderata, che può essere associata e/o reattiva alla condizione medica generale, oppure primaria, esacerbata dalla patologia e dall'ospedalizzazione.
  La psicoterapia è finalizzata ad attivare quei cambiamenti psicologici necessari, all'individuo e/o al sistema familiare, per gestire al meglio la patologia medica e il programma di cura.
- *Psicoeducazione.* Attiviamo questa tipologia di intervento con pazienti anziani, con scarse capacità metacognitive e metarappresentative, oppure con pazienti che hanno gravi patologie mediche. Supportiamo il paziente e il sistema familiare attraverso interventi di educazione alla salute e suggerendo strategie cognitive e comportamentali, rivolte alla gestione quotidiana della disabilità e dell'affettività associata alla malattia.
- *Interventi di rete.* Gli interventi di rete si rendono necessari quando alla patologia medica di base è associata una condizione psichiatrica di rilievo clinico o una situazione socioeconomica che non favorisce il governo della patologia stessa. In tali casi attiviamo, in collaborazione con il medico di reparto referente, un circuito assistenziale specialistico, che comprende sia l'aggiornamento e l'informazione al medico di medicina generale, sia l'invio al Centro Psicosociale (CPS) e/o al Servizio Sociale.

Il nostro modello di intervento, in questo contesto, esercita una funzione omeostatica sul sistema curante e promuove contemporaneamente rinforzo e cambiamenti nelle condizioni psicologiche di base del paziente.

11.4 Unità Operativa di Reumatologia

Le patologie reumatologiche si inscrivono principalmente in tre quadri diagnostici: artriti, connettiviti sistemiche e vasculiti sistemiche.

Di seguito presentiamo il metodo di intervento psicologico che utilizziamo con pazienti con Artrite Reumatoide (AR).

Le linee guida per la gestione dell'AR richiedono un approccio multimodale e multidisciplinare (APS, 2002). Il sintomo principale riferito dal paziente è il dolore, spesso accompagnato da tumefazione articolare, rossore, calore cutaneo, debolezza, astenia, difficoltà al movimento (Todesco e Gambari, 2007). I pazienti con AR possono presentare inoltre compromissione sul versante psicologico, sociale e lavorativo.

I medici dell'Unità Operativa di Reumatologia chiedono la consulenza al Servizio di Psicologia per pazienti ricoverati quando si verificano le seguenti condizioni: sintomi psicologici associati alla patologia medica, presenza di stress ambientale, difficoltà di compliance terapeutica.

La nostra procedura viene svolta mediante il colloquio con il paziente e si articola in tre fasi: *analisi di contesto, inquadramento psicologico e relazionale, intervento.*

11.4.1 Analisi di contesto

L'analisi di contesto, in questo specifico ambito, è finalizzata alla raccolta delle seguenti informazioni, registrate su una apposita scheda clinica:

- *diagnosi medica/anamnesi patologica prossima e remota.* Annotiamo la diagnosi medica principale e rileviamo eventuali patologie concomitanti in atto o pregresse;
- *interventi chirurgici.* Raccogliamo la storia degli interventi chirurgici eseguiti;
- *motivo del ricovero.* Il paziente può essere ricoverato per effettuare degli accertamenti diagnostici, o per eseguire un programma terapeutico;
- *terapia medica.* Annotiamo la terapia medica prescritta dal medico di reparto e l'eventuale terapia farmacologica domiciliare. Valutiamo inoltre il grado di comprensione del paziente relativamente alla funzione delle terapie prescritte e assunte;
- *quesito medico.* Attraverso il colloquio con il medico referente esaminiamo il tipo di domanda assistenziale rivolta al Servizio. I quesiti medici, con questi pazienti, sono generalmente per diagnosi psicologica e/o indicazione a un trattamento psicologico e/o intervento per la compliance terapeutica.

11.4.2 Inquadramento psicologico e relazionale

L'inquadramento psicologico e relazionale avviene attraverso il colloquio con il paziente. Le aree che indaghiamo sono:

- *vissuto psicologico connesso alla patologia.* Consideriamo il vissuto psicologico connesso alla patologia come un indicatore di possibile sofferenza psicologica, associata, o primaria;
- *aspettative connesse al processo di cura.* È importante valutare in questa area l'eventuale presenza di aspettative magiche o catastrofiche;
- *sonno.* Indaghiamo la qualità del sonno e del riposo;
- *alimentazione.* Indaghiamo la soddisfazione del paziente relativamente al comportamento alimentare;

- *alcol.* Verifichiamo l'eventuale utilizzo di alcol e la quantità assunta;
- *movimento.* Indaghiamo la soddisfazione del paziente relativamente alle autonomie motorie;
- *lavoro.* Rileviamo se il paziente è attualmente occupato, in pensione o in stato di disoccupazione. Con i pazienti non occupati o disoccupati rileviamo lo svolgimento di altre attività quotidiane;
- *relazioni.* Attraverso l'intervista relazionale facciamo emergere il punto di vista del paziente sulla qualità delle relazioni con i familiari, con il medico curante, con l'équipe di reparto e con la rete sociale;
- *anamnesi psicologica.* Verifichiamo dall'anamnesi la presenza di pregresse patologie psichiatriche o psicosociali, il livello di gravità, eventuali trattamenti eseguiti e il grado di remissione dei sintomi.

11.4.3 Intervento

Dopo aver raccolto le informazioni sul contesto e sulle condizioni psicosociali del paziente, entriamo nella terza fase della procedura; questa prevede diversi tipi di intervento in funzione del caso specifico.

- *Counseling all'équipe curante.* Restituiamo al medico referente di reparto gli indicatori psicologici e comunicazionali emersi dalla valutazione, con la finalità di favorire lo scambio e la condivisione di informazioni cliniche, gestionali e sociali.
- *Intervento per la compliance.* Eseguiamo un colloquio con il paziente per coinvolgerlo attivamente nel percorso di cura.
- *Intervento di contesto.* Attiviamo la rete assistenziale territoriale (medico di medicina generale, CPS, Servizio Sociale) quando si rende necessaria una presa in carico specialistica.
- *Psicoterapia.* Attiviamo un percorso di psicoterapia individuale, di coppia o familiare, in regime di libera professione, in accordo e in collaborazione con i medici referenti di reparto, nei casi in cui è necessario garantire la continuità assistenziale con il Servizio di Psicologia.

11.5 Conclusioni

La metodologia da noi presentata si è dimostrata affidabile nel rispondere ai molteplici bisogni espressi dai pazienti, in particolare nel saper rilevare e nel dare ordine alle connessioni tra le variabili biologiche, psicologiche e sociali implicate nella malattia.

La psicologia clinica, integrata al lavoro del medico, ci sembra avere un ruolo funzionale sia nell'inquadramento diagnostico del paziente, sia nell'impostazione di un percorso terapeutico condiviso e negli aspetti di gestione sanitaria.

Una pratica congiunta e condivisa tra équipe medica, équipe psicologica e operatori del territorio (medico di medicina generale, CPS, Servizio Sociale) trasmette infatti al paziente un sentimento di appartenenza a una rete terapeutica allargata, con la conseguenza di promuovere in lui un atteggiamento attivo e partecipe al proprio percorso di cura.

Riteniamo dunque che la psicoterapia sistemica, applicata in contesto ospedaliero, sia funzionale sia nel promuovere cambiamenti individuali e relazionali nel paziente, con conseguente riduzione della sintomatologia psicologica presentata, sia nel supportare l'équipe curante nella gestione clinico-sanitaria.

Ringraziamenti

Ringraziamo l'Ingegner Elena Bottinelli, Direttore Generale, e il Dottor Maurizio Fornari, Responsabile dell'Unità Operativa di Neurochirurgia dell'IRCCS Galeazzi di Milano, per aver promosso e sostenuto le attività del Servizio interno di Psicologia Clinica.

Ringraziamo il Professor Vittorio Licari e la Dottoressa Marzia Berchicci, Responsabili dell'Unità Operativa di Medicina riabilitativa dell'IRCCS Galeazzi di Milano.

Ringraziamo il Dottor Matteo Longhi e la Dottoressa Valeria Campanella, rispettivamente Responsabile e Collaboratore dell'Unità Operativa di Reumatologia dell'IRCCS Galeazzi di Milano.

Bibliografia

Boscolo L, Cecchin G (2004) Clinica Sistemica. Bollati Boringhieri, Torino Bruner J (1992) La ricerca del significato. Bollati Boringheri, Torino

Cottini A, Ambrosi D, Vecli S, Del Fabbro M (2007) Linee guida per la Psicoterapia Sistemica in Contesto Ospedaliero. Connessioni 20:229–241

Cronen VE, Johnson KM, Lannamann JW (1982) Paradoxes, double binds and reflexive loops: an alternative theoretical perspective. Fam Process 20:91–112

Maturana HR, Varela FJ (1985) Autopoiesi e cognizione. La realizzazione del vivente. Marsilio, Venezia

Maturana HR, Varela FJ (1987) L'albero della conoscenza. Garzanti, Milano

Todesco S, Gambari PF (2007) Malattie reumatiche, IV ed. McGraw-Hill, Milano

Letture consigliate

American Pain Society (2002) Guideline for the management of pain in osteoarthritis, rheumatoid arthritis, and juvenile onset arthritis. Clinical Practice Guideline. American Pain Society, Baltimore

Ballantyne JC (2006) The Massachusetts General Hospital handbook of pain management. Lippincott Williams and Wilkins, Philadelphia

Bateson G (1977) Verso un'ecologia della mente. Adelphi, Milano

Bateson G (1984) Mente e natura. Adelphi, Milano
Bellomo A (2004) Psicologia medica e abilità relazionali. Minerva Medica, Torino
Birket-Smith M (2001) Somatization and chronic pain. Acta Anaesthesiol Scand 45:1114–1120
Bonica J (1990) The management of pain. Lea and Febiger, Philadelphia
Boscolo L, Bertrando P (1993) I tempi del tempo. Bollati Boringhieri, Torino
Boscolo L, Bertrando P (1996) Terapia sistemica individuale. Raffaello Cortina, Milano
Cecchin G, Lane G, Ray WA (1992) Irriverenza. Una strategia di sopravvivenza per i terapeuti. Franco Angeli, Milano
De Benedittis G (2008) È davvero tutto nella mia mente? Il dolore psicogeno rivisitato. Pathos 15(4):16–24
Dixon KE, Keefe FJ, Scipio CD et al (2007) Psychological interventions for arthritis pain management in adults: a meta-analysis. Health Psychol 26(3):241–250
Engel GL (1977) The need of a new medical model: a challenge for biomedicine. Science 196:129–136
Gatchel RJ (2004) Comorbidity of chronic pain and mental health: the biopsychosocial perspective. Am Psychol 59:792–794
Gatchel RJ (2005) Clinical essentials of pain management. American Psychiatric Association, Washington DC
Glanz SA (1997) Statistica per discipline biomediche. McGraw-Hill, Milano
Harris ED (1990) Rheumatoid arthritis: pathophysiology and implications for therapy. N Engl J Med 322(18):1277–1289
Hochberg MC, Chang RW, Dwosh I et al. (1992) The American College of Rheumatology 1991 revised criteria for the classification of global functional status in rheumatoid arthritis. Arthritis Rheum 35(5):498–502
Majani G, Callegari S (2003) SAT-P Satisfaction Profile. Soddisfazione soggettiva e qualità della vita. Erickson, Torino
Maturana HR (1990) Autocoscienza e realtà. Raffaello Cortina, Milano
McBurney DH, White TL (2008) Metodologia della ricerca in psicologia. Il Mulino, Bologna
Melzack R, Katz J (1994) Pain measurements in persons in pain. In: Wall P, Melzack R (eds) Textbook of pain, III ed. Churchill Livingstone, New York
Selvini Palazzoni M, Boscolo L, Cecchin GF, Prata G (1975) Paradosso e controparadosso. Raffaello Cortina, Milano
Selvini Palazzoli M, Boscolo L, Cecchin GF, Prata G (1980) Ipotizzazione, circolarità, neutralità: tre direttive per la conduzione della seduta. Centro per lo Studio della Famiglia, Milano
Semerari A, Dimaggio G (2003) I disturbi di personalità. Modelli e trattamento. Laterza, Roma-Bari
Symmons D (2002) Epidemiology of rheumatoid arthritis: determinants of onset, persistence and outcome. Best Pract Res Clin Rheumatol 16:707–722
Sullivan MD, Turk DC (2003) Malattia psichiatrica, depressione e dolore psicogeno. In: Loser JD (ed) Bonica's trattamento del dolore, III ed. Delfino, Roma
Tiengo M (1994) Dolore, analgesia endogena e il sistema della coscienza. Seminari sul dolore. 3(2):3–7
Tomm K (1987) Le domande riflessive come mezzo per condurre all'autoguarigione. Fam Process 26: 167–183
Turk D, Monarch E (2002) Biopsychosocial perspective on chronic pain. In: Turk D, Gatchel R (eds) Psychological approaches to pain management: a practitioner's handbook, II ed. Guilford Press, New York
Ugazio V (1998) Storie permesse storie proibite. Bollati Boringhieri, Torino
Watzlawick P (1971) Pragmatica della comunicazione umana. Astrolabio, Roma
Zani B, Cicognani E (2000) Psicologia della salute. Il Mulino, Bologna
Zimmermann M, Handwerker HO (1988) Il dolore. Fogliazza, Milano

Dolore e obesità: una ricerca preliminare del Servizio di Psicologia Clinica dell'IRCCS Istituto Auxologico Italiano 12

P. Cuzziol, A. Brioschi, A. Mauro, E. Molinari, G. Castelnuovo

12.1 Premessa

L'obesità si accompagna spesso a diverse patologie, molte dolorose e croniche, di cui le sintomatologie algiche osteoarticolari a carico degli arti inferiori sono sicuramente le più diffuse e invalidanti (Messier, 2009; Tukker et al. 2009). Tuttavia, pochi studi hanno indagato la relazione tra massa corporea, aspetti psicologici e percezione del dolore, anche se ci sono numerose evidenze sui legami fra variabili di ordine psicologico e dolore in soggetti con eccesso ponderale (Somers et al. 2009; Pells et al. 2008; Shelby et al. 2008).

Dall'analisi della letteratura, scarna e piuttosto datata, emergono risultati contrastanti e non sempre confrontabili a causa della diversità negli stimoli utilizzati e nelle modalità di analisi: infatti, se per alcuni autori l'obesità si accompagna a un innalzamento della soglia dolorifica (Zahorska-Markiewicz et al. 1988; Khimich, 1997), per altri si tradurrebbe invece in una maggiore sensibilità, riconducibile a una presunta anormalità del sistema degli oppiacei endogeni o del suo controllo (Pradalier et al. 1982; McKendall e Haier, 1983).

Lautenbacher e Strian (1991) affrontano marginalmente la questione, indagando il ruolo della cosiddetta *body size* nella differenza di sensibilità termica e dolorifica fra maschi e femmine, ma non giungono a risultati certi: altezza e peso correlano più con la soglia termica che con quella dolorifica e spiegano solo in parte le differenze di genere nella percezione degli stimoli.

I livelli di sensibilità percettiva potrebbero essere ricondotti alla questione, ancora del tutto aperta, dell'incidenza dell'alessitimia nell'obesità (Elfhag e Lundh, 2007). L'alessitimia infatti, accanto a una distorsione dell'immagine corporea, sarebbe per

P. Cuzziol (✉)
Laboratorio di Ricerche Psicologiche, IRCCS Istituto Auxologico Italiano, Ospedale S. Giuseppe, Piancavallo (VB)

molti autori all'origine dell'indebolimento della consapevolezza degli stimoli corporei (sia interni, sia esterni) riscontrato con frequenza nei disturbi alimentari (Lautenbacher et al. 1990). Tale incapacità di leggere i propri stati interni spiegherebbe la presenza, ampiamente documentata (Stein et al. 2003), di soglie dolorifiche più elevate nei pazienti affetti da bulimia e anoressia nervosa (Papezová et al. 2005).

Ferma restando la differenza fra obesità e disturbi alimentari, l'ipotesi di una relazione fra percezione del dolore, immagine corporea, capacità di discriminare i propri stati interni ed esprimerli appropriatamente rimane suggestiva e degna di approfondimento anche per i casi di eccesso ponderale, oggetto storico di interesse per l'Istituto Auxologico Italiano.

12.2 Obiettivi

Scopo del presente studio è tracciare un profilo psicologico (aspetti di personalità individuati dall'MMPI-2, aspetti cognitivo-comportamentali valutati attraverso il CBA-2.0, qualità di vita espressa tramite l'SF-36 ed esperienza del dolore così come riportata nel *McGill Pain Questionnaire*) e psicofisiologico (sensibilità psicofisiologica termica e dolorifica rilevata tramite il protocollo *MEDOC 2001 Thermal Sensory Analyser*, in breve MEDOC TSA-2001) e verificare se esiste una correlazione tra dati psicometrici e rilevazioni psicofisiologiche in pazienti normopeso o con elevato indice di massa corporea (BMI), affetti da dolore cronico di tipo osteoarticolare o privi di dolore.

12.3 Materiali e metodi

12.3.1 Partecipanti

I dati raccolti finora riguardano 49 pazienti (13 maschi e 36 femmine) ricoverati presso l'Ospedale San Giuseppe di Piancavallo dell'Istituto Auxologico Italiano IRCCS. I soggetti, scelti dopo un'attenta indagine anamnestica e clinica volta a escludere patologie potenzialmente invalidanti (in particolare diabete mellito, cardiopatie e/o ipertensione arteriosa gravi, malattie neurologiche del sistema nervoso centrale e/o periferico), sono ripartiti nei seguenti quattro gruppi:

- Gruppo 1: pazienti obesi affetti da dolore cronico osteoarticolare; 13 pazienti obesi (BMI medio pari a 39,4) che presentano sintomi di dolore osteoarticolare. I soggetti, 8 di sesso maschile e 5 di sesso femminile, hanno un'età media di 54,5 anni e una scolarità media di 7 anni.
- Gruppo 2: pazienti normopeso affetti da dolore cronico osteoarticolare; 6 pazienti normopeso (5 femmine e 1 maschio) affetti da sintomi di dolore osteoaricola-

re, con età media di 60,5 anni e una scolarità media di 9 anni. Di questi, 5 sono affetti da osteoartrite e 1 da artrite reumatoide.

- Gruppo 3: pazienti obesi non affetti da dolore cronico (primo gruppo di controllo); 20 pazienti obesi (3 maschi e 17 femmine, età media di 38 anni) che non presentano sintomi di dolore osteoarticolare. Questi soggetti sono stati sottoposti alle rilevazioni psicofisiologiche, ma non ai test di tipo psicometrico.
- Gruppo 4: pazienti normopeso non affetti da dolore (secondo gruppo di controllo); 10 pazienti (2 di sesso maschile e 8 di sesso femminile, età media di 37,5 anni) normopeso che non presentano sintomi di dolore osteoarticolare. Questi soggetti sono stati sottoposti al test della soglia della stimolazione termica nelle zone cutanee degli arti superiori e degli arti inferiori, ma non ai test di tipo psicometrico.

12.3.2
Strumenti

Lo studio prevede il completamento da parte dei soggetti di una batteria di test autosomministrati per lo screening psicodiagnostico composta da:

- la versione italiana del *Minnesota Multiphasic Personality Inventory-2* (MMPI-2) per la valutazione delle principali caratteristiche sia normali sia patologiche di personalità (Granieri, 2007; Hathaway e McKinley, 1989; Hathaway e McKinley, 1995; Pancheri e Sirigatti, 2002);
- il questionario *Cognitive Behavioral Assessment* (CBA-2.0), (Sanavio et al. 1986; Sanavio e Vidotto, 1995), una batteria di test a vasto spettro che mira a molteplici scopi: raccogliere in modo uniforme un'anamnesi psicosociale del soggetto, fornire una precisa valutazione dei problemi che il soggetto lamenta, misurare alcuni costrutti psicologici di primaria importanza quali l'ansia di stato, la depressione, le paure, le ossessioni, le compulsioni, i disturbi psicofisiologici;
- la versione di Apolone e Mosconi (1998) dello *Short Form-36 Health Survey Questionnaire* (SF-36). Lo strumento è un questionario di autovalutazione generico, multidimensionale, breve ma esaustivo, di rapida e facile compilazione, largamente impiegato per misurare la qualità di vita percepita e le disabilità causate da malattia e dolore fisico.
  Gli indicatori utilizzati si concentrano spesso su elementi esterni tangibili e rilevabili agilmente dal soggetto, come per esempio percorrere una determinata distanza a piedi o compiere azioni impegnative dal punto di vista fisico. I 36 item esplorano la percezione del cambiamento nello stato di salute e diverse aree della vita del soggetto, tradotte poi in otto scale di misurazione (attività fisica, ruolo e salute fisica, dolore fisico, salute in generale, vitalità, attività sociali, ruolo e stato emotivo, salute mentale), (Apolone et al. 2000).
- il *McGill Pain Assessment Questionnaire* (Melzack, 1975) per la valutazione verbale dell'intensità e della qualità del dolore percepito attraverso una descrizione qualitativa delle caratteristiche acute o croniche del dolore e una misurazione soggettiva dell'intensità della sensazione provata dal paziente.

Il test raccoglie dati anagrafici e anamnestici quali interazione tra dolore e sonno, alimentazione, attività sessuale, farmaci, attività lavorativa e tono dell'umore, andamento della sensazione di dolore nelle ore della giornata in rapporto alla posizione del corpo e del tipo di attività svolta, e offre un confronto tra il dolore attuale e quello provato in altre sindromi dolorose tipiche, per esempio il mal di denti o il mal di stomaco.

Il questionario è costituito, anche nella versione italiana a cura di Majani e Sanavio (1985), da 78 descrittori del dolore, ognuno dei quali possiede, oltre alla connotazione qualitativa, anche un preciso valore di intensità; tali aggettivi sono raccolti in 20 raggruppamenti (sottoclassi), a loro volta distinti in 4 grandi classi principali che definiscono le dimensioni dell'esperienza algica. Alla base di questa suddivisione vi è la concezione, più volte sottolineata da Melzack e Wall, del dolore come esperienza composta da tre differenti dimensioni: sensoriale-discriminativa, motivazionale-affettiva e cognitivo-valutativa (Melzack, 1999). Le 4 classi sono infatti le seguenti: sensoriale, suddivisa a sua volta in sottoclassi spaziali, temporali, pressorie, termiche; affettiva, suddivisa nelle sottoclassi tensione, paura, qualità e proprietà autonome; valutativa, contenente termini che descrivono l'intensità della sensazione di dolore percepita dal paziente; infine mista, che raccoglie descrittori sia sensoriali sia affettivi. Per la valutazione dei vari indici legati ai descrittori scelti dai pazienti sono state tratte, in accordo con una precedente ricerca condotta con soggetti affetti da artrite reumatoide (Salaffi et al. 2002), solamente tre classi dalle quattro originali, integrando le prime tre sottoclassi della classe miscellanea (sottoclassi sensoriali 17, 18 e termica 19) nella classe discriminativo-sensoriale e l'ultima (sottoclasse affettiva 20) nella classe affettivo-motivazionale.

Il compito del paziente consiste nel valutare se tra i descrittori presenti in ogni singola sottoclasse vi è un aggettivo che descrive la qualità e l'intensità della sensazione provata. Al soggetto è richiesto inoltre di fornire informazioni circa la localizzazione anatomica del dolore, indicando le parti del corpo interessate dai sintomi algici su di un disegno schematizzato del corpo umano, una sorta di "mappa del dolore" di facile utilizzo.

Di seguito sono presentati gli indici più rilevanti ricavabili dal questionario proposti da Melzack (1975).

- *Pain Rating Index* (PRI): è l'intensità del dolore (totale e di ogni classe) che si può ottenere sommando il valore di rango di ogni sottoclasse delle parole scelte, in modo da attribuire al primo aggettivo valore pari a 1, al secondo 2 e così via. La somma del valore di ogni sottoclasse origina il valore del PRI totale; la somma del valore di ogni sottoclasse appartenente a una determinata classe dà origine al PRI di ogni classe (PRI sensoriale, PRI affettivo, PRI valutativo).
- *Punteggio dimensionale*: può essere calcolato per ovviare allo sbilanciamento interno del questionario sul versante sensoriale. La somma dei valori di rango dei descrittori prescelti per ogni classe deve essere divisa per il più alto punteggio teoricamente possibile in quella determinata classe; i punteggi varieranno quindi da 0 a 1.
- *Number of Word Chosen* (NWC): corrisponde al numero di aggettivi scelti dal soggetto per descrivere il proprio dolore.
- *Present Pain Intensity* (PPI): indica l'intensità del dolore presente al momento della compilazione del questionario.

Tali indici non presentano tuttavia punteggi standardizzati; i relativi punteggi non sono pertanto statisticamente confrontabili mediante analisi della varianza. Ci si è quindi serviti del *McGill Pain Questionnaire* per ottenere un'analisi puramente descrittiva della quantità e della qualità della sensazione di dolore percepito.

Accanto alla rilevazione psicometrica sopra descritta, i partecipanti sono sottoposti anche a un test psicofisiologico di valutazione computerizzata della soglia del dolore, tramite il protocollo MEDOC TSA-2001.

Il MEDOC TSA-2001 consente la valutazione quantitativa della soglia di sensibilità termica (caldo e freddo) e dolorifica mediante l'applicazione di un termodo di Peltier delle dimensioni di 30x30 mm in diversi distretti cutanei e l'utilizzo di un analizzatore della sensibilità termica.

In numerose ricerche è stato utilizzato il MEDOC TSA-2001 per valutare le differenze di soglia in diverse parti del corpo (per esempio la cute degli arti superiori o del viso, Wise et al. 2002; Sinay et al. 2003) in soggetti sani o affetti da varie patologie (Angst et al. 2009; Campbell et al. 2005; Hastie et al. 2005; Watson et al. 2005).

In questo studio i partecipanti sono sottoposti a stimolazione termica sui lati destro e sinistro del viso, nei punti corrispondenti alle tre branche del trigemino, sugli arti superiori, sulla superficie palmare delle falangi distali del secondo e terzo dito e del quarto e quinto dito della mano e degli arti inferiori, sulla superficie plantare degli alluci.

Lo stimolo termico, che parte da una temperatura base di 32° C, viene progressivamente aumentato di 1° C/s fino a che il paziente stesso autonomamente ne interrompe la somministrazione premendo un pulsante, in un primo momento non appena avverte la variazione di temperatura (sensibilità termica, *Warm Sensation*, ws), e in un secondo momento quando avverte lo stimolo come "spiacevole" (e quindi non ancora doloroso) (sensibilità dolorifica, *Heat induced Pain*, HP). Lo stesso iter viene seguito, in questo caso con una progressiva diminuzione della temperatura dello stimolo, anche per la valutazione della sensibilità termica al freddo (*Cold Sensation*, cs) e quella del dolore causato dal freddo (*Cold induced Pain*, CP). La stimolazione si interrompe automaticamente alle temperature di 0° C e 50° C al fine di evitare possibili danni cutanei. I valori soglia di entrambe le sensibilità sono calcolati come media di 5 somministrazioni di stimoli effettuate per ciascuna area cutanea.

12.4 Risultati

12.4.1 Analisi statistica

I gruppi dei partecipanti al protocollo di ricerca si presentano disomogenei nel numero e ridotti in ampiezza (Gruppo 1: obesi con dolore = 13 punti, Gruppo 2: normopeso con dolore = 6 punti, Gruppo 3: obesi senza dolore = 20 punti, Gruppo 4: normopeso senza dolore = 10 punti); i punteggi rilevati sia ai test psicometrici, sia all'esame MEDOC TSA-2001 non si distribuiscono secondo una curva gaussiana.

In considerazione di queste caratteristiche, si è scelto di effettuare un'analisi statistica utilizzando il test non parametrico di Mann-Whitney per confrontare i risultati ai test psicometrici dei primi due gruppi, e confrontare a due a due i punteggi ottenuti al MEDOC TSA-2001 dai quattro gruppi.

Per valutare la distribuzione dei soggetti in relazione alle due variabili obesità/non obesità e alti-molto alti/moderati-modali-bassi punteggi alle scale dell'MMPI-2 è stato utilizzato il test χ quadro, in grado di valutare l'associazione fra due variabili categoriali. Si è ricorsi allo stesso test per rilevare eventuali differenze di distribuzione fra soggetti obesi con dolore e soggetti normopeso con dolore e fra soggetti obesi senza dolore e soggetti normopeso sani in relazione alla condizione in cui i soggetti hanno ottenuto "alti punteggi MEDOC TSA-2001" creata arbitrariamente considerando "alti" i valori che si situavano sopra il 50° percentile e "bassi" quelli al di sotto di tale limite.

Infine, l'indice di correlazione ρ di Spearman è stato impiegato per rilevare l'associazione fra punteggi ottenuti alle scale di tutti i test psicometrici e i punteggi ottenuti al MEDOC TSA-2001.

In tutti questi test sono stati considerati significativi i valori di ρ inferiori o uguali a 0,05 (indicati con un asterisco) e altamente significativi i valori di ρ inferiori o uguali a 0,01 (indicati con un doppio asterisco).

12.4.2 Risultati

Test psicometrici

Dal confronto dei punteggi ottenuti ai test psicometrici dal gruppo obesi affetti da dolore osteoarticolare e da quello dei pazienti normopeso affetti dallo stesso tipo di dolore, non si rilevano differenze statisticamente rilevanti se non per le scale IP-F (U=13,5; ρ=0,024*) e IP-1 del CBA-2.0, che valutano le paure del soggetto (U=11,0; ρ=0,014*). Come emerge dalla Tabella 12.1, i pazienti non obesi presentano valori marcatamente più alti in queste due scale rispetto ai non obesi.

Nonostante un'analisi statistica non faccia emergere molti elementi significativi,

Tabella 12.1 Media, DS e ranghi dei punteggi ottenuti dai soggetti del Gruppo 1 (pazienti obesi affetti da dolore osteoarticolare) e Gruppo 2 (pazienti normopeso affetti da dolore osteoarticolare) nelle scale IP-F e IP-1 del test CBA-2.0. Sono indicati inoltre i valori U e ρ ottenuti dai due gruppi al test di Mann-Whitney

Scala	Gruppo 1 Media ± DS (rango)	Gruppo 2 Media ± DS (rango)	U	ρ
IP-F	20,61±28,72 (8,04)	47,50±14,05 (14,25)	13,5	0,024*
IP-1	20,89±29,24 (7,85)	52,08±9,0 (14,67)	11,0	0,014*

* ρ<0,05

un'analisi descrittiva della distribuzione dei punteggi (in particolare dell'MMPI-2e del CBA-2.0) attenta a individuare trend e profili specifici dei singoli soggetti, mette in luce sia alcune peculiarità di ciascun gruppo, sia caratteristiche del campione esaminato nel suo complesso.

MEDOC TSA-2001

Le rilevazioni della soglia termica attraverso il protocollo MEDOC TSA-2001 sono state effettuate su 12 distretti cutanei; considerata però l'eccessiva dispersione dei dati organizzati in 12 distretti si è deciso di ridurre i distretti a 6 in modo da ottenere le soglie relative a tre grandi aree (viso, arti superiori e arti inferiori), con misurazioni distinte tra lato destro e lato sinistro.

I risultati statisticamente significativi ottenuti sono riassunti nelle Tabelle 12.2, 12.3, 12.4, 12.5 e 12.6.

Tabella 12.2 Media, DS e ranghi dei punteggi ottenuti (C°) dai soggetti obesi (Gruppo 1: obesi con dolore + Gruppo 3: obesi senza dolore) e dai soggetti normopeso (Gruppo 2: normopeso con dolore + Gruppo 4: normopeso sani) nei diversi distretti cutanei e per diverse stimolazioni al MEDOC TSA-2001. Sono indicati inoltre i valori U e ρ ottenuti dal confronto due gruppi al test di Mann-Whitney

Sito cutaneo e stimolo	Obesi Media ± DS (rango)	Non obesi Media ± DS (rango)	*U*	ρ
ART SUP sx CP	13,18±9,27 (21,83)	18,89±6,37(31,53)	159,5	0,026*
ART SUP dx HP	45,97±4,06 (27,83)	44,1±2,83 (19,16)	170,5	0,046*
ART INF sx CP	13,3±10,09 (21,98)	20,34±3,06 (31,22)	164,5	0,034*

* ρ<0,05

Tabella 12.3 Media, DS e ranghi dei punteggi ottenuti (C°) dai soggetti affetti da dolore osteorticolare (Gruppo 1 + Gruppo 2) e dai soggetti non affetti da dolore osteorticolare (Gruppo 3 + Gruppo 4) nei diversi distretti cutanei e per diverse stimolazioni al MEDOC TSA-2001. Sono indicati inoltre i valori U e ρ ottenuti dai due gruppi al test di Mann-Whitne

Sito cutaneo e stimolo	Dolore Media ± DS (rango)	Non dolore Media ± DS (rango)	*U*	ρ
ART INF sx ws	43,53±3,52 (31,05)	40,83±3,78 (21,17)	170	0,018*
ART INFsx HP	48,61±3,34 (30,11)	47,46±3,28 (21,77)	188	0,039*
ART INFdx HP	48,91±2,5 (29,79)	47,82±2,87 (21,97)	194	0,049*

* ρ<0,05

Tabella 12.4 Media, DS e ranghi dei punteggi ottenuti (C°) dai soggetti obesi affetti da dolore osteorticolare (Gruppo 1) e dai soggetti normopeso affetti da dolore osteorticolare (Gruppo 2) nel distretto cutaneo e per la stimolazione al MEDOC TSA-2001 per i quali emergono differenze significative tra i due gruppi. Sono indicati inoltre i valori U e p ottenuti dai due gruppi al test di Mann-Whitney

Sito cutaneo e stimolo	Gruppo 1 Media ± DS (rango)	Gruppo 2 Media ± DS (rango)	*U*	p
ART INFsx CP	11,97±9,4 (7,69)	21,91±3,01 (15)	9	0,008**

* p<0,01

Tabella 12.5 Media, DS e ranghi dei punteggi ottenuti (C°) dai soggetti affetti da dolore osteorticolare (Gruppo 1 + Gruppo 2) e dai soggetti non affetti da dolore osteorticolare (Gruppo 3 + Gruppo 4) nei diversi distretti cutanei e per diverse stimolazioni al MEDOC TSA-2001. Sono indicati inoltre i valori U e p ottenuti dai due gruppi al test di Mann-Whitney

Sito cutaneo e stimolo	Gruppo 2 Media ± DS (rango)	Gruppo 4 Media ± DS (rango)	*U*	p
ART SUP sx ws	37,11±2,03 (11,67)	35,16±1 (6,60)	11	0,039*
ART INF sx HP	49,50±0,77 (11,67)	47,42±2,79 (6,60)	11	0,036*

* p<0,05

Tabella 12.6 Media, DS e ranghi dei punteggi ottenuti (C°) dai soggetti obesi affetti da dolore osteorticolare (Gruppo 1) e dai soggetti normopeso sani (Gruppo 4) nei diversi distretti cutanei e per diverse stimolazioni al MEDOC TSA-2001. Sono indicati inoltre i valori U e p ottenuti dai due gruppi al test di Mann-Whitney

Sito cutaneo e stimolo	Gruppo 1 Media ± DS (rango)	Gruppo 4 Media ± DS (rango)	*U*	p
ART SUP sx ws	36,9±1,9 (14,92)	35,16±1 (8,2)	27	0,018*
ART SUP dx ws	37,21±1,65 (14,46)	35,72±2,15 (8,8)	33	0,047*
ART SUP sx CP	12,76±8,18 (9,38)	18,11±6,93 (15,40)	31	0,035*
ART INF dx CP	13,3±10,09 (21,98)	20,34±3,06 (31,22)	28,5	0,024*

* p<0,05

Aggregando i dati ottenuti dai pazienti con dolore in tre grandi distretti (viso, arti superiori e arti inferiori) senza distinzione destra-sinistra, è possibile osservare l'andamento delle distribuzioni dei risultati del MEDOC TSA-2001 per sensazione e soglia termica al freddo, e rilevare la presenza di una soglia al dolore freddo costantemente più elevata nei pazienti obesi rispetto ai normopeso.

Nelle Tabelle 12.7, 12.8 e 12.9 sono riportate le temperature corrispondenti al 50° percentile relative alla sensibilità termica (freddo e caldo) e a quella dolorifica (freddo e caldo) nei tre diversi macrodistretti cutanei presi in esame.

Tabella 12.7 Sensibilità termica (cs e ws) e dolorifica (CP e HP), nel distretto cutaneo del viso al MEDOC TSA-2001. Temperature, espresse in gradi centigradi, corrispondenti al 50° percentile

Sito cutaneo e stimolo	VISO cs	VISO ws	VISO CP	VISO HP
C°	29,87	35,61	22,4	41,52

Tabella 12.8 Sensibilità termica (cs e ws) e dolorifica (CP e HP), degli arti superiori al MEDOC TSA-2001. Temperature, espresse in gradi centigradi, corrispondenti al 50° percentile

Sito cutaneo e stimolo	ART SUP cs	ART SUP ws	ART SUP CP	ART SUP HP
C°	28,70	36,37	17,75	45,52

Tabella 12.9 Sensibilità termica (cs e ws) e dolorifica (CP e HP), degli arti inferiori al MEDOC TSA-2001. Temperature, espresse in gradi centigradi, corrispondenti al 50° percentile

Sito cutaneo e stimolo	ART SUP cs	ART SUP ws	ART SUP CP	ART SUP HP
C°	26, 15	42, 45	16,15	49,6

Correlazioni fra test psicometrici e MEDOC TSA-2001

Considerata l'elevata dispersione sui diversi siti cutanei delle correlazioni emerse tra punteggi ottenuti alle scale dei test psicometrici e punteggi ottenuti al MEDOC TSA-2001, sono stati presi in esame: il numero di correlazioni rilevate in ciascun gruppo di soggetti (Tabella 12.10), le scale indicate dalla letteratura come più salienti per il profilo del paziente obeso e di quello con dolore cronico osteoarticolare, e la direzione delle associazioni evidenziate attraverso l'indice di correlazione ρ di Spearman.

Tabella 12.10 Ripartizione delle correlazioni fra dati MEDOC TSA-2001 e punteggi ai test psicometrici nei pazienti obesi con dolore osteoarticolare (Gruppo 1) e in quelli normopeso con dolore osteoarticolare (Gruppo 2)

	Numero correlazioni	Percentuali correlazioni
Gruppo 1	51	61,4%
Gruppo 2	32	38,6%

12.5 Discussione

12.5.1 Introduzione

Il presente studio si propone di tracciare, attraverso una batteria di test psicometrici, un profilo di personalità di pazienti obesi e normopeso affetti da dolore osteoarticolare, di valutarne la sensibilità termica e la soglia dolorifica in rapporto anche a gruppi di controllo obesi e normopeso sani, e di evidenziare eventuali correlazioni tra profili psicologici e profili psicofisiologici.

In questa fase preliminare diversi sono i limiti della ricerca. Innanzitutto il campione è ancora molto ridotto, poiché selezionato in modo da escludere patologie potenzialmente invalidanti come diabete mellito, cardiopatie, ipertensione arteriosa grave e malattie neurologiche del sistema nervoso centrale e/o periferico, che la letteratura segnala come possibili cause di alterazione nella percezione del dolore; inoltre, ogni paziente è stato sottoposto a una batteria di quattro test psicometrici e a una tecnica psicofisiologica di rilevazione lunga e indaginosa, che hanno determinato una ulteriore selezione tra i pazienti.

I gruppi esaminati presentano alcune caratteristiche che vanno considerate nell'analisi dei dati: si tratta infatti di campioni disomogenei per numero, proporzione di genere e livello di scolarità. Inoltre, le persone che hanno acconsentito a partecipare alla ricerca, delle quali non si conosce il background culturale, sono tutti pazienti ospedalizzati presso l'Istituto Auxologico di Piancavallo.

L'età media dei gruppi non è del tutto omogenea; in particolare, poiché il dolore osteoarticolare si manifesta con evidenza soprattutto in età avanzata, i soggetti con tale tipologia di dolore sono in genere più anziani rispetto ai soggetti di controllo sani. Tali peculiarità del campione possono limitarne la generalizzabilità dei risultati, ma offrono spunti interessanti per ipotesi esplicative, ricerche future e potenziali ricadute nella clinica dell'obesità e del dolore.

L'indagine psicofisiologica effettuata ha come oggetto un particolare tipo di sensibilità, la percezione di stimoli termici artificialmente provocati. Il dolore *da laboratorio* tuttavia è un dolore specifico, prevedibile, limitato nel tempo, controllabile, a eziologia conosciuta, privo di conseguenze e non associato a minacce per la salute della persona che vi si sottopone; è esperito in presenza di un tecnico che può indurre nel soggetto comportamenti dettati dalla desiderabilità sociale o, al contrario, dalla volontà di accentuare la propria condizione di "malato". Pertanto, il dolore indotto artificialmente non è del tutto assimilabile a quello che si accompagna a una qualsiasi condizione patologica quale l'osteoartrite, ma la sua valutazione resta importante, come sottolineano numerosi studi che rilevano nessi non trascurabili, anche se ancora in parte da chiarire, fra dolore sperimentale e dolore clinico (Granot 2009; Campbell et al. 2005; Edwards et al. 2003; Edwards et al. 2005; Hastie et al. 2005; Clauw et al. 1999).

12.5.2
Caratteristiche psicologiche

Come emerso dall'analisi statistica, le differenze significative fra i due gruppi presi in esame interessano la scala IP-F e la sottoscala IP-1 del CBA-2.0.

La scala IP-F fornisce un punteggio totale, una sorta di fattore di paura generale e aspecifica secondo la valutazione soggettiva della persona (Sanavio et al. 1986). Tale punteggio deriva da due componenti: in primo luogo la numerosità delle situazioni nelle quali il soggetto esperisce paura; in secondo luogo una variabile più sottile (che non è stata ancora ben precisata in termini applicativi) che potrebbe essere descritta come riluttanza/disponibilità a riconoscere cognitivamente e/o ammettere/esibire verbalmente le proprie reazioni di paura (Sanavio et al. 1986). Nel campione di standardizzazione del test e in numerosi altri studi riportati dal manuale, le donne tendono a lamentare paura in misura maggiore rispetto agli uomini, un comportamento che appare socialmente accettabile in quanto coerente con lo stereotipo femminile (Sanavio et al. 1986). La maggiore disponibilità del genere femminile ad ammettere le proprie paure potrebbe spiegare le differenze fra il gruppo degli obesi e il gruppo dei normopeso riscontrate nella scala IP-F e confermate dal trend dei punteggi delle 5 sottoscale IP: il campione dei pazienti normopeso affetti da dolore osteoarticolare è composto infatti per l'83,3% da soggetti di genere femminile a fronte del 38,4% per il gruppo degli obesi.

Analoga motivazione può essere addotta per giustificare gli elevati punteggi, statisticamente significativi, riscontrati alla sottoscala IP-1 nel gruppo dei pazienti normopeso. Tale sottoscala fa riferimento a preoccupazioni piuttosto comuni e ovvie, come la paura delle calamità naturali e di situazioni di grave pericolo e malattia che minacciano in misura rilevante l'incolumità dell'individuo (Sanavio et al. 1986); punteggi molto bassi richiedono perciò maggiore attenzione rispetto a punteggi alti. Come per la scala IP-F, anche nella sottoscala IP-1, che comprende 10 item (per esempio paura dei terremoti, del cancro, di diventare pazzo), le donne presentano punteggi marcatamente maggiori degli uomini (Sanavio et al. 1986). Oltre al genere, anche l'età leggermente superiore del campione normopeso (media: 60,5 anni) rispetto a quella del campione degli obesi (media: 54,5 anni) può spiegare le differenze riscontrate nei due gruppi: a età più elevate corrispondono infatti punteggi lievemente più elevati (Sanavio et al. 1986).

Da un'analisi descrittiva dei punteggi ottenuti dai partecipanti alla ricerca emerge con chiarezza la difficoltà a tracciare un profilo univoco e stabile dell'obeso, così come del paziente con dolore, come già ribadito diverse ricerche (Lykouras 2008; van Hout et al. 2004; Grana et al. 1989). In questo studio non sono stati riscontrati punteggi al di fuori dalla norma in tutte le scale indicate in letteratura come salienti per questi due tipi di patologie, come per esempio le scale HS (ipocondria), D (depressione), SI (introversione sociale) e LSE (scarsa autostima). Tale risultato potrebbe essere legato al fatto che tutti i partecipanti sono pazienti ospedalizzati che partecipano insieme ad altri pazienti a un comune programma terapeutico; tale situazione può aver influito positivamente sul livello di autoefficacia, di accettazione di sé e della propria condizione, sul grado di socializzazione e quindi di benessere

(Valtolina, 1996). D'altra parte, i pochi valori elevati delle scale dell'MMPI-2 e del CBA-2.0 – in particolare in quella ANX (ansia), STAI X-1 (ansia di stato) e STAI X-2 (ansia di tratto) – sono in genere riferiti a soggetti obesi, a riprova di quanto la variabile ansia sia importante nella condizione di obesità (Strine et al. 2008; Molinari e Riva, 2004; Kaplan e Kaplan, 1957).

Sebbene tra i due gruppi sottoposti ai test psicometrici non emergano differenze significative nella scala HS (ipocondria), i punteggi tendono a superare la norma: quasi l'80% del campione presenta infatti punteggi moderati (compresi tra 56 e 65) o alti (compresi tra 66 e 75), con una netta prevalenza di punteggi alti fra gli obesi. Moderati e alti livelli di tratti ipocondriaci segnalano atteggiamenti pessimistici nei confronti della vita, personalità lamentose, irritabili, piagnucolose, immature, e preoccupazioni eccessive riguardo la propria salute, la dieta, il peso e le funzioni corporee. Nel campione considerato tali preoccupazioni sono confermate da elevati punteggi nella scala HEA, che indica propensione a riferire sintomi fisici di vario genere e a percepirsi più malati della media delle persone (Hathaway e McKinley, 1995).

Rimane aperta la questione se i sintomi rilevati dalle scale in questione siano i segni di tratti psicopatologici preesistenti o conseguenti all'insorgenza del dolore, e se si possa parlare davvero di tratti psicopatologici o piuttosto di comuni reazioni a una condizione fisica sfavorevole e provante (Fishbain et al. 2006; Vendrig et al. 1998), ancor più sfavorevole se associata alla condizione di obesità.

Anche i risultati della scheda EPQR-E (estroversione) del CBA-2.0 meritano attenzione. In media si collocano nella norma, senza particolari differenze fra i due gruppi, ma analizzando in dettaglio i punteggi ottenuti dai singoli soggetti, si osservano alti valori sommati a valori modali, soprattutto nei pazienti obesi. Tra questi ultimi infatti sono presenti numerosi punteggi superiori al 90° percentile (61,6% a fronte di 33,3% dei normopeso). Il soggetto che si colloca decisamente nel versante dell'estroversione è descritto come persona socievole che ama le feste e la compagnia, che desidera un rapporto continuo con la gente. Questa tendenza può tuttavia nascondere un'eccessiva dipendenza dal giudizio altrui, mancanza di equilibrio e affidabilità, oltre a una particolare sensibilità ai rinforzi sociali e agli stimoli esterni, caratteristica che si presenta di frequente negli obesi (Canetti et al. 2002).

Nonostante i punteggi ai due test psicometrici presi in esame si attestino in genere su valori nella norma, è importante rilevare che due soggetti, uno obeso e uno normopeso, manifestano tratti di personalità gravemente patologici in quasi tutte le scale analizzate. Questo dato, oltre a incidere sui punteggi e a influire sulla rilevazione dei profili tipici dei due gruppi, evidenzia la necessità di non considerare il dolore cronico (Golden, 2002; Molton et al. 2007) e ancor meno l'obesità (Hainer et al. 2008; Donini et al. 2009) come fenomeni unitari e monocromatici da trattare con terapie "taglia unica".

La qualità di vita dei pazienti esaminati, rilevata attraverso l'SF-36, non sembra particolarmente compromessa: a esclusione dei due soggetti dal profilo altamente patologico, i punteggi alle scale del test si attestano ben al di sopra del 10° percentile. Questo dato conferma che non si può tracciare una relazione deterministica fra obesità e scarsa qualità di vita, né tra condizione di dolore e bassa qualità di vita, neppure per quanto riguarda la scala DF (intensità del dolore fisico). Soltanto l'artite reumatoide – questo suggeriscono i punteggi dell'unica paziente del campione che ne è affetta – ha inciso sul livello di dolore percepito, con una conseguente riduzione delle attività sociali svolte.

Infine, non emergono differenze di rilievo tra soggetti obesi e normopeso affetti da dolore osteoarticolare nemmeno dai dati descrittivi ottenuti con il *McGill Pain Questionnaire*, ma si rileva un lieve incremento dei valori del PRI (l'indice globale dell'intensità del dolore) nei soggetti obesi rispetto ai soggetti normopeso, probabilmente perché l'eccesso ponderale contribuisce a esarcerbare quotidianamente, a ogni movimento, la condizione dolorosa.

12.5.3
Valutazione psicofisiologica (MEDOC TSA-2001)

Le differenze statisticamente significative riscontrate tra i gruppi presi in esame nel MEDOC TSA-2001 si distribuiscono in modo non uniforme nei diversi distretti cutanei, come rilevabile in generale dalle tabelle sopra esposte. Nonostante tale dispersione dei risultati, è possibile individuare in ciascun gruppo dei trend e alcune peculiarità nelle modalità di percepire il caldo, il freddo e il dolore.

Il viso è in generale la parte del corpo più sensibile sia alle variazioni termiche sia al dolore, seguito dagli arti superiori e quindi da quelli inferiori, come evidenziato nelle Tabelle 12.7, 12.8 e 12.9 . La finezza discriminativa e la bassa soglia dolorifica sono sicuramente funzionali alla protezione della parte del corpo forse più delicata e importante. Bisogna aggiungere anche che i soggetti esaminati non presentano alcuna patologia dolorosa a carico del viso e questo può contribuire a preservare la sensibilità dei distretti cutanei oftalmico, mandibolare e mascellare.

I pazienti obesi esaminati risultano sopportare maggiormente il dolore (soprattutto freddo, ma anche caldo) rispetto ai pazienti non obesi (Tabella 12.2). Si può ipotizzare che vi sia una sorta di abituazione a condizioni stressanti: l'obeso si trova infatti di frequente in situazioni impegnative non solo dal punto di vista fisico (maggior sforzo richiesto per compiere anche semplici movimenti, maggiore sudorazione e sollecitazione dell'apparato cardiocircolatorio già di per sé più fragile della norma), ma anche da un punto di vista pratico-organizzativo (sedie strette, vestiti che non si trovano); tutto questo può rendere l'obeso più abituato alla sofferenza.

Il confronto tra i pazienti affetti da dolore osteoarticolare (obesi e non) e i due gruppi di controllo evidenzia una minore sensibilità al caldo (ws) e una maggiore sopportazione del dolore termico (HP) nei pazienti affetti da dolore osteoarticolare (Tabella 12.3). Questo risultato potrebbe essere ricondotto alla natura dei sintomi algici in questione: il paziente con dolore osteoarticolare, infatti, presenta uno stato di infiammazione cronica localizzato in particolare a livello delle grandi articolazioni. Negli obesi il dolore è esacerbato dall'eccesso ponderale che grava su ginocchia, anche e caviglie; l'infiammazione può determinare abituazione agli stimoli caldi e un conseguente innalzamento della soglia di sensibilità. Il fatto che le differenze significative tra gruppi coinvolgano sempre gli arti inferiori sembra confermare tale ipotesi.

Se si prendono in esame i singoli gruppi a due a due, si rileva che gli obesi con dolore sopportano di più il dolore freddo (CP) rispetto ai normopeso con dolore, probabilmente a causa della minore capacità di disperdere il calore da parte dei primi rispetto ai secondi, determinata dalla massa adiposa (Tabella 12.4).

I normopeso con dolore sembrano invece meno sensibili al caldo (ws) rispetto ai normopeso sani, e hanno soglie dolorifiche più alte per tale tipo di stimolazione (HP) (Tabella 12.5), a conferma di quanto affermato nella discussione della Tabella 12.3 relativamente all'infiammazione.

Il maggior numero di differenze significative emerge dal confronto tra soggetti obesi affetti da dolore osteoarticolare e soggetti di controllo sani: i pazienti obesi con dolore sentono meno la sensazione di caldo (ws) e, come già emerso da altri confronti, sopportano maggiormente il dolore freddo (CP) rispetto ai normopeso privi di dolore (Tabella 12.6).

In generale, si può concludere che sia l'obesità sia la presenza di dolore osteoarticolare incidono sulla sensibilità termica e dolorifica. In particolare, l'obesità aumenta la capacità di sopportare il freddo e il dolore osteoarticolare quella di sopportare il caldo. I soggetti normopeso sani mostrano complessivamente le soglie più basse e la sensibilità più spiccata, e la loro percezione degli stimoli termici si discosta in modo marcato soprattutto da quella dei soggetti che versano nella condizione opposta alla loro (cioè gli obesi con dolore osteoarticolare).

È ancora difficile individuare il peso relativo di obesità e sintomi algici osteoarticolari nella percezione di caldo, freddo e dolore, così come restano ancora parzialmente sconosciuti, o comunque da verificare, i meccanismi alla base di tale relazione.

12.5.4
Correlazioni fra dimensioni psicologiche e dati psicofisiologici

I pazienti obesi esaminati presentano quasi il doppio delle correlazioni fra punteggi ottenuti ai test psicometrici e punteggi MEDOC TSA-2001 rispetto ai pazienti normopeso. La maggiore associazione fra tratti psicologici e sensibilità termica e dolorifica evidenzia ancora una volta l'importanza del profilo di personalità di ciascun soggetto, anche quando si è chiamati a intervenire su un aspetto dell'obesità – il dolore – che sembra meno strettamente legato a variabili di tipo psicologico rispetto ad altri aspetti tipici di tale patologia, quali per esempio il comportamento alimentare disturbato e la riluttanza a impegnarsi in attività fisiche.

Le dimensioni psicologiche indicate dalla letteratura come maggiormente coinvolte nella percezone del dolore risultano rilevanti anche nel presente studio. A eccezione della scala FAM, che d'altra parte si colloca fuori dalla norma solo per i due pazienti compromessi già citati, si riscontrano buone correlazioni fra punteggi ottenuti alla valutazione MEDOC TSA-2001 della sensibilità termica e dolorifica, e punteggi ottenuti in tutte le scale dell'MMPI, in particolare in quelle che rilevano tendenze depressive (D e DEP), e in alcune scale del test CBA-2.0, soprattutto, come prevedibile, in quelle che indagano le componenti ansiose (STAI X-1 e STAI X-2), la paura del sangue e dei medici (IP-5), lo stress e i disturbi psicofisiologici (QPF-R).

Riguardo la direzione delle correlazioni riscontrate si nota che al crescere dei livelli di patologia rilevata attraverso i punteggi delle scale psicometriche, si associa una diminuzione della sensibilità sia al freddo sia al caldo, e un innalzamento della soglia dolorifica. Tratti depressivi (D e DEP) più marcati correlano per esempio con temperature più basse alla prova VISO cs nei non obesi, e con temperature più alte alla prova ART INF HP negli obesi. Allo stesso modo, al crescere delle difficoltà sul lavoro (WRK) diminuisce la sensibilità al freddo (ART INF cs negli obesi) e aumenta la capacità di sopportazione del dolore caldo (VISO HP nei non obesi). L'associazione fra bassa autostima e minore sensibilità in generale (cs e ws), che pure si riscontra in entrambi i gruppi considerati, può essere determinata dalla scarsa fiducia in sé, nelle proprie capacità e nelle proprie percezioni, che caratterizza i soggetti con elevati punteggi alla scala LSE dell'MMPI.

La relazione tra benessere e sensibilità più fine e/o soglie dolorifiche più basse, così come quella fra tratti patologici e condizione di sensibilità ridotta, è confermata anche dalle correlazioni riscontrate fra i valori delle scale dell'SF-36 e i valori MEDOC TSA-2001. Per esempio, al crescere dei punteggi che indicano un buono stato di salute generale (SG) si associa una riduzione della capacità di sopportare il dolore freddo agli arti superiori nei soggetti normopeso, così come all'aumentare delle limitazioni fisiche in rapporto al tipo di lavoro svolto (quindi al decrescere dei punteggi della scala RF) si innalza anche la soglia dolorifica agli stimoli caldi.

Anche un'analisi più specifica delle prestazioni al MEDOC TSA-2001 dei due soggetti dal profilo psicologico marcatamente compromesso (uno obeso e uno normopeso) mostra minore sensibilità e maggiore tolleranza al dolore da parte di questi due pazienti rispetto alle medie dei rispettivi gruppi.

L'associazione tra punteggi della scala HS e punteggi MEDOC TSA-2001 va invece in direzione opposta rispetto a quella riscontrata per le altre scale: al crescere dei livelli di ipocondria diminuisce la capacità di sopportare dolore (ART INF HP nei normopeso). Questo dato è facilmente spiegabile: la maggiore preoccupazione per il proprio corpo e il proprio stato di salute riduce la propensione a tollerare stimoli che potrebbero risultare dannosi per l'integrità fisica.

12.6 Conclusioni

Come più volte sottolineato in letteratura, è difficile tracciare un profilo univoco del paziente obeso (Molinari e Riva, 2004), come pure del paziente affetto da dolore osteoarticolare. Individuare caratteristiche psicologiche proprie di ciascuna delle due patologie è ancora più complesso nella presente ricerca in cui il campione risulta particolarmente selezionato e disomogeneo per età e genere.

Alcune peculiarità sono comunque riconoscibili: tratti di personalità di tipo estroverso ed elevati livelli di ansia sono infatti maggiormente presenti fra i soggetti obesi. La spiccata preoccupazione per il proprio stato di salute e le proprie funzioni corporee risulta invece comune agli obesi e ai normopeso oggetto di questo studio.

Al di là delle valutazioni dei due gruppi con presenza di dolore considerati nel loro complesso, è importante sottolineare la presenza di singoli soggetti dal profilo psicologico marcatamente compromesso, che richiamano alla necessità di costruire percorsi terapeutici integrati in funzione dell'individuo oltre che della patologia per la quale è richiesto il trattamento.

La rilevazione psicofisiologica della sensibilità termica e dolorifica attraverso il protocollo MEDOC TSA-2001, pur essendo di complessa esecuzione e interpretazione, e nonostante i limiti propri delle tecniche di rilevazione sensoriale quantitativa (Siao e Cros, 2003), fa emergere differenze piuttosto marcate fra i gruppi di pazienti considerati, e si evidenzia come strumento dalle grandi potenzialità per la ricerca e la clinica. I dati ottenuti suggeriscono infatti la presenza di una relazione tra obesità, dolore osteoarticolare, percezione e tolleranza del caldo e del freddo. In particolare, sembra che le due condizioni patologiche in esame determinino una minore sensibilità termica e soglie dolorifiche più elevate.

Le ipotesi esplicative avanzate necessitano di ulteriori conferme, anche attraverso studi che coinvolgano professionisti di diverse discipline, nell'ottica di un lavoro di équipe finalizzato all'approfondimento della conoscenza di tali patologie "di confine".

Infine, le correlazioni tra dati psicometrici e dati MEDOC TSA-2001, oltre a confermare l'importanza di alcuni tratti psicologici riconosciuti in letteratura come particolarmente rilevanti nella percezione del dolore, indicano una relazione fra caratteristiche di personalità patologiche e una diminuita sensibilità termica e dolorifica.

Estremizzando un po' ci si può chiedere se la piena percezione delle sensazioni, anche quelle dolorose, sia una sorta di privilegio riservato ai "sani".

Bibliografia

Angst MS, Tingle M, Phillips NG, Carvalho B (2009) Determining heat and mechanical pain threshold in inflamed skin of human subjects. Journal of Visualized Experiments. doi:10.3791/1092

Apolone G, Mosconi P (1998) The Italian SF-36 Health Survey: translation, validation and norming. Journal of Clinical Epidemiology 51(11):1025–1036

Apolone G, Mosconi P, Ware J Jr (2000) Questionario sullo stato di salute SF-36. Manuale d'uso e guida all'interpretazione dei risultati. Guerini e Associati, Milano

Campbell CM, Edwards RR, Fillingim RB (2005) Ethnic differences in response to multiple experimental pain stimuli. Pain 113:20–26

Canetti L, Bachar E, Berry EM (2002) Food and emotion. Behavioural Processes 60:157–164

Clauw DJ, Williams D, Lauerman W et al (1999) Pain sensitivity as a correlate of clinical status in individuals with chronic low back pain. Spine 24:2035–2041

Donini ML, Savina C, Castellaneta E et al (2009) Multidisciplinary approach to obesity. Eating and Weight Disorders 14(1):23–32

Edwards RR, Doleys DM, Lowery D, Fillingim RB (2003) Pain tolerance as a predictor of outcome following multidisciplinary treatment for chronic pain: differential effects as a function of sex. Pain 106:419–426

Edwards RR, Sarlani E, Wesselmann U, Fillingim RB (2005) Quantitative assessment of experimental pain perception: multiple domains of clinical relevance. Pain 114:315–319

Elfhag K, Lundh LG (2007) TAS-20 alexithymia in obesity, and its links to personality. Scand J Psychol 48(5):391–398

Fishbain DA, Cole B, Cutler RB et al (2006) Chronic pain and the measurement of personality: do states influence traits? Pain Medicine 7(6):509–529

Golden BA (2002) A multidisciplinary approach to nonpharmacologic pain management. JAOA 102(9):S1–S5

Grana AS, Coolidge FL, Merwin MM (1989) Personality profiles of the morbidly obese. J Clin Psychol 45(5):762–765

Granieri A (2007) Teoria e pratica del MMPI-2. Lettura clinica di un test di personalità. Frilli, Genova

Granot M (2009) Can we predict postoperative pain by testing preoperative experimental pain? Current Opinion in Anaesthesiology 22(3):425–430

Hainer V, Toplak H, Mitrakou A (2008) Treatment modalities of obesity: what fits whom? Diabetes Care 31(S2):S269–S277

Hastie BA, Riley III JL, Robinson ME et al (2005) Cluster analysis of multiple experimental modalities. Pain 116:227–237

Hathaway SR, McKinley JC (1989) MMPI-2. Minnesota Multiphasic Personality Inventory-2. University of Minnesota Press, Minneapolis

Hathaway SR, McKinley JC (1995) MMPI-2. Minnesota Multiphasic Personality Inventory-2 (Adattamento Italiano di Paolo Pancheri e Saulo Sirigatti). Organizzazioni Speciali, Firenze

Kaplan HI, Kaplan HS (1957) The psychosomatic concept of obesity. J Nerv Ment Dis 125:181–201

Khimich S (1997) Level of sensitivity of pain in patients with obesity. Acta Chir Hung 36(1–4):166–167

Lautenbacher S, Pauls AM, Strian F et al (1990) Pain perception in patients with eating disorders. Psychosom Med 52:673–682

Lautenbacher S, Strian F (1991) Sex differences in pain and thermal sensitivity: the role of body size. Percept Psychophys 50(2):179–183

Lykouras L (2008) Psychological profile of obese patients. Dig Dis 26(1):36–39

Majani G, Sanavio E (1985) Semantics of pain in Italy: the Italian version of the McGill Pain Questionnaire. Pain 22(4):399–405

McKendall MJ, Haier RJ (1983) Pain sensitivity and obesity. Psychiatry Res 8(2):119–125

Melzack R (1975) The McGill Pain Questionnaire: major properties and scoring methods. Pain 1:271–299

Melzack R (1999) Pain, an overview. Acta Anaesthesiol Scand 43:880–884

Messier SP (2009) Obesity and osteoarthritis: disease genesis and nonpharmacologic weight management. Med Clin North Am 93(1):145–159

Molinari E, Riva G (2004) Psicologia clinica dell'obesità. Bollati Boringhieri, Torino

Molton IR, Graham C, Stoelb BL, Jensen MP (2007) Current psychological approaches to the management of chronic pain. Current Opinion in Anaesthesiology 20(5):485–489

Pancheri P, Sirigatti S (2002) MMPI-2. Manuale di istruzione. Organizzazioni Speciali, Firenze

Papezová H, Yamamotová A, Uher R (2005) Elevated pain threshold in eating disorders: physiological and psychological factors. J Psychiatric Research 39:431–438

Pells JJ, Shelby RA, Keefe FJ et al (2008) Arthritis self-efficacy and self-efficacy for resisting eating: relationships to pain, disability, and eating behavior in overweight and obese individuals with osteoarthritic knee pain. Pain 136(3):340–347

Pradalier A, Willer JC, Dry J (1982) Pain sensitivity in obese individuals. Ann Med Interne (Paris) 133(8):528–531

Salaffi F, Carotti M, Stancati A (2002) La valutazione del paziente con artrite reumatoide. Progressi in reumatologia 3(2):16–39

Sanavio E, Bertolotti G, Michielin P et al (1986) CBA-2.0 Scale primarie: manuale. Organizzazioni Speciali, Firenze

Sanavio E, Vidotto G (et al.1995) (eds) CBA-2.0: 10 anni di ricerche. Upsel, Torino

Shelby RA, Somers TJ, Keefe FJ et al (2008) Domain specific self-efficacy mediates the impact of pain catastrophizing on pain and disability in overweight and obese osteoarthritis patients. Journal of Pain 9(10):912–199

Siao P, Cros DP (2003) Quantitative sensory testing. Phys Med Rehabil Clin N Am 14(2):261–286

Sinay VJ, Bonamico LH, Dubrovsky A (2003) Subclinical sensory abnormalities in trigeminal neuralgia. Cephalalgia 23:541–544

Somers TJ, Keefe FJ, Pells JJ et al (2009) Pain catastrophizing and pain-related fear in osteoarthritis patients: relationships to pain and disability. J Pain Symptom Manage 37(5):863–872

Stein D, Haye WH, Matsunaga H et al (2003) Pain perception in recovered bulimia nervosa patients. Int J Eat Disord 34:331–336

Strine TW, Mokdad AH, Dube SR et al (2008) The association of depression and anxiety with obesity and unhealthy behaviors among community-dwelling US adults. Gen Hosp Psychiatry 30(2):127–137

Tukker A, Visscher TL, Picavet HS (2009) Overweight and health problems of the lower extremities: osteoarthritis, pain and disability. Public Health Nutrition 12(3):359–368

Valtolina G (1996) Weight loss and psychopathology: a three-cluster MMPI typology. Percept Mot Skills 82:275–281

Van Hout GC, van Outheusden I, van Heck GL (2004) Psychological profile of the morbidly obese. Obes Surg 14(5):579–588

Vendrig AA, de Mey HR, Derksen JJL, van Akkerveeken PF (1998) Assessment of chronic back pain patient characteristics using factor analysis of the MMPI-2: which dimensions are actually assessed? Pain 76:179–188

Watson PJ, Latif RK, Rowbotham DJ (2005) Ethnic differences in thermal pain responses: a comparison of South Asian and White British healthy males. Pain 118:194–200

Wise EA, Pice DD, Myers CD et al (2002) Gender role expectation of pain: relationship to experimental pain perception. Pain 96(3):335–342

Zahorska-Markiewicz B, Zych P, Kucio C (1988) Pain sensitivity in obesity. Acta Physiologica Polonica 39(3):183–187

L'esperienza del dolore nell'ambulatorio del medico di famiglia 13

E. Zacchetti

Il medico di famiglia può essere considerato un osservatore privilegiato del paziente con dolore cronico; qualunque sia la causa della sintomatologia dolorosa nel suo ambulatorio spesso si cerca di decodificare, analizzare, studiare il sintomo dolore alla ricerca delle cause e di una terapia.

In molti casi i pazienti che si recano con maggiore assiduità dal medico di famiglia sono quelli che soffrono di dolore cronico. La relazione che si instaura con il medico tende col tempo a diventare difficile e ricca di momenti di tensione anche perché i grandi frequentatori degli ambulatori, i *frequent attenders* della letteratura medica anglosassone, sono pazienti difficili, lamentosi, che portano all'osservazione del medico un sintomo doloroso in genere ormai cronicizzato, che sfugge a ogni terapia proposta.

Possiamo suddividere i pazienti che soffrono di dolore cronico in due categorie fondamentali, quelli che mantengono uno stile di vita in larga parte accettabile e quelli la cui vita risulta compromessa su più fronti. I pazienti che presentano una patologia cronica – in genere dell'apparato muscolo-scheletrico, una cefalea, una patologia dell'apparato gastro-intestinale, genito-urinario – e che dal punto di vista psichico non presentano particolari problematiche riescono a svolgere un'attività lavorativa, sono ben integrati nel gruppo familiare e la causa del dolore è stata evidenziata dal punto di vista clinico con i vari accertamenti a cui sono stati sottoposti. La causa organica del dolore è definita, gli aspetti psicologici sono conseguenti alla difficoltà di convivere quotidianamente con questo sintomo, possono manifestarsi disturbi dell'umore o sintomi ansiosi reattivi, sempre però conseguenti alla sintomatologia dolorosa. In genere questi pazienti partecipano con impegno a un programma terapeutico, hanno una bassa conflittualità con le figure mediche di riferimento e rispondono discretamente alla terapia farmacologica per il controllo del dolore, e nel tempo riescono a gestire il problema dolore interrompendo il circolo vizioso che lo

E. Zacchetti (✉)
Neurofisiologia clinica e Psicoterapia, ASL 11 Vercelli, Borgo Sesia, Vercelli

lega allo sviluppo di sintomi depressivi.

Tuttavia, la percentuale più elevata di pazienti con dolore cronico osservati dal medico di famiglia, circa il 60%, presenta un quadro molto complesso dove il sintomo dolore si fonde con una situazione di conflittualità intrapsichica più o meno evidente. Sono questi i pazienti che rientrano nella categoria dei *frequent attenders*, persone che spesso si recano presso l'ambulatorio del medico chiedendo un aiuto immediato per un sintomo che loro stessi definiscono intenso, poco compreso da familiari, amici, colleghi di lavoro.

La depressione da sola o mista ad ansia, l'ansia generalizzata, la distimia sono condizioni cliniche che frequentemente si accompagnano al dolore cronico. La maggior parte dei clinici che si occupa di depressione considera il dolore fisico come espressione diretta del disturbo; la vecchia definizione di *depressione mascherata* è attualmente superata: non esiste un sottotipo di depressione che si manifesta con un'espressione corporea, dato che la sintomatologia depressiva bio-psichica non può essere divisa Il dolore diventa allora espressione di una conflittualità intrapsichica, di un disagio, di un disturbo dell'umore e si accompagna di frequente a un disturbo organico clinicamente oggettivabile, diventandone un'amplificazione che col tempo tende a un peggioramento progressivo.

Un esempio che può chiarire questo concetto è la sindrome dell'intestino irritabile (SII, vedi Capitolo 9), patologia abbastanza diffusa in particolare nel sesso femminile. In questo disturbo la percezione del dolore ai quadranti addominali inferiori, che si accompagna a un senso di nausea e gonfiore epigastrico, può diventare nel tempo un'esperienza invalidante, il paziente può vivere uno stato di sofferenza che lo limita in tutte le attività quotidiane. Le visite gastroenterologiche e gli accertamenti clinici non evidenziano nessuna patologia importante, se non un'alterata motilità dell'intestino, che si riacutizza nei periodi di stress psicofisico. Il paziente non si mostra soddisfatto dalle rassicurazioni dello specialista, la mancanza di una spiegazione esauriente per la sintomatologia dolorosa sembra aggravare la sofferenza e i disturbi.

In realtà, la ricerca in ambito gastroenterologico ha evidenziato che in questo disturbo, per cui si riteneva l'eziologia psicosomatica come la più importante, sono evidenziabili delle anomalie a livello della motilità del colon che possono spiegare la sintomatologia dolorosa. Spesso questa patologia presenta un'alta familiarità che può essere interpretata come una componente genetica, intesa come una predisposizione allo sviluppo della SII. Il dato più interessante è che in questa sindrome si fondono il fattore organico, legato a uno squilibrio nella regolazione della motilità del colon, la difficoltà nell'esprimere le emozioni attraverso il linguaggio, l'alta frequenza di comorbilità con disturbi dell'umore e la sensibilità nella risposta alle situazioni stressanti. Il dolore ai quadranti addominali inferiori, che si accompagna ai disturbi dell'alvo, può diventare così intenso e ricorrente da far assumere a questi pazienti il ruolo di malato cronico, di colui che non capito e curato in modo adeguato non può più assumersi le proprie responsabilità familiari e lavorative.

L'altro grande gruppo di patologie caratterizzate dalla presenza di dolore cronico e che coinvolgono costantemente il lavoro del medico di famiglia interessa l'apparato muscolo-scheletrico. Vale la pena evidenziare due disturbi molto diffusi ed estremamente difficili da valutare e curare: la fibromialgia e la lombalgia cronica.

La fibromialgia, il cosiddetto reumatismo muscolare, è un disturbo abbastanza frequente, molto disturbante e doloroso, non ancora ben conosciuto e di difficile valutazione; presenta una sintomatologia in cui sembra cambiare di giorno in giorno la zona corporea interessata.

Il paziente con fibromialgia è di solito un grande frequentatore dell'ambulatorio di medicina generale, i punti dolorosi (i cosiddetti *trigger points*) sono distribuiti nelle diverse aree del corpo e il dolore viene riacutizzato al semplice toccarli. In questa patologia il dolore cronico si accompagna spesso a tratti di personalità come indecisione, aggressività, tendenza a colpevolizzare i familiari per i propri problemi; sul versante psicopatologico sono frequenti forme di distimia, depressione minore, disturbo d'ansia generalizzato.

A differenza del disturbo fibromialgico, nella lombalgia cronica (una delle patologie più diffuse) sono evidenziabili delle componenti organiche che possono giustificare il passaggio dal dolore acuto a quello cronico. Ernia discale, degenerazione artrosica dei dischi vertebrali, sindrome da canale stretto, posture scorrette legate ad attività lavorative, forme infiammatorie croniche, traumi legati ad attività sportive, patologie congenite della colonna vertebrale possono determinare, singolarmente o in associazione, una lombalgia cronica anche molto dolorosa. Il dolore viene giustificato da una patologia organica come causa iniziale e scatenante.

Nelle forme lombalgiche croniche il dolore diventa di difficile valutazione: la deflessione dell'umore che spesso il medico osserva è una conseguenza della sintomatologia dolorosa che limita tutte le attività, oppure è il disturbo depressivo che amplifica un disturbo a origine organica fino a renderlo intenso e a volte insopportabile? Questa domanda che si può porre analizzando le forme più gravi di lombalgia può essere estesa a tutte le patologie in cui uno stimolo irritativo, un disordine della motilità viscerale, una cefalea cronica, mescolano la sintomatologia dolorosa a quella depressiva in modo unico e caratteristico per quel singolo paziente.

Dalla sperimentazione clinica emerge un'importante area di sovrapposizione dei fattori neurobiologici nella fisiopatologia della depressione e del dolore, suggerendo la possibilità di meccanismi funzionalmente convergenti a livello delle vie neurotrasmettitoriali coinvolte nei disturbi dell'umore e nella percezione del dolore.

Il dolore cronico è un problema clinico complesso in cui la mente trasferisce sul corpo l'emozionalità, la conflittualità che non può trovare un'espressione diretta attraverso il linguaggio, e il corpo trasferisce nella mente la sua sofferenza, con una circolarità difficile da interrompere se non si agisce sui diversi livelli del problema (Fig. 13.1).

Il medico di famiglia vive in genere con frustrazione la gestione del paziente con dolore cronico, percepisce che in modo più o meno esplicito il paziente esprime la propria insoddisfazione verso le terapie che gli sono state prescritte e che non hanno dato risultati positivi, si sente oggetto di una responsabilità che non ritiene di avere, tende a delegare ad altri specialisti la gestione di questi casi. Tuttavia, a lungo termine il referente di questo disturbo diventa sempre il medico di medicina generale.

L'insoddisfazione del paziente per la mancata soluzione del suo problema si scontra con il senso di impotenza e frustrazione del medico, e questo può trasformarsi nel

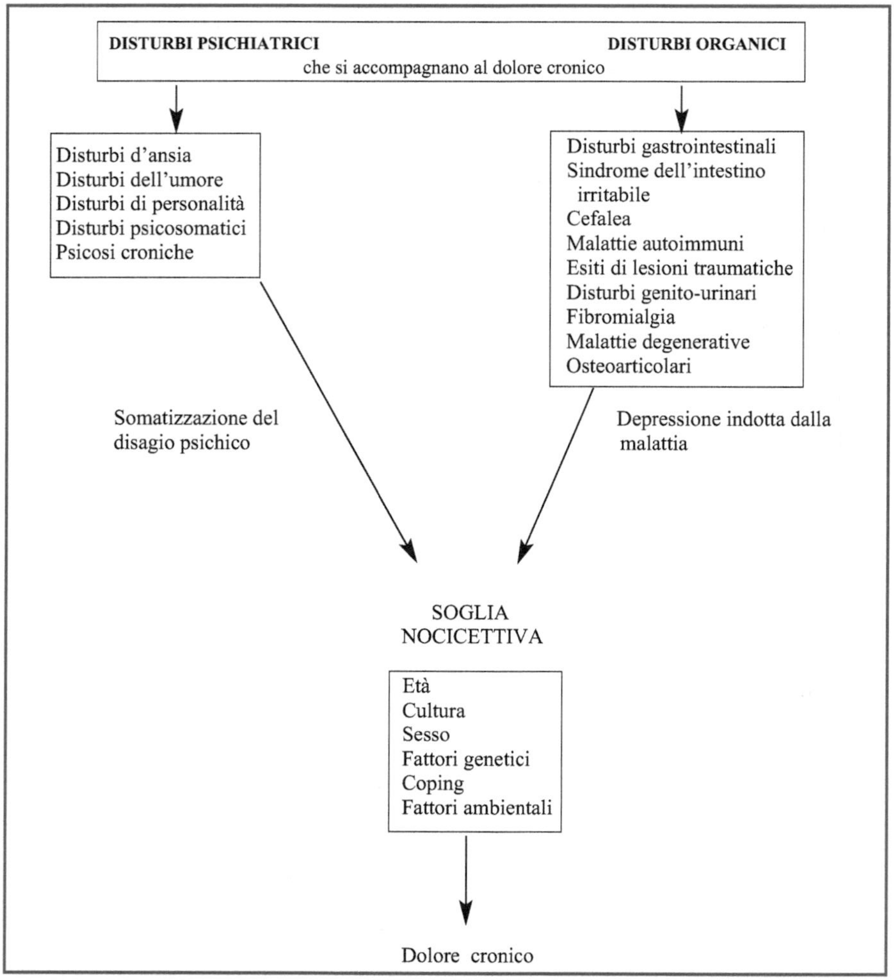

Fig. 13.1 Fattori rilevanti nella determinazione del dolore cronico

tempo in una forma di cinismo e distacco che deteriora sempre più la relazione rendendola estremamente difficile. La revoca e il cambio di medico diventa una prassi frequente da parte dei pazienti con dolore cronico, che cercano in una nuova figura di riferimento comprensione, competenza professionale, disponibilità, ma soprattutto quella terapia mirata e corretta che possa finalmente interrompere la spirale del dolore.

Come nei pazienti con disturbi della sfera psicosomatica, quelli con dolore cronico tendono a proiettare il loro problema su cause esterne che determinano il riacutizzarsi della sintomatologia; in questo modo anche il medico di fiducia diventa responsabile del problema e cercare una nuova figura di riferimento sembra la soluzione su cui proiettare le speranze di guarigione.

La gestione del dolore di pazienti che non presentano comorbilità con disturbi della sfera psichiatrica è relativamente facile, il medico può instaurare una relazione costruttiva dove una terapia farmacologica, un intervento chirurgico, una terapia del dolore, una riabilitazione fisiatrica, sono accettati di buon grado e ottengono in genere buoni risultati clinici.

Nei confronti dei pazienti la cui sintomatologia dolorosa si accompagna a un disturbo dell'umore, il medico di famiglia deve cercare di non cadere in due comportamenti opposti, entrambi a lungo termine negativi. Una tendenza sbagliata frequente del medico consiste nello scivolare in una posizione di cinismo e distacco emotivo: il paziente con dolore cronico, che non sembra rispondere adeguatamente alle terapie, viene identificato come persona problematica, difficile, aggressiva, con cui è meglio non entrare in relazione stretta per non rischiare un conflitto spiacevole. L'altro atteggiamento sbagliato consiste nel non porre un limite alle continue richieste del paziente nella ricerca di una soluzione al sintomo; per ridurre la tensione della relazione il medico ritiene di dover accontentare le richieste di accertamenti o delle più svariate terapie di cui il paziente è venuto a conoscenza tramite conoscenti, riviste o programmi televisivi.

L'assenza di limiti diventa un ostacolo che impedisce al paziente di prendere coscienza del fatto che dietro al suo sintomo vi possa essere una problematica complessa da valutare e trattare a più livelli. Il medico deve essere molto attento quando decide di portare il paziente a questa presa di coscienza, perché comunicare che dietro il sintomo dolore vi possa essere una problematica della sfera psichica, come una depressione, può essere traumatico e deteriorare una relazione ben funzionante.

Accettare che il dolore possa essere causato da un problema psichico, oltre che da cause organiche, è il primo passo verso un percorso di miglioramento. In molti casi il paziente può accettare questa ipotesi soltanto in modo graduale e con un appoggio sensibile e attento da parte del medico; le parole usate dal medico sono importanti e devono essere valutate e calibrate con oculatezza.

Negli ultimi anni in ambito medico si è parlato molto, soprattutto in medicina generale, delle tecniche di counseling, cioè di come migliorare lo stile comunicativo nell'ottica di aiutare al meglio pazienti difficili, con patologie croniche e un elevato livello di sofferenza. Un medico preparato, con una formazione personale al counseling, può aiutare il paziente in questo processo di presa di coscienza senza attivare in lui la percezione di essere abbandonato o di essere considerato un malato immaginario.

L'invio a uno psicologo, psicoterapeuta o psichiatra, con buona esperienza in ambito psicosomatico, per l'inizio di un percorso psicoterapeutico può risultare fondamentale in situazioni apparentemente cronicizzate e non modificabili. Vi è ancora troppa resistenza da parte di alcuni medici di famiglia nell'intraprendere questa strada quando non ci sono miglioramenti con la sola terapia farmacologica. Dopo circa un secolo dalla nascita delle prime psicoterapie psicoanalitiche e cinquant'anni di evoluzione di quelle cognitivo-comportamentali e sistemiche, alcuni medici ritengono che una cura basata sulla parola non possa incidere su sintomi importanti come quelli legati alla depressione o al dolore cronico. La riscoperta delle tecniche legate all'ipnosi (vedi Capitolo 8) grazie alla geniale figura dello psichiatra americano Milton Erickson (1901-1980) ha invece riportato all'evidenza clinica come la possibilità di indurre uno stato di trance, esperienza naturale e fisiologica per ogni essere umano, priva di quell'aura paranormale attribuitale nei secoli passati, possa essere molto efficace nel modulare e ridurre il sintomo dolore nella sua cronicità.

Il medico moderno deve considerare che, quando è possibile e se il paziente è disponibile, alle migliori terapie mediche e chirurgiche si deve abbinare un percorso psicoterapeutico che può portare anche a risultati brillanti. Lo psicologo clinico e lo psicoterapeuta entrano di diritto in questa gestione complessa dove è necessaria la cooperazione di più figure. I medici laureati negli ultimi dieci o quindici anni sembrano più aperti a tale possibilità: è il segnale che qualcosa sta finalmente cambiando.

Vorrei ora analizzare due casi clinici emblematici di gestione di un paziente con dolore cronico da parte in un medico di famiglia.

Il *primo caso clinico* riguarda un giovane di 26 anni, Simone, artigiano edile insieme al padre in una ditta a conduzione familiare. Da una parte Simone è gratificato dal proprio lavoro, dall'altra vorrebbe abbandonarlo per la conflittualità che vive nei confronti del padre, dal quale non si sente capito e con cui ha difficoltà a comunicare. La madre presenta un disturbo dell'umore cronico di tipo distimico con scarsa risposta alle terapie farmacologiche e psicoterapeutiche a cui nel tempo si è sottoposta. Simone è figlio unico, estremamente sensibile, vive con molta difficoltà le problematiche psichiche della madre, sempre triste e depressa, e la difficile relazione con il padre. Vorrebbe cambiare lavoro staccandosi dalla ditta del padre e dedicarsi a un settore lavorativo diverso, in cui secondo lui potrebbe avere maggiori gratificazioni professionali.

Proprio nel periodo in cui sta valutando questa possibilità, un sabato notte, tornando dalla discoteca con amici e non essendo lui il guidatore, si trova coinvolto in un grave incidente stradale in cui si procura la frattura di una vertebra cervicale. Viene sottoposto a un complesso intervento neurochirurgico per la riduzione della frattura, non vi sono stati danni al midollo spinale e quindi il rischio di tetraplegia. Dopo il ricovero Simone inizia lentamente la fase della riabilitazione, il dolore in sede cervicale è intenso, ma all'inizio viene spiegato come una normale conseguenza dell'evento traumatico. Passa circa un anno e Simone, pur essendo guarito dal punto di vista clinico, non riesce a riprendere a guidare, esce poco di casa, rimanda continuamente la ripresa dell'attività lavorativa. Il motivo è per lui legato a un dolore intenso che si irradia dalla regione cervicale alle braccia ogni volta che tenta di eseguire un'attività fisica, o qualunque attività che necessiti di concentrazione.

Circa una volta al mese si reca dal proprio medico di famiglia e richiede un certificato assicurativo che gli possa permettere un indennizzo economico per i giorni lavorativi persi. In questo periodico colloquio il medico comincia a intuire che il dolore cronico di Simone non si lega soltanto alle conseguenze del grave trauma subito, ma diventa l'espressione simbolica di una sua inconscia necessità di non riprendere l'attività lavorativa con il padre, che lui definisce troppo faticosa per chi come lui ha subito una lesione grave.

Dopo circa diciotto mesi dall'incidente il medico legale, incaricato dall'assicurazione che deve liquidare il danno, comunica al medico di famiglia di Simone che la compagnia assicurativa non è più disposta a pagare un periodo di malattia che supera i parametri di rimborsabilità. Il medico cerca di convincere Simone che bisogna trovare la possibilità di superare o almeno ridurre il sintomo dolore e poter tornare a un'attività lavorativa normale.

Si tenta con la collaborazione dei colleghi fisiatri e della Terapia del dolore di programmare un percorso di recupero fisioterapico che si accompagni a una terapia farmacologica in cui vengono inseriti farmaci antidepressivi a basse dosi e gabapentin per ridurre la sensazione dolorosa. I risultati sono scadenti, Simone continua a vivere in uno stato di isolamento e inattività, giustifica la sua posizione con l'assoluta impossibilità di svolgere qualsiasi lavoro che coinvolga la sua muscolatura cervicale.

I genitori sono disperati nel vederlo in questa situazione; la madre, già sofferente di problemi depressivi, si aggrava, sembra scivolata in un momento difficilissimo da affrontare. Il medico di famiglia riesce, sfruttando il buon rapporto che da sempre ha avuto con lui e i suoi familiari, a far accettare a Simone che dietro il suo sintomo si nasconda un disagio precedente all'incidente e che lo sta bloccando nel processo di recupero. Simone accetta il consiglio del medico di iniziare un percorso di psicoterapia, anche se rimane scettico sulle possibilità di miglioramento che ne possono derivare. Il medico di famiglia si tiene in contatto con il collega psicoterapeuta per potersi confrontare sui progressi del giovane paziente.

Durante le sedute di psicoterapia Simone inizia a riconoscere nel dolore un significato simbolico, l'espressione di un disagio, di un'incapacità ad affrontare con determinazione il problema fondamentale della sua vita: rendersi autonomo dal padre e dimostrare di essere capace di affermare le proprie capacità.

Il terapeuta usa tecniche derivate dal modello dell'ipnosi ericksoniana (vedi Capitolo 8), addestra il paziente a percepire parti del proprio corpo abbinandole a sensazioni di profondo rilassamento e benessere, raggiungendo un buon livello di analgesia. Simone impara con molto interesse che può modulare il proprio dolore, e viene addestrato con tecniche di autoipnosi a controllarlo anche quando è a casa e nei momenti in cui sembra riacutizzarsi.

Dopo circa due mesi dall'inizio della psicoterapia Simone può riprendere a lavorare, anche se con alcune precauzioni, all'inizio solo mezza giornata, poi a tempo pieno. Accetta di lavorare con il padre modificando in modo realistico la difficile relazione con lui senza più drammatizzarla. Continua ad attendere la possibilità di una nuova esperienza lavorativa, ma riesce comunque a essere attivo e a uscire dallo stato di apatia in cui era caduto. Il suo miglioramento si trasmette alla madre che aveva vissuto l'esperienza del figlio come una malattia cronica dalla quale non vedeva speranza di uscita.

Questo caso clinico fa riflettere sull'importante ruolo di primo filtro svolto dal medico di famiglia, che è riuscito a far uscire Simone dalla cronicizzazione rompendo il circolo vizioso che collegava il dolore all'assunzione del ruolo di malato, ruolo che inconsciamente gli permetteva di non decidere.

Sfruttando una buona relazione terapeutica, il medico ha convinto Simone ad accettare l'aiuto di uno psicoterapeuta e la possibilità di un cambiamento, senza attribuire a questo passaggio di presa in cura il significato di un abbandono o di uno scarso interesse verso il suo problema. In questo caso clinico il mancato invio a uno psicoterapeuta avrebbe comportato per Simone il persistere del disturbo con conseguenze importanti per lui e la sua famiglia.

Il *secondo caso clinico* riguarda una donna di circa 75 anni, Emma, vedova e senza figli, che da alcuni anni presenta un dolore lombalgico di forte intensità, irradiato lungo gli arti inferiori. Emma si reca spesso dal proprio medico di famiglia rinnovando ogni volta il proprio disagio e la difficoltà a convivere con sintomi che la limitano nella possibilità di camminare a lungo, di svolgere come vorrebbe le abituali attività domestiche.

Il dolore nella zona lombare è esploso dopo la morte del marito, era già presente in precedenza ma molto meno intenso, durante il periodo della malattia terminale del coniuge è come se la mente di Emma lo avesse dimenticato e si manifesta in tutta la sua intensità dopo la perdita della sua unica figura di riferimento.

Su consiglio del medico Emma ha sperimentato diverse terapie con scarsi risultati e benefici sulla sintomatologia dolorosa. La diagnosi dei diversi specialisti che l'hanno visitata è di lombalgia con neuropatia periferica da compressione, osteoartrosi delle vertebre lombari con degenerazione dei dischi intervertebrali.

Viene sottoposta a varie sedute di fisioterapia, vengono fatte infiltrazioni peridurali nell'ambulatorio di Terapia del dolore, il neurochirurgo consiglia un intervento decompressivo in regione lombare per ridurre il conflitto sulle radici nervose e di conseguenza il dolore lungo le gambe. Emma rifiuta l'intervento in parte per paura e in parte perché non le è stato assicurato un risultato risolutivo sul sintomo dolore. Tutti gli specialisti concordano sulla necessità che riduca il suo peso corporeo, obiettivo che per lei non sembra raggiungibile.

Il medico di famiglia diventa per Emma la principale figura di riferimento, in frequenti incontri in ambulatorio esprime a lui la propria sofferenza, il senso di solitudine e di inutilità dopo la morte del marito, il desiderio di morire piuttosto che continuare a vivere in quelle condizioni. Da una parte Emma percepisce il medico come un amico, come l'unica figura di sostegno che le è rimasta, dall'altra riversa su di lui la rabbia che non si sia trovata una terapia valida per il proprio dolore, rabbia che in qualche incontro si carica anche di alcuni momenti di tensione e spunti aggressivi.

Questo quadro clinico di dolore cronico, che si presenta di frequente ai medici di famiglia, comporta l'alternanza di periodi di miglioramento e peggioramento del sintomo dolore, e la sensazione da parte del paziente che i medici non siano capaci di trovare rimedi adeguati.

Nel caso di Emma il medico di famiglia potrebbe cadere nell'errore di condurre la relazione con sempre maggior distacco, reagendo con fermezza ai tentativi della paziente di colpevolizzare tutta la classe medica perché non si riesce a trovare una soluzione al suo problema.

Nei frequenti incontri con Emma il medico riesce a spostare il discorso dal dolore fisico alla sfera emozionale, ai ricordi di momenti sereni vissuti con il marito, all'amore per la natura e la montagna che li aveva accompagnati nei tanti anni vissuti insieme. Nel ricordare quei periodi Emma sembra trasformarsi e vede nel medico una figura diversa che l'ascolta, si attiva in lei un mondo di ricordi che sembravano ormai spenti e soffocati dalla sensazione del dolore.

Il medico di famiglia può svolgere un ruolo importante nella gestione di questi pazienti cronici, sviluppare una relazione di amicizia ed empatia che va al di là del ruolo professionale; dato che in molti casi conosce anche gli altri membri della famiglia, può aiutare il paziente a mettere in atto cambiamenti relazionali, psicologici, esistenziali che lo portino a percepirsi non soltanto come persona sofferente, ma anche capace di provare nuove emozioni e crearsi nuovi obiettivi.

Il compito di chi esercita un ruolo di counselor non consiste nell'indicare in modo diretto al paziente che cosa deve fare per modificare il proprio stato fisico o psichico, ma nel permettergli, con domande aperte, di scoprire da solo aspetti della propria realtà di vita o frammenti di passato che possono essere visti da una prospettiva nuova e da cui possono derivare possibilità di cambiamento.

Emma non accetta di intraprendere un percorso psicoterapeutico, da lei ritenuto troppo complesso e poco utile come tipo di cura per la sua età. L'unica figura di riferimento stabile è rimasto il medico di famiglia, che non ha mai tradito la sua fiducia e nel tempo ha introdotto un sostegno psicologico rivelatosi per Emma importante, capace di farle accettare il lutto e il dolore cronico non come una maledizione, ma come una realtà difficile e come parte integrante del percorso di vita di un essere umano.

In alcune occasioni il medico ha prescritto a Emma polivitaminici o altre sostanze naturali per sfruttare un effetto placebo. L'utilizzo del placebo può essere efficace nei pazienti con dolore cronico e comorbilità con disturbi della sfera psichica. Si può ottenere una discreta riduzione dei sintomi, ma è fondamentale che questo elemento terapeutico si inserisca in una buona relazione medico-paziente, e che non diventi per il medico l'occasione di sfruttare un effetto suggestivo che nel tempo potrebbe diventare controproducente. Come insegna Balint, psicoanalista di origine ungherese che ha analizzato gli aspetti psicologici dell'attività del medico di famiglia, il medico dà prima di tutto sé stesso come effetto terapeutico; il suo tono di voce, il modo di ascoltare, le pause nel dialogo, il modo di guardare, la capacità di portare il paziente a una presa di coscienza più matura della sua realtà, sono tutti fattori che possono agire con forza nel processo di cura accompagnandosi alle migliori terapie farmacologiche.

Chiunque opera con la psicoterapia sa quanta parte del buon esito di un trattamento derivi non dalla fiducia che il paziente ha nel medico, quanto dalla fiducia che lo stesso medico ha di poter curare con mezzi psicologici e legati al linguaggio. Il medico di famiglia deve acquisire la consapevolezza che si può intervenire in disturbi come il dolore cronico agendo sulla relazione interpersonale, non delegando sempre e soltanto ad altre figure professionali la gestione del paziente, ottenendo così il risultato di cronicizzare il problema. Questo non significa trasformare il medico di famiglia in uno pseudo psicoterapeuta, ma fare in modo che nell'ambito e nei limiti del suo campo professionale, possa fornire un primo intervento psicologico basato non soltanto su buon senso ed empatia. Balint insegnava ai medici che ogni malattia è anche il *veicolo* di una richiesta d'amore e d'attenzione. Alcune persone cercano l'affetto e l'attenzione di cui hanno bisogno attraverso i sintomi di una malattia; a volte non è opportuno portare il paziente a riconoscere improvvisamente questo processo psicologico in modo da permettergli di superarlo e abbandonarlo. Se il sintomo dolore diventa una profonda richiesta di aiuto e di attenzione la rassicurazione spesso è inutile, ecco perché un farmaco placebo diventa molto più efficace del semplice rassicurare: si risponde ai sintomi con qualcosa di concreto che può essere ingerito e non con semplici parole. Questo non significa che la comunicazione sia inutile, ritengo invece che le parole del medico possano essere un potente mezzo terapeutico, devono però uscire dal banale schema della rassicurazione che il paziente percepisce come un tentativo del medico di sminuire i sintomi, togliere loro l'inconscio significato di una ricerca di aiuto.

Il paziente con dolore cronico va sempre e prima di tutto ascoltato; l'attenzione che il medico presta alle parole del paziente, ai suoi sintomi a volte strani e bizzarri o non inquadrabili in una patologia definita è già un importante fattore terapeutico. La svalutazione del sintomo, che il medico di famiglia può erroneamente fare, si trasforma in un aumento dell'intensità del disturbo, il paziente aggrava inconsciamente la propria sintomatologia per ricercare quell'attenzione che il medico sembra negargli.

Sul fronte opposto, il medico che tende a psicologizzare precocemente il paziente con dolore cronico crea in questo la sensazione di essere visto come una persona disturbata psichicamente, che produce sintomi importanti per non affrontare impegni familiari e professionali ritenuti troppo gravosi. Come conseguenza il paziente tende a cercare una nuova figura di medico che lo possa aiutare adeguatamente sul versante organico, senza interpretazioni pseudopsicologiche, che sono viste come qualcosa di oscuro e lontano dalla vera origine della propria sofferenza. Preferendo portare l'attenzione sul corpo piuttosto che sulla sfera emotiva, la percezione del dolore si cronicizza e l'individuo non trova un modo più funzionale per esprimere la propria emozionalità.

Il termine *alexitimia*, coniato dallo psichiatra americano Sifneos, non riguarda, come esprime letteralmente la parola, individui senza emozioni (il che sarebbe impossibile), ma persone incapaci di rappresentare le emozioni ricorrendo agli strumenti psicologici abituali come immagini, fantasie, simboli. L'espressione delle emozioni avviene invece attraverso le componenti biologiche degli affetti, attraverso l'attivazione dei sistemi di elaborazione della risposta affettiva nelle sue componenti biologiche.

Lo stile cognitivo degli alessitimici tende ad amplificare le sensazioni corporee, la scarsa rappresentazione mentale delle emozioni, e la difficoltà a esprimerle verbalmente portano questi pazienti a porre una grande attenzione a tutte le sensazioni che vengono dal corpo, in particolare dalle zone dove è già presente un problema organico. L'amplificazione delle sensazioni dolorose può portare a interpretarle erroneamente, fino a pensare che dietro al dolore si nasconda una patologia grave. Tale situazione genera ansia, la quale fa a sua volta aumentare la sintomatologia dolorosa, generando un circolo vizioso ben conosciuto dai medici. Questi pazienti hanno grande difficoltà a collegare i propri sentimenti e stati psichici a cause esterne o a relazioni interpersonali che li possono avere condizionati, nel riconoscere cause scatenanti l'episodio di malattia o eventi che hanno favorito l'insorgenza del quadro doloroso.

Chi opera nel campo psicoterapeutico osserva di frequente che i pazienti con disturbi psicosomatici o con dolore cronico, quando cominciano a risvegliare la propria emozionalità, possono ridurre i propri disturbi fisici e il dolore corporeo ma riattivare una sintomatologia ansiosa o depressiva in precedenza non percepita. Ecco perché è così difficile per certi pazienti rinunciare al sintomo fisico: esso rappresenta un baluardo contro l'angoscia e la presa di coscienza di emozioni e stati psichici spiacevoli e dolorosi, non adeguatamente elaborati a livello cognitivo.

Il medico deve essere attento e prudente nell'aiutare il paziente a elaborare l'emozionalità a livello psichico e non più solo sul versante corporeo attraverso l'attivazione delle vie neurovegetative. Il medico di famiglia può intervenire a un primo livello: la sua lunga conoscenza del paziente, la competenza riguardo i problemi organici, il suo utilizzo dei farmaci contro il dolore lo rendono una figura maggiormente accettata di quella più misteriosa e complessa dello psichiatra o dello psicoterapeuta. Come osservavo nel caso clinico di Simone, il medico di famiglia deve saper cogliere i segnali della cronicizzazione, essere in grado di convincere il paziente che può rischiare di perdere il lavoro, distruggere la propria vita affettiva, rovinare le relazioni familiari, e che deve accettare l'aiuto di una persona competente che lo possa affiancare nel delicato processo di rielaborazione del dolore a livello cognitivo ed emozionale. Questo è possibile se il medico di famiglia ha sviluppato una buona alleanza terapeutica, in caso contrario il paziente può pensare di voler essere scaricato e di essere ritenuto una persona troppo difficile da gestire, che compete soltanto a psicologo o psichiatra.

I passaggi fondamentali nella gestione del paziente con dolore cronico da parte del medico di famiglia, e in generale da parte degli specialisti con cui viene in contatto sono: ascolto, accettazione, impostazione della terapia del dolore, spostamento graduale dell'attenzione dal sintomo fisico al livello cognitivo ed emozionale, intervento psicologico di primo livello (counseling), invio, dove è necessario e possibile, a uno psicoterapeuta.

Nel tempo il dolore cronico può innescare idee di morte nel paziente; quando il dolore è intenso, quando limita tutte le attività, quando ogni creatività ed energia di vita si spengono, la scelta del suicidio diventa una possibilità non remota. Come osservavo nel caso di Emma, nei colloqui con il medico alcuni pazienti esprimono il desiderio di morire piuttosto che convivere con il dolore, il mescolarsi di sintomi depressivi con quelli legati al dolore diventa allora evidente. Se da una parte si comunica al medico l'intenzione di annullare il dolore con la fine della vita, dall'altra si lancia un messaggio opposto forte ed evidente in cui si afferma la propria esistenza, la propria necessità vitale di essere ascoltati, di richiamare in modo drammatico l'attenzione degli altri su di sé, di essere amati in modo autentico con le proprie malattie e difetti.

Questo aggrapparsi alla vita e nello stesso tempo desiderare la morte è tipico delle persone più anziane, e spesso trova il medico impreparato a porsi in una posizione di ascolto e sostegno. Aiutare una persona a elaborare il proprio dolore e cercare di capire il significato racchiuso in esso, non limitarsi alla cura con farmaci o terapie antidolorifiche, può essere una prevenzione efficace nei confronti di un possibile suicidio nelle forme di dolore cronico che si accompagnano a una depressione maggiore.

Ricerche eseguite in ambito psichiatrico evidenziano che oltre il 50% dei pazienti sofferenti di depressione si rivolge al medico di famiglia lamentando una sintomatologia somatica, ma una importante parte di questi malati non ottiene una diagnosi precisa e una terapia antidepressiva adeguata. La critica mossa dagli psichiatri ai medici di famiglia riguarda il fatto di non riuscire a interpretare i sintomi non prettamente psichici, in particolare il dolore o i sintomi somatoformi, come un'equivalente depressivo, e per questo di non iniziare una terapia antidepressiva o inviare il paziente con sollecitudine allo specialista. In realtà la situazione è più complessa, il medico entra nell'inconscio bisogno del paziente di scivolare sul versante organico e non riesce, se a monte non vi è una preparazione adeguata, a riportare il problema a un livello più specificatamente psichico.

L'utilizzo dei farmaci antidepressivi nella terapia del dolore cronico è ancora visto con sospetto da parte di molti medici di famiglia, ma se le vie neurobiologiche interessate ai disturbi dell'umore sono in parte le stesse attivate nelle forme di dolore cronico, diventa chiaro come questi farmaci possano avere un'azione positiva in entrambe le sintomatologie.

Come nel trattamento dei disturbi dell'umore una percentuale di pazienti non risponde alla terapia antidepressiva, così anche il dolore cronico può non rispondere a questa categoria di farmaci. Una percentuale elevata, circa il 70-80% dei pazienti, ha una risposta discreta o buona agli antidepressivi; questo incoraggia anche il medico di famiglia a iniziare la terapia farmacologica, sfruttando la maneggevolezza e i minori effetti collaterali degli antidepressivi recentemente introdotti. Un nuovo farmaco che agisce sia sulla via serotoninergica sia sulla via noradrenergica, la duloxetina, recentemente presentato non solo come antidepressivo ma anche come farmaco con una specifica azione sulla sintomatologia del dolore cronico, ha mostrato un effetto interessante nella pratica clinica e una buona riduzione della componente depressiva inclusi i suoi correlati somatici.

Non vi sono ancora dati sufficienti per sapere se gli antidepressivi svolgano un'attività specifica sul dolore oppure sulla nocicezione. Non è quindi ancora ben chiaro se i meccanismi antalgici degli antidepressivi condizionino l'attività discriminativa del dolore a livello periferico, e quindi con un'azione sui neuroni midollari e sulle fibre nervose periferiche, oppure se siano implicati esclusivamente nella componente affettiva della nocicezione, e quindi agiscano sulle vie neurobiologiche coinvolte nei disturbi d'ansia e depressivi.

Alla luce dei dati clinici è probabile che questi farmaci agiscano maggiormente sulla componente affettiva ed emozionale del dolore e quindi sulle strutture nervose centrali superiori (corteccia e sistema limbico), sui processi di memoria, astrazione, emozionalità, sulle funzioni associative, che trasformano il dolore in un processo cognitivo. Anche se rimangono dei lati oscuri sul loro funzionamento e vi sono delle incertezze sulla durata della terapia e sui dosaggi, il medico di famiglia inizia a considerare questi farmaci come una possibilità nella terapia del dolore cronico per i pazienti in cui gli antidolorifici tradizionali non raggiungono i risultati desiderati.

Bisogna considerare che nel dolore cronico di origine psicogena è sempre importante la componente di suggestione: questo fattore interessa anche i farmaci che presentano altri meccanismi d'azione, e infatti l'effetto placebo attribuito a sostanze ritenute farmacologicamente inattive si estende anche a quelle attive. La collaborazione medico di famiglia-psichiatra è fondamentale per la scelta del farmaco più adatto al singolo paziente, scelta che deve sempre essere attenta per non correre il rischio di usare male questa importante possibilità terapeutica.

L'intervento fondamentale che il medico di famiglia può operare nella gestione del paziente con dolore cronico, attraverso un intervento di counseling ben elaborato e la preparazione dell'intervento psicoterapeutico vero e proprio che potrà seguire, rimane il delicato passaggio di portare il paziente al riconoscimento della propria unità bio-psichica, all'accettazione del dolore nella sua dimensione psicologica ed esistenziale e non soltanto corporea.

Il medico che vuole porsi in una relazione d'aiuto e di sostegno nei confronti di questi pazienti non deve cadere in tre errori fondamentali, ben analizzati da Bert, esperto di tecniche di counseling in medicina, che sono: la banalizzazione, l'interpretazione, la moralizzazione.

Nella banalizzazione il medico cerca di ridurre la complessità del problema del paziente a una questione chiara e semplice, facile da risolvere.

Nell'interpretazione si cerca invece di trovare un senso al sintomo sostituendosi al paziente stesso; dietro ai sintomi del paziente il medico vede dei significati che lui stesso gli attribuisce. Il compito importante del medico è invece quello di aiutare la persona a descrivere la propria realtà e a viverla in un modo diverso da quello che gli reca disagio.

Nella moralizzazione il medico esprime dei propri giudizi sulla capacità e sul modo del paziente di affrontare il problema dolore, attribuendo al paziente una mancanza di forza interiore che possa fargli superare le difficoltà.

Ascoltare e accogliere un paziente che comunica propri sintomi vuol dire anche non creare illusioni o incoraggiare speranze infondate. Spesso nella medicina moderna si creano aspettative miracolistiche in situazioni in cui sarebbe meglio tenere un atteggiamento prudente. In ambito specialistico alcuni medici con un alto concetto di sé e una scarsa considerazione dei colleghi possono creare pericolose illusioni in pazienti con dolore cronico ed eventualmente rafforzare il circolo vizioso di dolore e depressione. A volte invece la risoluzione del dolore avviene spontaneamente e in modo inspiegabile, senza un preciso intervento medico farmacologico o chirurgico, nello stesso modo in cui senza una causa evidente il dolore si era formato e cronicizzato.

La *realtà* del paziente, cioè il suo modo di percepirsi nel mondo e di vedere la vita, si incontra nell'esperienza del dolore con la *realtà* del medico. Anche il medico ha un proprio mondo interiore dato dai suoi stati psichici, dal suo equilibrio, dai suoi dolori e paure; è difficile entrare nella *realtà* dell'altro, che spesso è troppo lontana ed estranea per poter essere capita. Nella relazione di aiuto medico-paziente vi è però una responsabilità precisa del medico: aiutare l'altro a modificare con le proprie risorse e capacità la propria *realtà* per renderla, quando crea troppo disagio e dolore, più accettabile, accettarla per poi lentamente trasformarla. Il medico non potrà mai entrare in profondità nel mondo del suo paziente, non dovrà portare la sua *realtà* all'altro illudendosi in questo modo di aiutarlo a cambiare.

Come osserva acutamente Schneider (1991):

> "Il compito psicoterapeutico del medico, che si tratti dello psicoanalista o del medico generico, consiste nel portare il paziente a risolvere egli stesso i propri conflitti e i propri problemi. Il medico deve quindi servirsi delle funzioni sane e autonome della personalità del paziente

per permettergli di risolvere egli stesso le proprie difficoltà o di adattare ad esse il proprio genere di vita. In questo campo i semplici e brevissimi chiarimenti che il medico può dare, spesso incidentalmente, hanno un'utilità psicoterapeutica nella misura in cui non sono appunto né degli ordini, né delle direttive, né delle indicazioni precise sul modo di vivere o di agire che il medico vorrebbe venire adottato dal paziente; essi permettono semplicemente al paziente di rendersi conto delle possibilità che gli si offrono e di compiere, se possibile, la scelta che egli prima era incapace di fare. Per agire così probabilmente non è necessario che il medico modifichi molto lo stile della sua consultazione e dei suoi colloqui. Il cambiamento di atteggiamento è un'operazione interna che non esige molto tempo. Il campo di quella che si può chiamare l'attività del medico generico è quindi molto vasta. Attualmente se ne stanno esplorando alcuni settori, altri attendono ancora di essere studiati".

Queste acute riflessioni portano a considerare come lo stile comunicativo del medico sia fondamentale nella relazione con il paziente, in particolare con un paziente difficile e ad alto rischio di atteggiamento conflittuale come quello con dolore cronico.

Gli esseri umani possono modificare in modo sensibile l'ambiente in cui vivono, e così pure i rapporti interpersonali, ma – fatto importante e spesso trascurato dai medici – possono apprendere e modificare le proprie sensazioni e percezioni, e quindi anche l'esperienza del dolore. La riscoperta delle tecniche di ipnosi fatta da Erickson ha aperto interessanti prospettive nel trattamento dei disturbi psicosomatici, del dolore cronico sia oncologico sia di altra natura. Il medico di famiglia rimane un filtro fondamentale nella gestione del paziente con dolore cronico, può contribuire a far prendere coscienza che oltre alle terapie tradizionali – farmacologiche, fisiatriche o chirurgiche –, vi è un'efficace possibilità terapeutica che non esclude le altre, ma le integra quando queste non riescono a modificare il sintomo.

Orientare il paziente verso una terapia integrata, che prevede anche un intervento psicologico e psicoterapeutico, è ancora difficile da accettare per molti medici, soprattutto in un ambito come quello del dolore fisico per il quale si ritiene fondamentale l'eziologia organica. La nascita e lo sviluppo della psicologia medica a opera di grandi figure come Schneider e Balint ha creato nuove opportunità e un nuovo modo di vedere questi problemi.

La gestione del dolore cronico deve realizzare un'integrazione tra le varie figure specialistiche che seguono il paziente nel tempo (Fig. 13.2); al medico di famiglia spetta il compito di coordinare i vari interventi e fornire il suo aiuto come preparazione alla psicoterapia, gestita poi da un professionista del settore. L'esperienza del dolore porta il paziente ad adottare posizioni regressive, emergono aspetti infantili irrazionali, aggressivi, che precedentemente potevano non essere evidenti; ogni malattia cronica porta l'uomo a elaborare il senso della propria vita e ad affrontare più o meno direttamente l'idea della morte. Questa esperienza può distruggere ma, paradossalmente, anche portare a cercare nuovi significati. Compito del medico è di essere vicino e presente nel momento in cui la persona tende a riorganizzarsi in un nuovo modo di essere, in particolare nei casi in cui sono presenti delle serie limitazioni di tipo fisico.

Il ruolo di counselor può essere inserito nella pratica clinica di ogni medico, ma diventa fondamentale per il medico di famiglia. L'essere umano, come avviene in

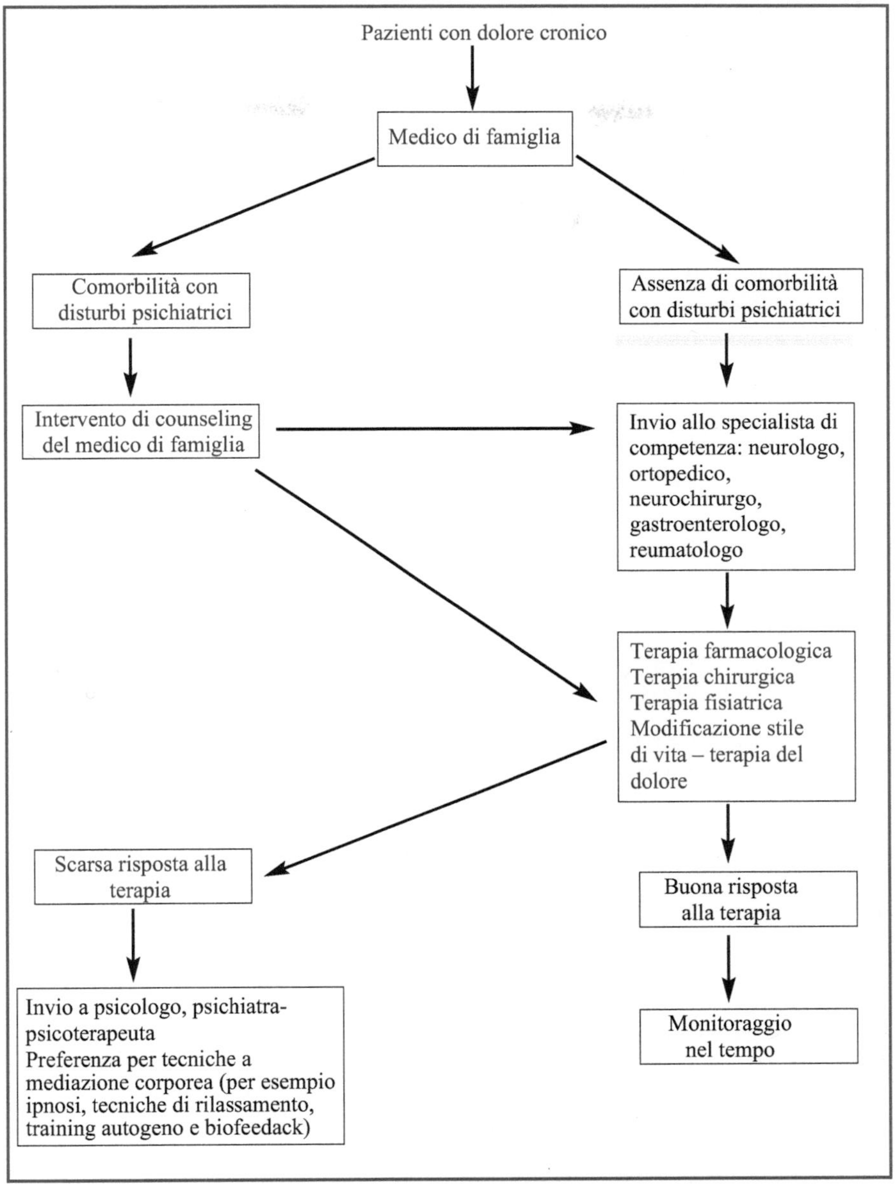

Fig. 13.2 Diagramma sulla gestione del dolore da parte del medico di famiglia e degli specialisti

tutto quello che compie e pensa, quando è ammalato lo è nella sua totalità. Il dolore è quindi un'esperienza fisica e psichica nello stesso tempo, ci si ammala anche in funzione delle difficoltà psichiche e dei problemi psicosociali che si incontrano nel corso dell'esistenza. Di fronte a un paziente con dolore cronico il medico deve sempre riconoscere la complessità della condizione umana: gli aspetti neurofisiologici del dolore si fondono con le esperienze relazionali e con la dimensione sociale e culturale nella quale si vive.

Il medico deve acquisire una grande elasticità per adattare il proprio stile comunicativo al singolo paziente; solo comprendendo il mondo del paziente può capire come il dolore si sia sviluppato. In particolare, il medico di famiglia si pone in una posizione intermedia delicata nella gestione del dolore cronico, i cui aspetti organici e fisici sono gestiti dagli specialisti ortopedico, neurochirurgo, fisiatra, anestesista e terapista del dolore, e quelli conflittuali intrapsichici dallo psichiatra e dallo psicoterapeuta. Una più approfondita preparazione nell'ambito della psicologia, del counseling, delle tecniche di comunicazione, potrà portare a risultati importanti nella gestione delle patologie croniche, in particolare nelle situazioni in cui la scomparsa del sintomo non diventa, anche con le migliori terapie, un obiettivo facilmente raggiungibile.

Letture consigliate

American Psychiatric Association (2002) DSM-IV-TR Manuale diagnostico e statistico dei disturbi mentali. Text revision, IV ed. Masson, Milano
Balint M (1990) Medico, paziente e malattia. Feltrinelli, Milano
Bandler R, Grinder J (1981) La struttura della magia. Astrolabio, Roma
Bandler R, Grinder J (1983) Ipnosi e trasformazione. Astrolabio, Roma
Bellantuono C, Tansella M (1994) Gli psicofarmaci nella pratica terapeutica. Il Pensiero Scientifico, Roma
Bert G, Quadrino S (1998) L'arte di comunicare. Cuen, Napoli
Bert G, Quadrino S (2002) Parole di medici, parole di pazienti. Il Pensiero Scientifico, Roma
Caimi V, Tombesi M (2003) Medicina generale. Utet, Torino
Erickson M (1984) Opere, vol. 4. Astrolabio, Roma
Goldman L, Wise T, Brody D (2001) Psichiatria per il medico di medicina generale. Centro Scientifico, Torino
Granone F (1989) Trattato di Ipnosi. Utet, Torino
Haynal A, Pasini W (1989) Medicina Psicosomatica. Masson, Milano
Loriedo C, Nardone G, Watlawick P, Zeig J (2002) Strategie e stratagemmi della psicoterapia. Franco Angeli, Milano
Pancheri P (2006) (ed) La depressione mascherata. Masson, Milano
Pancheri P, Palma A (2005) Dolore e depressione: aspetti clinici e terapeutici. Pacini, Pisa
Rossi LE (1987) La psicobiologia della guarigione psicofisica. Astrolabio, Roma
Scapagnini U (1989) Psiconeuroendocrinoimmunologia. Liviana, Padova
Schneider PB (1991) Psicologia Medica. Feltrinelli, Milano
Soresi E (2005) Il cervello anarchico. Utet, Torino
Stahl S (2002) Psicofarmacologia essenziale. Centro Scientifico, Torino
Watzlawick P (1997) Il linguaggio del cambiamento. Feltrinelli, Milano

Le ultime frontiere per il trattamento del dolore: Realtà Virtuale 4D e lettino vibroacustico del Centro CARMA di Udine

14

A. Raffaelli, D. Kriscak

14.1
Premessa

Il presente lavoro è il risultato dell'attività del Centro CARMA[1] di Udine, che si avvale di moderne apparecchiature – alcune delle quali dei veri prototipi – per affrontare determinate patologie in modo non tradizionale e non invasivo. Nel campo specifico della Terapia del dolore, sono stati impiegati sostanzialmente due approcci, sfruttando i condizionamenti della Realtà Virtuale e le potenzialità della vibroacustica.

In questa sede si tralascia l'illustrazione dei presupposti teorici che stanno a monte degli interventi effettuati, in quanto già trattati nel Capitolo 3. Non si può comunque prescindere da riferimenti di natura scientifica che, in particolare, attengono alla natura dei circuiti cerebrali, alla loro funzione, ai processi biochimici che si generano, nonché ai recenti studi che nel settore di interesse aprono nuove vie di conoscenza e di sperimentazione.

14.2
Che cos'è il dolore

Il dolore è un segnale d'allarme che si innesca quando un pericolo minaccia l'integrità dell'organismo (l'analgesia congenita può avere effetti letali) e i suoi danni non si limitano alla sofferenza fisica del soggetto coinvolto, ma influenzano anche la vita

1 CARMA srl (*Centre for Advanced Research and Mental Aid*)

A. Raffaelli (✉)
Centro CARMA srl, Tavagnacco (UD)

di relazione, impedendo lo svolgimento di compiti di lavoro e di applicazione attenta. Ciò dipende dal fatto che lo stimolo dolorifico occupa – come risulta da Bingel et al. (2007) – il complesso occipitale laterale (LOC), titolare della *memoria di lavoro,* e sfrutta i circuiti del rostro della corteccia cingolata anteriore, essenziale nei processi cognitivi superiori, riducendo quindi concentrazione e attenzione.

Nell'ambito della neuropsicologia del dolore convergono la neurofisiologia e la psicologia dinamica, dato che la sensazione algogena presenta sia la duplice natura sensoriale ed emotiva, sia la duplice componente temporale: reazione a uno stimolo momentaneo ed espressione di un'elaborazione del vissuto passato. La percezione del dolore ha una soglia molto soggettiva. "In ogni specie animale, insieme alla sensazione fisiologica vera e propria del dolore, viaggia sempre, dalla periferia al centro e da questo eventualmente di nuovo alla periferia, una componente affettiva che dà un particolare colore emotivo alle diverse sensazioni penose" (Boncinelli, 2007).

Per il neurobiologo americano Basbaum (2006), "in un certo senso il dolore è uno stimolo più un'emozione – come la bellezza. Davanti a un'opera d'arte, tutti ricevono esattamente lo stesso stimolo visivo, ma per ciascuno la percezione può essere completamente diversa". Un determinato stimolo nocivo non provoca quindi in tutti gli individui la medesima sensazione: esistono una soglia e una resistenza soggettive che non dipendono solo dal sistema nervoso, ma anche da fattori psicologici e socioculturali.[2]

Lo stimolo nocicettivo viene, in ultima analisi, condizionato dal tronco encefalico, elaborato dai nuclei limbici e puntualizzato dalla neocorteccia, in particolare dal lobo frontale.

Sebbene maschi e femmine non reagiscano allo stesso modo alla sensazione dolorosa, la palesano in egual maniera tramite una fonazione e un'attivazione mimica che non lasciano dubbi sul loro significato. Le urla di dolore istintive, stimolate dall'ipotalamo, oltre ad avere una ragione adattiva di allarme per il gruppo e di richiesta d'aiuto, potrebbero anche contenere, data la particolarità del suono emesso, un certo potere di tipo analgesico: in linea con l'idea che la natura tende a prediligere gli stessi percorsi ove questi si dimostrino utili ed economici, si può pensare che entri in gioco il circuito amigdala-ipotalamo, in quanto la risposta al dolore con grida, contrazione dei muscoli mimici, digrignamento dei denti eccetera ricorda molto da vicino le reazioni dei partner durante l'atto coitale (Mac Lean, 1984).[3] Lo stesso avviene con i percorsi della memoria di lavoro e dei processi cognitivi e attentivi sopracitati, i quali vengono usati anche dalla via del dolore, o con il circuito della fame (ippocampo, insula, caudato), che viene invaso quando si manifesta il desiderio di droga (Pelchat, 2004).

Esistono vari tipi di dolore, ma nel nostro caso l'attenzione si è focalizzata in

---

[2] In ambito microbiologico e biochimico intervengono delle variabili genetiche di pompe, recettori e canali ionici, capaci di potenziare o ridurre il segnale algogeno. Non va inoltre dimenticata l'integrità delle cellule gliali.

[3] Da qui l'idea che il dolore e il piacere siano le facce della stessa medaglia.

particolare sul dolore cronico (osteoarticolare-muscolare) e su quello prodotto da traumi, con lo scopo di formulare un protocollo di cura ritagliato sulle apparecchiature utilizzate. Si è quindi considerato il percorso dolorifico, prima della percezione cosciente, a livello spinale e sovrassiale, accogliendo le ultime ipotesi in campo fisiologico: la *teoria del cancello*[4] e quella dell'analgesia da oppioidi a livello limbico.[5] Questo doppio controllo, biomeccanico ed emozionale, ha suggerito l'idea di un possibile condizionamento della via algogena sia a livello spinale, attivando le fibre grosse tattili a maggior velocità, sia a livello sovrassiale, agendo sui nuclei limbici in quanto capaci di sintetizzare endorfina (polipeptide che permette di sopportare la realtà avversa e stimoli dolorifici anche notevoli, come accade al soldato ferito che diventa insensibile durante il combattimento o, più banalmente, alla persona con il mal di denti che non avverte più dolore appena entra nella sala d'aspetto del dentista).

Tra i vari aspetti di questo duplice approccio, si è tenuto sempre presente il potenziale terapeutico dell'effetto placebo, con la relativa cascata di eventi legati alla suggestione, e in particolare l'aumento ampiamente documentato degli oppioidi (Benedetti, 2000), che intervengono a modificare tanto i parametri fisiologici che quelli patologici. Le ricerche condotte da Benedetti hanno infatti evidenziato una maggior produzione endorfinica ed encefalinica ove un farmaco placebico venga somministrato secondo certe modalità: ambiente confacente, terapeuta affidabile, assoluta fiducia nelle proprietà dello pseudo-farmaco che verrà assunto e simili. Anche la semplice convinzione che il farmaco placebico sia in realtà un prodotto molto costoso ha la sua importanza: Ariely (2004), con uno studio su 82 soggetti, ha dimostrato come l'efficacia analgesica sia in questo caso sicuramente riscontrabile.

Al primo contatto con il paziente è dunque sempre indispensabile creare un clima rassicurante, determinando uno stato suggestivo che stimoli fiducia nella preparazione scientifica del terapeuta e nel tipo di intervento. È quello che si è fatto da parte nostra, offrendo innanzitutto un ambiente del tutto diverso dalle aspettative e curando nel dettaglio i vari aspetti del colloquio e dell'informazione sulla terapia. Non sono preliminari da poco, se si pensa all'analogia con la sperimentazione di un farmaco nuovo, le cui probabilità di efficacia possono di fatto essere dovute alla componente placebica.

A livello terapeutico, si è quindi operato con stimolazione vibroacustica, per coinvolgere le vie spino-bulbari, e con stimolazione visivo-uditivo-tattile per agire sui nuclei limbici quali il giro dorsale del cingolo anteriore, il talamo, l'amigdala e l'ippocampo.

---

[4] Melzack e Wall (1965).

[5] Rindi e Manni (1990).

14.3 Realtà Virtuale come terapia

La Realtà Virtuale (RV) si è rivelata negli ultimi anni un efficace metodo di cura delle nevrosi patologiche; ha dato inoltre buoni risultati nel contrastare gli stati di ipertensione e come ausilio nella Terapia del dolore. Per esempio, Hoffman (2004) ha sviluppato il programma in 3D *Snow World*[6], grazie al quale dei pazienti gravemente ustionati su viso e addome trovavano il dolore meno insopportabile se "trattati" con visioni di ambienti polari. Su una scala dolorifica da 0 a 100 i pazienti indicavano un livello di dolore pari a 38, mentre utilizzando solo farmaci analgesici dichiaravano un livello tra 90 e 100. Inoltre, l'effetto analgesico della RV tendeva a durare nel tempo. Hoffman (2004) ha anche dimostrato che le aree cerebrali del dolore evidenziate con la PET sono meno attive dopo applicazione di RV rispetto a quelle registrate dopo trattamento con farmaci analgesici.[7] Ciò si spiega, semplificando, col fatto che le proiezioni ottiche trasportano gli impulsi visivi al cervello e molte fibre di questo nervo, prima di raggiungere la corteccia calcarina occipitale, fanno sinapsi con i neuroni del corpo genicolato talamico; qui ha origine – data l'affettività prodotta da questo nucleo limbico – la "visione calda", cosiddetta perché carica di componenti emotive. Dai neuroni del corpo genicolato talamico lo stimolo luminoso raggiunge, insieme alle fibre che bypassano il talamo, la corteccia striata che, essendo priva di circuiti emozionali, produrrebbe solo una "visione fredda". Infine, l'area temporale, ultima tappa dello stimolo visivo, registra l'immagine più un'emozione (Semir, 1993).

L'informazione visiva viene dunque gradualmente elaborata da una via nervosa formata da numerosi canali divergenti e convergenti, la quale si allunga nella corteccia temporale inferiore, dove l'immagine raggiunge la sua completezza. Una seconda direttrice, la via corticale parietale superiore, ancora poco studiata, incanala gli stimoli visivi e permette al cervello di analizzare i rapporti spaziali di una scena, definendo la posizione di un oggetto rispetto ad altri punti di riferimento (Goodale e Milner, 1992).

La visione è soggetta a processi inferenziali, ossia l'esperienza visiva non dipende solo da ciò che è presente nel mondo reale, ma anche dal modo in cui le strutture sensoriali e cerebrali organizzano i dati in entrata. Per esempio, gli stimoli retinici bidimensionali sono tradotti in informazioni tridimensionali, oppure le parti di immagini che mancano nel campo visivo vengono completati per analogia, per deduzione eccetera. Il cervello è portato a credere che la luce venga dall'alto o che anche le strutture amorfe siano definite (guardando le nubi si tende a vedervi delle forme reali, come il profilo di un viso, un albero, un cavallo). Questi processi servono a ricavare una rappresentazione utile del mondo a partire dagli stimoli che colpiscono la retina.

---

6 Hoffman si è servito dell'aiuto di Paul Allen, cofondatore della Microsoft.

7 Vedi anche AAVV (2005).

Quando le informazioni visive raggiungono il livello della percezione cosciente, vuol dire che il cervello ha lavorato servendosi non solo delle inferenze sensoriali e logiche, ma specialmente dei cosiddetti *neuroni specchio,*[8] i quali si attivano permettendo di capire l'azione osservata mentre viene svolta da un altro agente. Questa popolazione di cellule (i neuroni specchio appunto) è stata individuata soprattutto nelle aree dei neuroni visuomotori (usando PET, fMRI, TMS), quali la porzione rostrale anteriore del lobo parietale inferiore (area 40 di Broadmann), il settore inferiore del giro prefrontale, il settore del giro frontale inferiore (area 44 di Broadmann) e talvolta anche in un'area anteriore del giro frontale inferiore e nella corteccia premotoria dorsale. *L'attivazione specchio* risulta grossolanamente somatotopica: durante azioni transitive compiute da altri (mordere una mela, calciare un pallone, afferrare una tazzina) vengono sollecitate regioni del sistema motorio frontoparietale che comprendono anche l'area di Broca, parte della corteccia premotoria e del lobo parietale inferiore. I circuiti che si formano sono tra l'altro essenziali per la genesi dell'empatia.

Una caratteristica importante dei neuroni specchio nell'uomo è quella di saper riconoscere non solo azioni transitive o intransitive, ma anche azioni mimate;[9] altro aspetto rilevante è che, data la sua notevole estensione e complessità, il sistema consente di individuare sia il tipo di azione, sia la sequenza dei movimenti di cui essa è composta. Si può ipotizzare quindi un processo di apprendimento mediante imitazione, in cui la comprensione delle azioni compiute da altre persone è di importanza fondamentale. Inoltre, poiché le azioni osservate possono essere riprodotte da un meccanismo di simulazione, si possono mettere in relazione i processi linguistici con la teoria della mente (Arbib, 2007). Questa relazione sottolinea sia la capacità di intuire gli stati mentali altrui (opinioni, desideri, emozioni eccetera), sia l'abilità di usare tali informazioni per interpretare quanto si ascolta, attribuendovi un significato e prevedendo il possibile comportamento dell'interlocutore: ciò significa poter decifrare il linguaggio non verbale. Senza i neuroni specchio sarebbe inutile assistere a uno spettacolo teatrale o cinematografico, e una loro anomalia potrebbe essere la causa di quella strana affezione psicosomatica che provoca tachicardia, vertigini, stato confusionale e allucinazioni in alcune persone di fronte a immagini avvincenti: la cosiddetta sindrome di Stendhal (Magherini, 2003).

Date le sue prerogative, la famiglia di cellule individuata da Rizzolatti sarebbe in prima linea tra i fattori che spiegano l'ampio ventaglio di opportunità offerte dalla RV nel condizionamento dei circuiti mentali. Come già accennato, oggi la RV può considerarsi un metodo di intervento molto utile in presenza di nevrosi, specialmente se usato in sinergia con la psicoterapia tradizionale. Va sottolineato che il suo effetto

---

8 Per questa parte vedi Rizzolatti e Sinigaglia (2006). Recentemente alcune pubblicazioni hanno messo in dubbio la presenza dei neuroni specchio (Pascolo e Budai, 2008; Caramazza, 2009), ma la letteratura a sostegno dell'esistenza di queste cellule è preponderante.

9 Le azioni transitive sono quelle rivolte verso un oggetto reale, intransitive sono quelle reali senza significato palese, le mimate sono quelle transitive senza oggetto. Vedi: Rizzolatti e Sinigaglia, 2006; Rizzolatti e Buccino, 2005.

curativo aumenta quanto maggiore è il numero di sensi che entrano in azione. Così, gli effetti saranno più convincenti se alla vista e all'udito si aggiungeranno anche il tatto e l'olfatto (RV4D) e se l'ambiente simulato sarà particolarmente realistico.

Il direttore del settore informatico del *Warwick Manufacturing Group* dell'Università di Warwick, nel Regno Unito, ipotizza che nell'arco dei prossimi quindici anni possa essere creato il "fisioma umano virtuale" (Raja, 2007). I nuovi studi nel settore si propongono infatti di giungere alla costruzione di un corpo umano virtuale, sia maschile che femminile, da personalizzare con le caratteristiche biologiche specifiche dei singoli individui. I dati dell'organismo reale verrebbero inseriti in quello virtuale per osservarne le reazioni, con la possibilità, per esempio, di testare i medicinali sul clone informatico prima di somministrali al paziente vero e proprio.

A tutt'oggi, la sperimentazione condotta presso il Centro CARMA di Udine ha evidenziato con sicurezza che la RV4D riesce a creare, dopo 8 o 10 applicazioni, riflessi condizionati non solo di tipo operante, ma anche di tipo *pavloviano* (di allontanamento o meno a seconda delle necessità), come pure un nuovo orientamento dei *processi medianti* di Hebb (1982), attraverso l'imitazione.

14.4 Onde rigeneranti

Verrà ora esaminato l'effetto dei segnali acustici, considerando la possibilità che essi non operino soltanto attraverso la via uditiva, ma giungano ai tessuti facendoli vibrare. Per avere un'idea della capacità di penetrazione delle onde sonore attraverso i tessuti non uditivi basta pensare al feto nel grembo materno: i suoni esterni che attraversano la parete addominale, la parete uterina e il liquido amniotico della madre sono in grado di provocare risposte cardiache perfettamente registrabili nel feto[10] (Bistolfi, 2000). Va inoltre sottolineato che diverse modalità terapeutiche impiegano il mezzo acustico-vibrazionale anche in presenza di patologie gravi (Griego e Roseghini in corso di stampa): in alcuni casi è persino possibile rigenerare i tessuti lesi inducendo la produzione di nuove cellule mediante vibrazione del DNA e del citoscheletro[11] (Bistolfi, 2000).

La vibrazione agisce come una sorta di massaggio che si produce all'interno degli organi grazie alle proprietà fisiche delle onde acustiche e alle proprietà biofisiche di molti tessuti (piezoelettricità, semiconduttività, carattere dipolare dell'acqua e di molte macromolecole organiche, DNA compreso, Bistolfi, 2000). Smith e Best (1989) ne danno un'interpretazione scientifica facendo riferimento al fatto che molte biomolecole si comportano come dipoli elettrici: esse sarebbero dei trasduttori elettromeccanici e meccanoelettrici capaci di convertire l'energia delle onde sonore e delle onde vibrazionali di opportuna frequenza.

[10] Onde sonore raggiungono il feto e lo condizionano. Vedi Imbasciati (2004).

[11] Il citoscheletro è costituito da strutture proteiche che sostengono la cellula, in grado di condurre stimoli vibrazionali dalla membrana al nucleo.

Fra i tessuti non uditivi che veicolano le onde acustiche rientrano in primo luogo la pelle e la cute (corpuscoli di Pacini e altre strutture, sensibili soprattutto a frequenze inferiori a 250 Hz), quindi il tessuto connettivo, il tessuto muscolare, il sistema di cellule MC (Microvilli-Ciglia), i tessuti vestibolari (da cui nistagmo, mancanza di equilibrio, risposte miogeniche) e infine le cellule ependimali (centri diencefalici), viscerali (sistema nervoso autonomo, SNA), midollari e dendritiche. Tutti questi elementi compongono il Sistema Bioconduttivo Connessionale (BCS),[12] una sorta di *Body Wide Web* di comunicazione dove la pelle, definita "un gigantesco cervello a cristalli liquidi" (Bistolfi 2000), e il sistema di cellule MC occupano un posto di tutto rilievo. La pelle deve la citata definizione alla sue proprietà piezoelettriche e alla presenza dei corpuscoli di Pacini: la loro straordinaria struttura, a strati membranosi embricati che avvolgono la fibra mielinica centrale, amplifica gli stimoli meccanici esterni (tattili, vibrazionali, sonori) attivando l'effetto analgesico dell'interneurone encefalinergico. Il sistema MC è costituito da cellule tappezzate da microvilli-ciglia. L'esempio più significativo, anche perché strutturalmente più complesso, è rappresentato dalle cellule capellute della coclea, dove le centinaia di microvilli disposti a canne d'organo determinano morfologicamente la grande sensibilità e capacità selettiva dell'organo di Corti nell'avvertire le vibrazioni sonore di diversa frequenza.

Cellule cigliate con microvilli sono presenti anche altrove, come per esempio nei visceri dell'apparato digerente. Secondo Denk e Webb (1989), tali cellule potrebbero rispondere agli stimoli acustico-vibrazionali alla stessa stregua di quelle cocleari. La loro diffusione (sempre con riferimento ai visceri addominali) e la loro vicinanza al plesso sottomucoso del SNA autorizzano a ipotizzare un'azione diretta del suono sui visceri, non mediata dalla coclea, particolarmente efficace ove si impieghino onde a bassa frequenza. È infatti documentato che durante le sedute di musicoterapia i pazienti fortemente ipoacustici tendono a scoprirsi l'addome, dichiarando che soltanto così (ovvero *con la pancia*) riescono a percepire il suono (Bistolfi, 2000).[13]

Appartengono al sistema MC anche le cellule della linea ematomidollare (linfociti, macrofagi, leucociti) e le cellule dendritiche interstiziali.

---

[12] Il BSC (*Bioconductive Connessional System*), come suggerisce Bistolfi (2000), può essere considerato un grande complesso di strutture filamentose proteiche (fibre collagene nel tessuto connettivo, filamenti di actina e miosina nelle fibrocellule muscolari, filamenti di actina, miosina e microtubuli nel citoscheletro di tutte le cellule) e per tale motivo avrebbe proprietà biofisiche comuni che lo abilitano alla conduzione di vibrazioni meccaniche, nonché alla semiconduttività di segnali elettronici. Data la sua diffusione ubiquitaria nell'organismo, il BCS viene anche definito *Body Wide Web* di comunicazione (parafrasando il *World Wide Web*).

[13] Le cellule MC dei visceri addominali son caratterizzate da uniformità geometrica e dimensionale, essendo tappezzate da numerosi microvilli di uguale forma e di uguale altezza. Questo le distinguerebbe rispetto ad altre cellule, comprese quelle capellute cocleari; tuttavia, la struttura interna dei loro microvilli è pur sempre uguale a quella delle altre cellule: si tratta infatti di fascetti ordinati e paralleli di microfilamenti di actina collegati tra loro in *cross linking* da particolari molecole. Pertanto, anche le cellule MC dei visceri addominali possono rispondere a stimolazione di tipo acustico-vibrazionale.

Nella fondata ipotesi che questo ulteriore gruppo di cellule, alla stessa stregua di quelle già citate, sia sensibile agli stimoli meccanici ed elettromeccanici, si ritiene sussistano validi motivi per avviare una ricerca specifica, di natura clinico-sperimentale, onde accertare eventuali effetti ematologici e immunologici in relazione all'esposizione cronica a vibrazioni meccaniche e a rumori di forte intensità.

Vi è infine una particolarità da sottolineare per quanto attiene alla stimolazione sonora direttamente afferente il cervello[14]: Iannone (2006) ha condotto un esperimento sui topi, "drogandoli" con 3,4-metilenediossi-N-metilanfetamina, ovvero *ecstasy,* e stimoli sonori. Prima ha inoculato una dose di droga minima, assolutamente inoffensiva e priva di effetti neurologici; poi ha somministrato una "dose" di suono attorno ai 95 dB (il massimo livello consentito nelle discoteche). Il risultato è stato un chiaro potenziamento dell'azione della droga. Successivamente, la dose iniziale di *ecstasy* è stata aumentata, associandovi lo stesso tipo di suono: ebbene, in questo caso si è ottenuto non solo un potenziamento dell'effetto, ma anche un prolungamento della sua durata per alcuni giorni.

Sulla base di questi dati si può concludere che il suono stimola la produzione di neuromodulatori capaci di potenziare eventuali droghe esogene.

14.5 Vibroacustica

Dalla fine degli anni Settanta, quando si è iniziato a studiare l'effetto delle basse frequenze sull'organismo, l'uso della terapia vibroacustica in ambito clinico è diventato sempre più comune. È evidente che un suono basso, per esempio una nota prodotta da un fagotto o da un contrabbasso, agisce come un massaggio sonoro stimolando la percezione uditiva; forse è meno evidente che nel contempo lo stesso suono colpisce determinate zone del corpo che lo percepiscono a un livello puramente vibratorio. Da un lato, quindi, il suono raggiunge l'apparato uditivo, che lo trasla in messaggio sonoro, dall'altro la vibrazione viene trasmessa lungo un diverso percorso che parte da determinate zone corporee.

La frequenza, che si misura in Hertz, è la quantità di vibrazioni nell'unità di tempo; per esempio la frequenza campione di 440 Hz corrisponde a 440 cicli completi al secondo. Le frequenze percepite dall'orecchio umano, considerando le variazioni soggettive e i limiti dovuti all'età o ad altri problemi fisiologici, sono comprese tra 16 e 16.000 Hz. Le frequenze al di sotto dei 16 Hz sono definite infrasuoni, quelle superiori ai 16.000 Hz, ultrasuoni.

---

[14] Un'altra componente importante del sistema di cellule MC è rappresentata dalle cellule ependimali che tappezzano i ventricoli cerebrali e hanno un corredo di lunghe ciglia. Queste ciglia hanno un'anima costituita da fascetti ordinati e paralleli di microtubuli, biostrutture con importanti funzioni di comunicazione e sensibilità elettromeccanica. I movimenti impressi alle ciglia ependimali da parte di onde sonore fanno sì che stimoli meccanici, trasdotti in stimoli elettrici nei microtubuli ciliari, vengano trasmessi ai sottostanti centri diencefalici, giustificando in tal modo l'esistenza di effetti somatici provocati dalla musica e dal rumore senza l'intervento della coclea della via uditiva.

La frequenza è un concetto diverso dall'altezza tonale: la prima è un dato oggettivo che si può quantificare con facilità, la seconda ha un significato prettamente psicologico. C'è un legame evidente tra la frequenza e l'impressione soggettiva del suono: più le vibrazioni sono rapide, più aumenta la percezione dell'altezza e viceversa. Inoltre, l'altezza è legata alla tensione e al rilassamento, come è evidente nella tecnica vocale di emissione sonora.

Dati facilmente verificabili, risultato degli studi compiuti negli ultimi vent'anni[15], indicano anche una correlazione molto stretta tra altezza ed effetti psicologici: persone nervose o in stato di tensione possono essere influenzate negativamente da una frequenza alta, soprattutto se di lunga durata. Le vibrazioni ad alta frequenza sono un potente stimolo e possono creare agitazione, mentre quelle a bassa frequenza agirebbero all'opposto. Ancora, suoni molto acuti (con vibrazioni frequenti) ripetuti possono portare a crisi epilettiche in soggetti predisposti; la bassa frequenza agisce invece positivamente su pazienti con problemi di vario tipo (malattie polmonari, problemi reumatici) alleviando il dolore e riducendo la tensione muscolare; sono efficaci anche i trattamenti nei casi di insonnia, stress ed emicrania.[16]

L'uso della terapia vibroacustica parte dal semplice presupposto formulato da Skille secondo cui le basse frequenze possono indurre rilassamento. Ovviamente, perché ciò avvenga, bisogna mettere in relazione, nell'arco di una seduta, la bassa frequenza, percepita a livello vibratorio, con quelli che sono considerati i parametri tradizionali della percezione sonoro-uditiva: percezione intervallare, percezione orizzontale, percezione verticale, percezione delle ampiezze, percezione del timbro.

La *percezione intervallare* si riferisce al movimento sonoro nello spazio e nel tempo, vale a dire i due parametri cardine della musica: la melodia e l'armonia.

La melodia può essere intesa come una successione di note o suoni di diversa durata legati fra loro da una serie di intervalli nel tempo. Attraverso la melodia, che possiamo pensare come una sorta di *percezione orizzontale,* si colgono la successione dei suoni e soprattutto gli intervalli che corrispondono alle distanze relative tra i suoni medesimi. Per confrontare tra loro i suoni è fondamentale avere un punto di riferimento, che può essere anche implicito. La *percezione verticale* si riferisce invece all'armonia intesa come una serie di istantanee di rapporti intervallari anche privi di un movimento temporale.[17] I concetti di armonia e melodia sono fra loro interdipendenti e imprescindibili l'uno dall'altro.

La *percezione delle ampiezze* riguarda l'intensità sonora, vale a dire "l'energia trasmessa nell'unità di tempo in una determinata direzione"[18] ed è direttamente proporzionale all'intensità di emissione del suono o alla vicinanza della fonte sonora. L'intensità di un suono è correlata all'ampiezza delle vibrazioni, all'energia della fonte sonora (che a sua volta influisce sul volume) e alla sua percezione soggettiva.

---

15 Vedi per esempio Skille (1989a, 1989b).

16 Riferimenti specifici in Wigram et al. (1995).

17 Riferimenti specifici sui rapporti sonori, che seguono precise formule logaritmiche, vengono evidenziati in Ansermet (1995).

18 Vedi Righini (1983).

Quest'ultima si colloca tra la soglia del dolore (130 dB) e la soglia minima udibile (poco al di sopra di 0 dB), cioè dall'assordante al quasi impercettibile. Secondo quanto sosteneva nel 1966 la musicoterapeuta Alvin, l'intensità è cruciale nel determinare l'effetto complessivo della musica e può costituire un mezzo di gratificazione di per sé. "Probabilmente l'ascoltatore non raffinato tende a preferire la musica sinfonica a quella da camera, indipendentemente dal valore musicale della composizione, a causa del maggiore volume".[19]

Nel mondo occidentale, denso di inquinamento acustico, è molto più probabile fare esperienza della soglia del dolore piuttosto che di quella dell'udibilità, con conseguenti rischi per la salute dell'udito. D'altra parte, già nei primi anni del Novecento il musicologo Smith (1904) affermava che "l'essere umano ha una evidente predilezione per i rumori eccessivi, i quali peraltro 'confondono le idee' e rendono tutto più oscuro e nebuloso". Durante i concerti di rock elettronico dei primi anni Settanta in Germania, gruppi come i Tangerine Dream, gli Ash Ra Temple e gli Amon Dull producevano molti suoni sintetizzati a volume altissimo, che evidenziavano come la musica a decibel elevati possa creare uno stato di coscienza alterata. L'impiego dinamico dell'intensità permette, attraverso livelli di potenza crescenti o decrescenti, di enfatizzare l'espressività di un suono rendendolo forte o sommesso. L'intensità trasmette spessore ed efficacia: un suono potente può indurre forza, vigore, rabbia, aggressività; un volume sommesso può comunicare un messaggio di intimità, che parla di piccole cose, di sentimenti delicati, di dolcezza, di un dolore contenuto.

Se la dinamica è una componente fondamentale dell'elemento sonoro e il mezzo più immediato di comunicazione, è importante considerare anche altre variabili: la soglia di mascheramento (il livello di suono necessario a coprirne un altro, alterandone il significato, o rinforzando il significato stesso di quello precedente); la sovrapposizione con il tono (quando si ha l'impressione che un tono cresca di intensità durante l'esecuzione di passaggi acuti); la risonanza e le proprietà fisiche degli strumenti e della voce umana; l'energia necessaria per produrre il suono su un determinato strumento, incluso il movimento di preparazione: il controllo motorio legato alla produzione del cambiamento di livello d'intensità; gli aspetti relativi a distanza e posizione rispetto alla fonte sonora.

La *percezione del timbro*, o colore, riguarda la qualità che permette di distinguere due suoni di uguale intensità e altezza, ma che producono una diversa sensazione uditiva. Schoenberg (1922) afferma che "è impossibile distinguere fra timbro e altezza: il suono è percepito essenzialmente sulla base del timbro, di cui l'altezza è una dimensione". Le differenze di timbro non sono prodotte soltanto da strumenti diversi, ma anche dallo stesso strumento, suonato con modalità differenti. Il caso più emblematico è forse quello della voce umana. Secondo il compositore americano Copland (1952), "le differenze nel colore del tono sono le prime percepibili da un orecchio non addestrato".

---

[19] Vedi Alvin (1966).

Ogni specifico timbro dipende dalla combinazione della nota fondamentale (quella effettivamente suonata) con gli armonici prodotti, oltre che, come afferma Bunt (1997), "dall'ascolto interiore del suono, dall'attacco iniziale e dalla fine in diminuendo del suono, dai piccoli cambiamenti nell'altezza dovuti al vibrato, dalla sovrapposizione dei suoni, dall'abilità tecnica di chi suona, dalla capacità di risonanza dello strumento, dallo spazio in cui si sta suonando, dal legame con l'intensità e dal contesto armonico".

La percezione del timbro deriva da un processo psichico di fusione a partire dalle componenti dello spettro sonoro. Nello spettro sonoro di uno strumento possono intervenire anche componenti non armoniche, che si generano per ragioni fisiche più complesse, o suoni risultanti da più combinazioni. Riguardo al concetto di spazio, in esso il timbro può subire notevoli variazioni, in particolare quelle legate alla coda sonora, per cui spariscono velocemente le frequenze più acute, mentre quelle più gravi tendono a durare più a lungo.

Alvin (1966) definisce il timbro come "un elemento non ritmico, ma puramente sensuale". Nelle società primitive ha una genesi legata all'imitazione.[20] Il timbro della voce umana viene impiegato in melodie legate a precise funzioni, come nel caso dei canti funebri, dei canti nuziali, dei canti che accompagnano una nascita, dei canti di battaglia o dei messaggi vocali. La stessa donna userà un timbro diverso per addormentare il figlio, accompagnare gioiosamente un matrimonio, o mentre si dispera per la scomparsa di una persona cara.

Anche le altezze variano; nei lamenti funebri dell'Albania, denominati *vajtim*, la donna preposta a tale compito si rivolge alla salma con un timbro lamentoso e fa uso di determinate altezze e di precisi intervalli. La sua voce ha un andamento a cascata, con salti discendenti generalmente con intervalli di seconda, con melodie che non superano mai una quinta e con note ripetute sulla sillaba *hei*. L'uso della sillaba *hei* porterà inevitabilmente a emettere determinati suoni, che dipenderanno anche dalla posizione della lingua nel palato.[21] Nello *Sprechgesang*[22] la melodia delle parti vocali indicata in partitura non è destinata al canto. L'interprete ha il compito di trasformarla in una melodia parlata. Perché ciò avvenga, il ritmo dev'essere precisamente osservato e l'esecutore pienamente consapevole della differenza esistente tra l'intonazione del canto e l'intonazione del discorso.[23]

Dopo aver preso in considerazione, quindi, quelli che vengono definiti come parametri del suono, risulta evidente che per produrre un effetto di rilassamento è impensabile usare suoni di bassa frequenza con andamenti melodici a salti e con

---

20 Molti riferimenti all'utilizzo della musica nelle società primitive si possono trovare nell'opera del musicologo Sachs, per esempio in Sachs (1943).

21 Interessanti a questo proposito i riferimenti presenti nel libretto allegato al disco *Folk Music of Albania,* curato dal musicologo Lloyd nel 1964.

22 La cosiddetta declamazione ritmica. Vedi per esempio *Pierrot Lunaire* e *Die Gluckliche Hand* di Schoenberg, oppure *Wozzeck* di Berg.

23 Con la dissoluzione del concetto di armonia legato alla nascita della corrente dodecafonica della cosiddetta Scuola di Vienna, anche le parti vocali assumono una nuova dimensione. A tal proposito si suggerisce, oltre all'ascolto delle opere più significative del periodo, la lettura di Berg (1996).

ritmi veloci; si userà invece un ritmo lento, una melodia priva di salti, con un andamento che semmai proceda per gradi.

I primi strumenti usati in vibroacustica erano molto semplici: quattro altoparlanti collocati sotto un lettino, collegati a un amplificatore e a un registratore multitraccia in grado di trasmettere produzioni sonore rispondenti ai parametri citati. La valenza scientifica dei dati era approssimativa, in quanto non si trasmettevano frequenze specifiche e la qualità delle apparecchiature era bassa. Nonostante ciò, le persone che si sottoponevano alle sedute sperimentali erano concordi nel dire che sentivano una sorta di massaggio che aveva la capacità di "avvolgerle". Da questo deriva il termine originario di *bagno sonoro.* Nel corso del tempo ci sono stati notevoli sviluppi e grazie alla tecnologia digitale oggi le diverse zone del corpo vengono abbinate alle frequenze corrispondenti con precisione e gli scarti di frequenza, dovuti più alla diversa conformazione fisica dei soggetti testati che alle apparecchiature, sono minimi.

Il corpo umano è sotto molti aspetti come una cassa armonica che risuona se stimolata da determinate frequenze. Le frequenze basse agiscono in particolare sui tessuti molli, grosso modo nella zona centrale del corpo; viceversa, le frequenze più alte agiscono principalmente sulla zona della testa. Si può immaginare di produrre artificialmente una determinata gamma di basse frequenze con lo scopo di mandare in risonanza specifiche zone del corpo. Per frequenze molto basse in questo caso si intendono quelle che comprese tra 20 e 90 Hz. Sulla base di migliaia di ore di prove e verifiche, si è potuto stabilire che le frequenze comprese tra 80 e 60 Hz agiscono nella fascia superiore del corpo (dalla nuca ai polmoni), tra i 60 e i 50 Hz colpiscono la zona dai polmoni allo stomaco, tra i 40 e i 20 Hz mandano in risonanza la zona compresa tra lo stomaco e il bacino. Il corpo reagisce alla sollecitazione vibroacustica producendo una sorta di automassaggio che agisce dall'interno verso l'esterno.

Attualmente si sta studiando come la vibrazione indotta dalla produzione di una bassa frequenza possa essere supportata dalla produzione di suoni costruiti sulle armoniche generate da quest'ultima. L'obiettivo è verificare se le stimolazioni vibrazionale e uditiva presentate insieme operino in sinergia, influenzandosi, sommandosi e agendo sia sulla percezione biomeccanica, sia su quella emozionale: in pratica, la somma in tempo reale della percezione vibrazionale e di quella acustica.

Qualche anno fa era in voga il dibattito relativo alle funzioni della musica[24]: doveva servire da stimolo al corpo o alla mente? Aiutare l'introspezione oppure lo sfogo puramente fisico? E quale delle due funzioni doveva avere la priorità? Oggi, grazie alle apparecchiature a disposizione per la sperimentazione ci si rende conto di come le due funzioni siano strettamente collegate: l'applicazione delle leggi armoniche sul tappeto vibrazionale creato dalla bassa frequenza aumenta in maniera esponenziale la percezione fisica di quest'ultima e al tempo stesso la persona sottoposta alla vibrazione in bassa frequenza può percepire la musica non soltanto a livello epidermico e superficiale, ma con una capacità di concentrazione difficilmente riscon-

---

[24] Come riferimento al dibattito relativo, si suggerisce il testo del sociologo inglese, Simon Frith (1988), fratello del più noto Fred, compositore e chitarrista.

trabile in altre occasioni.[25] L'effetto terapeutico dell'intervento è quindi caratterizzato dalla fusione tra vibrazione e ascolto. L'ascolto avviene tramite cuffia perché il suono prodotto dalla vibrazione è piuttosto forte e disturberebbe un ascolto mirato; inoltre, la cuffia permette un isolamento dall'ambiente circostante aumentando la capacità ricettiva.

Ogni frequenza generata è un suono che si può definire come nota. Per esempio, i 55 Hz corrispondono alla nota *la*, i 66 Hz alla nota *do* e così via. Ogni nota generata produce dei suoni armonici che stanno in stretto rapporto numerico con la nota medesima. Più vicino è questo rapporto, più il suono globale è consonante; più è lontano, più è dissonante. Questo spiega come anche oggi, nonostante l'abitudine all'uso sempre più frequente di rapporti tonali lontani, noi percepiamo i rapporti vicini come qualcosa di gratificante all'orecchio, o perlomeno di comprensibile. Per esempio, se la frequenza percepita a livello vibratorio è di 55 Hz (*la*), si potrà agire sulla musica percepita a livello uditivo facendo riferimento ai suoni armonici più vicini al *la*. L'effetto percettivo della vibrazione sarà accentuato dagli armonici più vicini e la vibrazione determinerà le condizioni per un ascolto totale (intendendo con ciò far riferimento alla doppia percezione, quella vibratoria e quella uditiva).

In sede di trattamento terapeutico, l'ascolto musicale proposto deve essere adeguato alla specifica problematica, tenendo conto dei parametri della percezione discussi in precedenza (ovviamente una musica con ritmi accentuati e dinamiche molto evidenti non verrà usata, per esempio, nel trattamento dei casi di insonnia). Da un lato la vibrazione in bassa frequenza induce, per risonanza, l'automassaggio, con benefici che modificano il quadro di particolari patologie,[26] dall'altro la sinergia tra vibrazione e percezione uditiva permette un alto grado di concentrazione e il libero fluire della musica potrà agevolare l'introspezione.

14.6 Strumentazione e percorso terapeutico

Poiché, come si è visto, il dolore si struttura in almeno due componenti, quella meramente sensoriale e quella emozionale, si è ritenuto opportuno applicare due tipi di apparecchiature in sinergia tra loro: il casco RV4D[27] e il lettino vibroacustico.

---

25 Vedi il lavoro di Wigram (1996). Al momento attuale le ricerche condotte presso il Centro CARMA sono essenzialmente legate a questo specifico aspetto della percezione; alcuni risultati sono reperibili in Kriscak (2007).

26 È ormai accertato l'effetto benefico della terapia vibroacustica nelle seguenti patologie: autismo, asma, cistofibrosi, dolori causati da colica, paralisi cerebrale e altre condizioni spastiche, stipsi intestinale, algie del collo e delle spalle, dolori mestruali e tensione premestruale, depressione indotta da stress, lesioni dovute ad attività sportiva, insonnia, malattia di Bechterev, poliartrite, deficit circolari e polmonari, fibromialgie, sclerosi multipla, morbo di Parkinson.

27 Si tratta di un prototipo creato dai tecnici del Centro CARMA che utilizza un normale casco visuoacustico 3D cui è stato applicato un sistema capace di stimolare tatto e olfatto.

Casco RV4D. Per impiegare contemporaneamente la RV e il lettino vibroacustico si è adottato un apposito casco che, oltre a generare la visione tridimensionale, diffonde suoni e produce sensazioni tattili (si percepiscono acqua e vento e, riducendo l'intensità del getto d'aria, anche odori). Con l'uso di questo casco il paziente si trova immerso in una realtà specificamente creata in seguito all'analisi delle sue caratteristiche psicologiche e delle sue paure inconsce.

Lettino vibroacustico. Sfrutta la componente dinamica delle onde vibrazionali e gli *armonici relativi*[28] delle stesse. La gamma delle frequenze viene selezionata in base alla natura del tessuto biologico da portare in risonanza, dopo aver valutato le variabili soggettive del paziente e l'ampiezza del suono più idonea.

Il lettino vibroacustico in uso presso il centro di ricerca CARMA si basa su un nuovissimo progetto che ne esalta la risposta in frequenza abbinando, alle dimensioni del woofer[29] all'interno, un sistema a bass reflex,[30] che aumenta la percezione delle basse frequenze, collegato tramite amplificatore monofonico a un generatore di frequenza analogico. Di fatto, quindi, non si tratta più di un lettino adattato, ma di uno strumento atto a produrre suoni trasformato in lettino, in modo che, chi si distende, percepisca la vibrazione in maniera uniforme e lo spostamento percettivo sia legato strettamente alla variazione di frequenza e non più, come poteva accadere un tempo, alla disposizione degli altoparlanti.

14.6.1 Pazienti

L'abbinamento tra lettino vibroacustico e casco RV4D è stato applicato nel trattamento di 8 pazienti, 3 femmine e 5 maschi: una studentessa di 22 anni con dolori premestruali, un'impiegata di 45 anni con algia alla spalla destra, una casalinga di 80 anni con artrosi all'anca, un rappresentante farmaceutico di 29 anni con dolori ai legamenti crociati del ginocchio sinistro, un artigiano di 40 anni e un bancario di 44 anni, entrambi con algia alla spalla destra (sindrome miofasciale dolorosa), un insegnante di 45 anni con frequenti emicranie e un pensionato di 67 anni con dolori al bacino e alla coscia sinistra (ernia alla quinta vertebra lombare).

14.6.2 Procedura

Con l'esclusione del dolore premestruale, risolto nell'arco di una singola seduta, i casi sono stati trattati con 5 sedute svoltesi nell'arco di 10 giorni. Poiché esistono variazioni diurne della sensibilità al dolore e moltissime persone soffrono maggior-

---

[28] Gli armonici relativi sono quelli che dipendono dalla frequenza di base.

[29] Un woofer è un altoparlante per la riproduzione di basse frequenze sonore.

[30] Un bass reflex è un sistema di diffusione del suono a uno o più altoparlanti, particolarmente adatto alla riproduzione dei bassi.

mente durante il pomeriggio, nel corso dell'intero ciclo di interventi la seduta terapeutica è stata tenuta tra le ore 16 e le 18.

A tutti i soggetti in cura è stata applicata la procedura di intervento che segue.

a) Individuazione (tramite colloquio con lo psicoterapeuta) dell'ambiente più coinvolgente – capace quindi di aumentare la produzione endorfinica nel sistema limbico – per il soggetto in esame e conseguente creazione dell'ambiente virtuale da parte del programmatore informatico.
b) Ricerca della bassa frequenza corrispondente alla zona dolorante: il soggetto in cura si dispone sul lettino e viene effettuata empiricamente la ricerca della frequenza idonea al settore del corpo interessato, agendo sul potenziometro del generatore di frequenze (va sempre accertata la frequenza specifica, anche se tra paziente e paziente le frequenze appropriate per i diversi settori mutano solo di poco).
c) Il paziente viene disteso sul lettino dopo aver indossato il casco RV4D. Il generatore produce la frequenza precedentemente individuata e le vibrazioni meccaniche si diffondono. Le cuffie stereofoniche del casco trasmettono un brano musicale composto in tempo reale dal terapeuta, costruito su tonalità vicine alla bassa frequenza generata; il brano è capace di incrementare la percezione vibratoria. Il timbro è piuttosto basso e il ritmo moderato, in modo da non produrre nel paziente effetti emozionali troppo evidenti.
d) Mentre il paziente è disteso sul lettino e immerso nella RV4D, per 40 minuti vengono somministrate le vibrazioni in bassa frequenza prestabilite. Il brano musicale creato dal terapeuta, in linea con la scena virtuale che compare sul visore del casco indossato dal paziente, oltre che sul monitor dell'operatore, contiene onde di un valore in Hertz costruite in base alle note risultanti dal test vibratorio. Poiché la temperatura corporea tende a diminuire nel corso della seduta, il paziente fin dall'inizio viene avvolto in una coperta.
e) Dopo i 40 minuti di terapia, si diminuisce gradualmente l'intensità sonora vibrazionale e ancora più lentamente (in 2 minuti circa) si sfumano il suono trasmesso dalle cuffie e le immagini dell'ambiente virtuale.

14.6.3 Risultati in sintesi

Data l'esiguità del campione considerato, non si mira in questa sede a fornire delle valutazioni sulla bontà del trattamento posto in essere. Si ritiene però che la casistica presentata possa costituire un punto di avvio per possibili applicazioni: a monte c'è pur sempre l'avallo sia degli apporti teorici, sia di altre sperimentazioni condotte con gli strumenti descritti (se pur usati singolarmente, o parzialmente, o con caratteristiche diverse).

Ciò premesso, si riportano di seguito le opinioni espresse dai pazienti trattati, cui è stato chiesto, alla fine di ogni seduta, di valutare l'eventuale grado di diminuzione del dolore percepito, su una scala da 10 a 0 (dove 10 stava per la situazione iniziale).

La studentessa di 22 anni, con un solo trattamento, ha indicato il valore 1, indice, a suo dire, di una sorta di fastidio e null'altro.

L'impiegata di 45 anni, dopo la prima seduta, ha indicato il valore 6, che si è mantenuto costante fino alla seconda seduta. Nelle sedute successive l'intensità del dolore sarebbe calata fino a livello 3, un livello peraltro "molto più accettabile", a detta della paziente, di quello ottenuto con gli analgesici abitualmente assunti.

Circa lo stesso grado di riduzione del dolore (da 10 a 6) si è raggiunto con gli altri pazienti ad eccezione di uno: il paziente con ernia alla quinta vertebra lombare, il quale, alla fine delle 5 sedute preventivate, indicava valore 8, analogamente a quanto otteneva assumendo degli analgesici. L'unica differenza stava nelle durata del beneficio: maggiore con il nuovo trattamento.

Concludendo – anche sulla base di qualche verifica suppletiva condotta a margine del campione testato – si ritiene di poter dire che nel percorrere la strada indicata, al fine di ottenere una remissione del dolore significativa andrebbero messi a punto alcuni accorgimenti: a) il numero delle sedute dev'essere aumentato, portando i trattamenti ad almeno 8 nell'arco di 4 settimane; b) il programma di RV4D deve essere tale da produrre un certo grado di stress, onde avere un effetto sinergico con le basse frequenze e le armoniche relative; c) il grado di dolore accusato dal paziente dev'essere rilevato con un metodo più oggettivo di quanto non sia la semplice dichiarazione del paziente stesso.

A tal fine, presso il Centro CARMA è in corso un approfondimento dell'indagine descritta, utilizzando il biofeedback: prima e dopo ogni seduta vengono raccolti anche i tracciati miografici, encefalografici e quelli relativi alla tensione cutanea.

Bibliografia

AAVV (2005) Psicomedicina: quando la mente cura il corpo. Explora II(2):60

Albanese F, Carlesi E (2004) Le attuali ipotesi sul significato evolutivo della musica. In: Moretti L, Nistri LM (eds). L´uomo Artista. Idest, Firenze, pp 38–41

Alvin J (1966) Music Therapy. Baker, London

Alvin J (1968) La musica come terapia. Armando, Roma

Alvin J (1968) La terapia musicale per il ragazzo autistico. Armando, Roma

Anderson PL, Rothbaum BO, Hodges L (2001) Virtual reality: using the virtual world to improve quality of life in the real world. Bulletin of the Menninger Clinic 65(1):78–91

Ansermet E (1995) I fondamenti della musica nella coscienza dell'uomo. Campanotto, Udine

Arbib M (2007) The mirror system hypothesis. Linking language to theory of mind. http://www.interdisciplines.org/coevolution/papers/11/version/original. Accessed 2 ottobre 2009

Ariely D (2008) Predictably irrational. Harper Collins, New York

Basbaum AI, Jessell TM (2007) The perception of pain. In: Principles of Neural Science. McGraw-Hill, New York

Basbaum AI, Julius D (2006) Toward better Pain Control. Sci Am 294:60–67

Benedetti F (2000) La realtà incantata. Zelig, Milano

Berg A (1996) Suite lirica. Il Saggiatore, Milano

Bingel U, Rose M, Gläscher J, Büchel C (2007) fMRI reveals how pain modulates visual object processing in the ventral visual stream. Neuron 55(1)157–167

Bistolfi F (2000) Suoni e vibrazioni sull'uomo. Rischio-Beneficio. Omicron, Genova
Boncinelli E (2007) Il Male. Storia naturale e sociale della sofferenza. Mondadori, Milano
Bunt L (1997) Musicoterapia, un'arte oltre le parole. Kappa, Roma
Caramazza A (2009) Asymmetric fMRI adaptation reveals no evidence for mirror neurons in humans. PNAS 106(24):9925–9930
Castelnuovo G (2007) Nuove tecnologie e psicoterapia: un dialogo possibile. Braining 2:9–11
Copland A (1952) Music and imagination. Harvard University Press, Cambridge
Denk W, Webb WW (1989) Thermalnoise-limited transduction observed in mechanosensory receptors of the inner ear. Phys Rev Lett 63(2):207–210
Denk W, Webb WW (2006) Eccitazione molecolare di multi-photon nella microscopia al laser. In: Manuale di microscopia confocale biologica. Pavley, Berlino
Denk W, Webb WW, Hudspeth AJ (1989) Mechanical properties of sensory hair bundles are reflected in their Brownian motion measured with a laser differential interferometer. PNAS 86(14):5371–5375
Difede J, Hoffman HG (2002) Virtual reality exposure therapy for World Trade Center post-traumatic stress disorder: a case report. CiberPsychology & Behavior 5(6):529–535
Frith S (1988) Music for pleasure. Polity, London
Goodale MA, Milner AD (1992) Separate visual pathways for perception and action. In: Trends Neurosci 15:20–25
Griego U, Roseghini ML (in corso di stampa) I fenomeni di biorisonanza per un modello integrativo della diagnostica e terapia
Gross CG (1998) Brain, vision, memory. MIT Press, Cambridge
Hebb DO (1982) Mente e pensiero. Il Mulino, Bologna
Hoffman HG (2004) Virtual-Reality therapy. Sci Am 291(2):58–65
Hoffman HG, Richards TL, Bills AR et al (2006) Using fMRI to study the neural correlates of virtual reality analgesia. CNS Spectr 11(1):45–51
Hoffman HG, Sharar SR, Coda B et al (2004) Manipulating presence influences the magnitude of virtual reality analgesia. Pain 111(1-2):162–168
Hubel DH, Wiesel TN (1995) Eye, brain and vision. Scientific American Library 22
Iannone M (2006) Che cos'è l'ecstasy e i suoi effetti. Almanacco della Scienza CNR
Imbasciati A (2004) Il feto ci ascolta… e impara. Boria, Roma
Kandel ER, Schwartz JH, Jessel TM (2000) Principles of Neural Science. McGraw-Hill, New York
Krames E (2002) Implantable devices for pain control: spinal cord stimulation and intrathecal therapies. Best Practice & Research Clinical Anaesthesiology 16(4):619–649
Krasner D (1995) The chronic wound pain experience. Ostomy Wound Manage 41(3):20–25
Kriscak (2007) Musicoterapia e vibroacustica. Braining 2:28–31
Lewis D (1972) Psychophysical and theoretical identifications. Australasian Journal of Philosophy 50:249–58. Reprint in: Papers on Metaphysics and Epistemology (1999) Cambridge University Press, Cambridge, pp 248–261
Lewis D (1981) The experimental evidence for subjective referral of a sensory experience backwards in time: reply to P.S. Churchland. Philos Sci 48:182–197
Libet B (2007) Mind Time. Il fattore temporale nella Coscienza. Raffaello Cortina, Milano
Lloyd A (1964) Folk Music of Albania, LP e libretto incluso. Topic, Londra
MacLean PD (1984) Evoluzione del cervello e comportamento umano. Einaudi, Torino
Magherini G (2003) La Sindrome di Stendhal. Ponte alle Grazie, Firenze
Manzoni M, Gorini A, Preziosa A et al (2008) New technologies and relaxation: an explorative study on obese patients with binge eating. Journal of Cybertherapy and Rehabilitation 1(2):182–192
Melzack R, Casey KL (1968) The skin senses. Charles C. Thomas, Springfield, pp 423–443
Melzack R, Wall P (1965) Pain mechanism: a new theory. Science 150:971–979
Minuzzo S (2004) Nursing del dolore. Carocci, Roma
Pascolo P, Budai R (2008) Neuroni Mirror: nell'area F5 della corteccia cerebrale della scimmia c'è stata evidenza sperimentale. E nell'uomo? Rivista medica 14(S4)

Pelchat LM, Johnson A, Chan R et al (2004) Images of desire: food-craving activation during fMRI. NeuroImage 23(4):1486–1493
Raffaelli A (2003) La fabbrica dell'universo. Campanotto, Udine
Raffaelli A (2007) Psicofiles vs Psicofarmaci. Braining 1:11–18
Raja V (2007) Virtual reality and healthcare. Braining 2:21–25
Raudsik R (2007) Stress Kui Asummeetriline Seisund. Maalehe Raamat,Tallinn
Righini P (1983) Acustica Musicale. In: Dizionario della musica e dei musicisti, vol. 1. Utet, Torino
Rindi G, Manni E (1990) Fisiologia umana. Utet, Torino
Riva G (2006) Virtual Reality. Wiley Enciclopedia of Biomedical Engineering 4:1–17
Rizzolatti G, Buccino G (2005) The mirror neuron system and its role in imitation and language. In: Dehaene S, Duhamel J, Rizzolatti G et al (eds) From monkey brain to human brain. A Fyssen Foundation Symposium. MIT Press, Cambridge, pp 213–233
Rizzolatti G, Sinigaglia C (2006) So quel che fai. Il cervello che agisce e i neuroni specchio. Raffaello Cortina, Milano
Rizzolatti G, Sinigaglia C (2007) Mirror neurons and motor intentionality. Funct Neurol 22:205–210
Rothbaum B (2006) Virtual reality exposure therapy. In: Rothbaum B (ed) The nature and treatment of pathological anxiety. Guilford, New York
Rüütel E (2002) The psychophysiological effects of music and vibroacoustic stimulation. Nordic Journal of Music Therapy 11(1):16–26
Sachs C (1943) The rise of music in the ancient world. Dover, New York
Schoenberg A (1922) Harmonielehre. Universal-edition, Wien
Skille O (1989a) Vibroacoustic therapy. American Journal of Music Therapy 8:61–77
Skille O (1989b) Vibroacustic therapy: the therapeutic effect of low frequency sound on special physical disorders and disabilities. Journal of British Music Therapy 3(2):6–10
Smith CW, Best S (1989) Electromagnetic Man, JM Dent&Sons, London
Smith H (1904) The world's earliest music traced to its beginning in ancient lands. Reeves, London
Tarr MJ, Warren WH (2002) Virtual reality in behavioral neuroscience and beyond. Nat Neurosci 5:1089–1092
Wigram T (1996) The effects of vibroacoustic therapy on clinical and non clinical population. PhD Thesis. St. George Hospital Medical School, London University
Wigram T, Saperston B, West R (eds) (1995) Art and science of music therapy: a handbook. Harwood, Amsterdam
Zeki S (1993) A vision of the brain. Blackwell, Oxford

Dolore cronico, dolore inutile. Prima indagine italiana della Onlus Nopain sui servizi esistenti nel territorio italiano

15

P. Notaro, A. Voltolini, A. Meroni, M.C. Montagna e F. Rubino

15.1 Introduzione

Il dolore cronico è attualmente uno dei maggiori problemi in area sanitaria in termini di prevenzione, diagnosi e cura.

L'indagine descrittiva condotta dalla Onlus Nopain Associazione italiana per la cura della malattia dolore ha lo scopo di classificare secondo livelli di cura e standard internazionali, per la prima volta in Italia, le strutture di Terapia del dolore presenti sul territorio italiano. I dati sono aggiornati al 31 gennaio 2009.

Le strutture sono state selezionate prendendo come riferimento gli elenchi regionali e ministeriali; i risultati raccolti sono stati elaborati in modo anonimo. L'obiettivo era fotografare la situazione esistente con un questionario formulato come se qualsiasi persona con dolore cronico necessitasse di acquisire informazioni sulle strutture di Terapia del dolore dedicate alla diagnosi e cura di tutte le sindromi dolorose.

Secondo i principali e più accreditati studi epidemiologici internazionali la presenza delle sindromi dolorose croniche varia tra 10,1% e 55,2% della popolazione. Mediamente, essa è più elevata tra le donne che fra gli uomini, rispettivamente 39% e 31%, e aumenta con l'età, soprattutto oltre i 65 anni. In Italia si calcola che oltre il 20% delle persone soffra anche per lunghi periodi della vita di sindromi dolorose conseguenti a patologie croniche non neoplastiche (Notaro et al. 2009).

Il capitolo e le immagini in esso contenute sono basate su: Notaro P, Voltolini A, Ferrario M et al (2009) Dolore cronico, dolore inutile. Strutture di Terapia del dolore in Italia. Perché un Libro Bianco. http://www.nopain.it/. Con autorizzazione.

P. Notaro (✉)
S.S. di Terapia del dolore, A.O. Ospedale Niguarda Ca' Granda, Milano

L'impatto del dolore cronico non trattato in modo adeguato su pazienti, familiari e professionisti è enorme; esso può condurre a prolungata disabilità, problematiche psicologiche, inabilità al lavoro con frequente ricorso a visite, indagini strumentali e prescrizioni mediche. Il 50% dei pazienti con dolore cronico soffre di depressione reattiva e i disturbi ansiosi sono presenti nel 40% di tali soggetti. Le diverse sindromi dolorose sono la seconda causa di assenteismo dal lavoro dovuto a cause mediche.

La sindrome dolorosa diventa pertanto un evento limitante della vita e spesso impedisce le normali attività quotidiane, determinando elevatissimi costi sociali che incidono su più livelli nel sistema socio-economico. Dati economici di alcuni Paesi europei simili all'Italia evidenziano che la spesa annua complessiva per il controllo del dolore cronico è pari al 1,8-2% del prodotto interno lordo (Notaro et al. 2009).

I pazienti con dolore cronico presentano una complessità multidimensionale di problematiche per le quali è necessaria una gestione articolata e multidisciplinare. Per molto tempo il dolore è stato considerato come mero sintomo di malattia, espressione di un danno fisico o psicogeno, ma senza un interesse specifico; solo negli ultimi decenni si è verificata una rivoluzione nell'approccio scientifico e clinico al dolore, che ha trasformato il paradigma dolore-sintomo del passato in quello attuale di dolore-malattia. La considerazione del dolore come malattia è stata suffragata dalla dimostrazione degli effetti fisiologici negativi associati alla mancanza di trattamento adeguato e specifico del dolore.

Gli effetti negativi causati dalla risposta allo stress che accompagna il dolore acuto, legato alle alterazioni neuroendocrine e immunologiche, mostrano chiaramente che il dolore richiede un trattamento adeguato e tempestivo per consentire all'organismo di ritornare a uno stato di salute, onde evitare l'instaurarsi di alterazioni fisiologiche irreversibili, in grado di influenzare la sfera funzionale in modo permanente. La complessa fenomenologia associata al dolore spiega il razionale del dolore inteso come malattia a sé stante.

Il punto centrale del paradigma del dolore come malattia individua la necessità di strumenti di conoscenza e di tecnologia tali da consentire una diagnosi pronta e accurata e un trattamento adeguato del paziente. Il dolore infatti è un problema che non può essere affrontato con energie e attenzioni residuali, come purtroppo spesso accade, ma che deve invece avere priorità assoluta, anche in ragione dell'impatto devastante che esso produce sulla qualità di vita della persona malata e di chi si trova a condividerne la dolorosa condizione.

Le esperienze internazionali evidenziano la necessità di una valutazione globale e di una presa in cura della persona nella sua complessità (Fullen et al. 2006). In molti Paesi sono state prodotte *linee guida* e *raccomandazioni* per la gestione e il trattamento del dolore cronico, favorendo la costruzione di percorsi di cura rivolti alle persone con questa specifica problematica, definendo e classificando le strutture di Terapia del dolore secondo i livelli di cura erogati. Attualmente in Italia non esistono linee guida e percorsi di cura standardizzati, né è standardizzato e definito il concetto di *struttura di terapia del dolore*, sia per la mancanza di una cultura specifica sulla malattia dolore, sia per la confusione che caratterizza tale disciplina rispetto alle *cure palliative*.

A differenza del credo comune, una struttura di Terapia del dolore non è sinonimo di medicina palliativa, la quale è per definizione "l'incontro ideale tra assistenza sanitaria e sociale in cui l'erogazione dei servizi sanitari, in primo luogo di sintomi e segni psico-fisici che causano sofferenza, si fonde con gli interventi psicologici, di supporto sociale e solidaristici diretti non solo ai malati ma anche ai loro familiari" (McEwen, 2004).

Le strutture di Terapia del dolore in Italia presentano una elevata eterogeneità per caratteristiche organizzative e risorse impiegate. La complessità clinica, la variabilità degli interventi, la carenza di risorse e di strumenti di qualità determinano una confusione di immagine della disciplina stessa e non favoriscono né la definizione di criteri di qualità né l'orientamento dei pazienti.

Considerata l'attuale disomogeneità delle strutture, è necessario e imprescindibile partire dalle diverse dimensioni della qualità, in particolare strutturale e organizzativa, per ottenere una iniziale fotografia dei servizi e delle loro caratteristiche specifiche, per poi procedere a una classificazione degli stessi in base a standard di riferimento.

Una struttura di Terapia del dolore è una struttura dedicata alla diagnosi e cura di tutte le sindromi dolorose, oltre che alla ricerca clinica scientifica e tecnologica.

Il livello di complessità organizzativa di ogni singola struttura dovrebbe consentire una caratterizzazione della stessa secondo livelli di cura erogati in modo incrementale (primo livello, secondo livello, terzo livello).

La prescrizione di farmaci analgesici non è sinonimo di struttura di terapia del dolore, ma può e deve essere effettuata da qualsiasi medico. Le cure palliative nascono nel mondo anglosassone come modelli di cura domiciliari con caratteristiche socioassistenziali dedicate prevalentemente al trattamento dei segni e sintomi nelle persone con patologie terminali in fase avanzata di malattia.

Con questo lavoro la Onlus Nopain ritiene di rendere un servizio tanto al Servizio Sanitario Nazionale (SSN) quanto, in special modo, alle persone che soffrono e che spesso non riescono a trovare una risposta soddisfacente al loro bisogno di salute. Un'ulteriore convinzione è di avere costruito uno strumento che possieda oggettività e possa essere utile nella dialettica con tutte le persone e istituzioni, ma soprattutto che possa favorire l'attenzione su questa problematica.

15.2 Definizione e dimensione del problema

I notevoli sviluppi degli ultimi anni nelle conoscenze dei meccanismi di conduzione e trasmissione degli stimoli dolorosi e della percezione hanno modificato i percorsi e le cure; malgrado ciò, il dolore non risulta essere, a tutt'oggi, adeguatamente controllato nella gran parte delle realtà ospedaliere e territoriali, rappresentando un serio problema in termini di incidenza, costi sociali, trattamento e risoluzione. Il problema è di dimensioni tali che le società scientifiche internazionali, le società di certificazione di qualità delle cure, l'Organizzazione Mondiale della Sanità e la stessa Comunità Europea hanno cercato di sensibilizzare gli enti e le istituzioni che erogano salute a una maggiore attenzione alla malattia dolore, sia nelle patologie degenerative benigne che in quelle neoplastiche. Il papa Giovanni Paolo II, in occasione dei lavori promossi dalla Pontificia Accademia delle Scienze il 21 ottobre 1985, ha detto: "Tra le cure da somministrare all'ammalato sofferente vanno annoverate quelle analgesiche. Queste, favorendo un decorso meno drammatico, concorrono all'umanizzazione e all'accettazione del morire. Molte volte il dolore diminuisce la forma morale nella persona. L'anestesia come l'analgesia, intervenendo direttamente su ciò che il dolore ha di più aggressivo e sconvolgente, recupera l'uomo a se stesso, rendendogli più umana l'esperienza del soffrire".

La definizione di dolore più condivisa testimonia l'insieme della natura soggettiva e della complessità del percepito: "È un'esperienza sensoriale ed emotiva sgradevole, legata a una lesione tissutale esistente o potenziale, comunque descritta in termini che evochino una tale lesione" (Royal College of Anaesthetists e Pain Society, 2003).

Esistono, schematicamente, due tipi di dolore, uno che potremmo definire *utile*, acuto, vale a dire un segnale di allarme, quello per esempio che ci permette di diagnosticare precocemente una malattia, e uno *inutile*, cronico, che si realizza quando la sofferenza degenera dall'originaria funzione di allarme e diventa un sintomo prolungato che lede il benessere della persona. Perdurando nel tempo, infatti, il dolore diviene una fonte di disabilità per la persona, tramutandosi esso stesso in malattia e condizionando così ogni aspetto della vita. La sua durata è imprevedibile e in alcuni casi può persino coincidere con la durata della vita del paziente. La sua intensità è variabile, anche se solitamente tende ad aumentare con il passare del tempo, è acuito dagli stati d'animo negativi, dall'ansia e dalla frustrazione che spesso lo accompagnano. Per queste ragioni, il dolore cronico è chiamato anche *dolore totale*. Le persone affette da dolore cronico lamentano, infatti, disturbi del sonno, depressione, fatica e vedono persino ridotte le proprie facoltà intellettive, poiché estenuate dall'incessante sofferenza cui sono sottoposte.

Allora perché il dolore, nelle sue diverse forme, ancora oggi non è adeguatamente trattato?

Le ragioni sono diverse e vanno dalla scarsa percezione del *valore* del controllo del parametro vitale dolore da parte del paziente, per accettazione passiva e senso di ineluttabilità e inevitabilità, a una scarsa valorizzazione della scienza algologica e delle specifiche competenze e dei modelli organizzativi, fino alla scarsa conoscenza da parte degli operatori delle tecniche di controllo del dolore stesso.

Stabilire con precisione la causa scatenante di un dolore cronico risulta particolarmente difficile, poiché esso deriva in genere da una concomitanza di fattori inscindibili. Il dolore può infatti avere inizio da una malattia o da un trauma e persistere a causa di stress, problemi emotivi, cure sbagliate, ma è anche possibile che il dolore cronico si manifesti in assenza di traumi, malattie, senza alcuna causa apparente scatenante iniziale. È intuitivo che una diagnosi corretta e tempestiva, seguita da un'appropriata terapia, possano incidere in modo determinante sugli esiti, cioè sull'outcome del paziente, ed è altrettanto evidente l'importanza del fattore tempo. Riprendendo la distinzione esistente nella lingua greca tra *chronos*, inteso come il tempo che misuriamo con gli orologi e i calendari, e *kairos*, che si riferisce invece al momento opportuno, e al momento giusto di agire, noi dobbiamo interessarci del tempo come *kairos* piuttosto che come *chronos*.

Le patologie degenerative benigne di più frequente riscontro sono rappresentate da osteoartrosi, lombalgie primarie e secondarie a intervento correttivo di laminectomia e/o stabilizzazione della colonna, radicolopatie, dolore neuropatico, herpes zoster e nevralgie post erpetiche, nevralgia del trigemino, neuropatia diabetica, neuropatia vasculopatica, cefalee, fibromialgia, distrofia simpatica riflessa di tipo I e di tipo II, sindromi da intrappolamento, sindromi post traumatiche, polineuropatie, sindrome da arto fantasma, neurinomi, sindromi post trattamento radiante, artrite reumatoide. Purtroppo, ad oggi, molte persone e spesso gli stessi operatori associano ancora in modo errato le cure algologiche maggiori esclusivamente alle patologie terminali, determinando in chi si avvicina per la prima volta alle strutture di terapia del dolore reazioni ingiustificate di ansia e paura, con grossi limiti di consapevolezza e di collaborazione alle cure (compliance).

D'altro canto, spesso gli stessi professionisti hanno un approccio alla terapia del dolore di tipo *terminalistico* e sintomatico, a causa di una mancanza di conoscenza di percorsi diagnostico-terapeutici mirati a identificare il corretto timing di indicazione e di trattamento della malattia dolore, potendo così compromettere, talvolta in modo inevitabile, il potenziale successo dei trattamenti. Praticare la disciplina algologica significa considerare il dolore alla luce dell'attuale evoluzione delle conoscenze sulla trasmissione del dolore, che si riflette in un modello clinico di tipo bio-psico-sociale. L'esatta valutazione del paziente, la scelta terapeutica più corretta, l'analisi critica dei risultati, lo sviluppo di tecniche più complesse e specialistiche di analgesia permettono di controllare in diversi modi le sindromi dolorose refrattarie, consentendo alle persone di superare più serenamente anche fasi complesse di malattia. A tale scopo l'evoluzione farmacologica di una varietà di analgesici narcotici e non narcotici, e soprattutto lo sviluppo delle nuove tecnologie, come la neuromodulazione farmacologica ed elettrica delle vie di trasmissione del dolore sia a livello del sistema nervoso centrale che periferico, consentono il controllo lungo le vie di conduzione degli impulsi dolorosi, con la riduzione della percezione dell'intensità dello stimolo doloroso.

La diffusa accettazione della teoria della specificità di ciascuna sindrome dolorosa ha portato, negli anni, allo sviluppo e all'uso diffuso dell'analgesia regionale e agli interventi invasivi maggiori di Terapia del dolore. È uso routinario nelle strutture di Terapia del dolore mettere in atto tecniche per l'iniezione di anestetici nei tessuti, nelle radici nei nervi maggiori, nei plessi nervosi, nello spazio epidurale e spinale per produrre un blocco nervoso e anestetico provvisorio della sintomatologia dolorosa.

È anche possibile utilizzare delle tecniche di neurolesione per provocare la distruzione di nervi periferici o di radici sensitive di nervi spinali e cranici tramite l'iniezione di alcol, fenolo o altri agenti neurolitici come il calore. In alcune patologie dolorose, le tecniche tradizionali del controllo del dolore vengono integrate con tecniche adiuvanti di tipo riflessoterapico come l'agopuntura, e tecniche di rilassamento e di modulazione della percezione come l'ipnosi (Notaro, 2006).

Le strutture di Terapia del dolore in Italia presentano una elevata eterogeneità per caratteristiche organizzative e risorse impiegate. Tali servizi sono frammentati, l'accesso alle cure è limitato e difficoltoso o addirittura non noto all'utenza, i tempi di attesa sono talvolta troppo lunghi, laddove l'intervento precoce è fondamentale per prevenire disabilità e cronicità. Mancano frequentemente un'integrazione e una comunicazione tra le varie discipline e servizi che dovrebbero prendere in cura tali persone secondo un'ottica multidisciplinare, spesso i soggetti con dolore cronico sono considerati difficili da trattare e la presa in cura è un processo lungo e complesso. Per queste e altre ragioni le strutture sono caratterizzate da un'alta variabilità a livello organizzativo e non esistono percorsi di cura standardizzati.

Le cosiddette patologie croniche degenerative benigne, di cui la malattia dolore è una componente importante, richiedono scelte diagnostiche e terapeutiche adeguate in termini organizzativi e tecnologici.

15.3 Raccomandazioni e modelli organizzativi internazionali

La *Joint Commission on Accreditation of Healthcare Organizations* (JCAHO) (2009), la più qualificata società di accreditamento a livello mondiale per la qualità delle cure, ha approvato gli standard definitivi per la valutazione e la gestione del dolore. Tali standard invitano le organizzazioni sanitarie a:

- riconoscere i diritti del paziente al controllo del dolore;
- effettuare una valutazione completa del dolore;
- programmare una rivalutazione regolare e il follow-up;
- definire uno standard per il monitoraggio e gli interventi;
- assicurare un'équipe competente e formare i professionisti;
- definire politiche appropriate di prescrizione dei farmaci;
- informare ed educare pazienti e familiari;
- coinvolgere i pazienti nel programma di cura;
- raccogliere dati per monitorare l'efficacia e l'appropriatezza degli interventi e dei programmi di gestione del dolore.

Una buona pratica nella gestione del dolore cronico prevede l'erogazione di servizi di qualità basati su evidenze scientifiche e dotati di risorse umane adeguate e dedicate alla presa in carico dei soggetti con dolore cronico, nonché alla formazione continua.

È necessario delineare percorsi di cura standardizzati attraverso lo sviluppo e il riferimento a linee guida, protocolli e raccomandazioni basati sulle evidenze.

In Francia per esempio, nel 1998 la *Haute Autorité de Santé* ha dato inizio a un programma nazionale sul dolore al fine di migliorare la gestione del dolore cronico; sono stati creati diversi protocolli e raccomandazioni sull'argomento rivolti ai professionisti e ai pazienti. I livelli di cura individuati sono i seguenti: servizi di consultazione, unità del dolore, centri del dolore.

Successivamente, per gli anni 2002-2005 e 2006-2010 sono stati emanati due piani nazionali di implementazione e miglioramento della presa in carico delle persone con dolore cronico, individuando come priorità, in particolare nel piano del 2006, sia aspetti organizzativi sia un incremento delle risorse umane dedicate con una maggiore integrazione con il territorio. È stato attuato un programma continuo di monitoraggio dei risultati sia in termini di esiti sia di percorsi diagnostici terapeutici.

In Australia dagli anni Settanta sono nati programmi e iniziative per ottimizzare la gestione del dolore cronico attraverso lo sviluppo di protocolli di trattamento e di promozione del lavoro multidisciplinare tra professionisti afferenti a diverse discipline. In questo contesto si parla di cliniche multidisciplinari del dolore.

Negli Stati Uniti esistono diverse strategie di implementazione per la gestione del dolore cronico che vertono sullo sviluppo di linee guida cliniche e farmacologiche, sulla ricerca e la formazione. I livelli di cura sono così strutturati: cliniche orientate al trattamento di specifiche patologie, cliniche del dolore multidisciplinari, centri del dolore, équipe di consultazione.

In generale, dalla letteratura scientifica e dalle esperienze internazionali emerge che i servizi di cura del dolore sono strutturati, standardizzati e riconosciuti secondo livelli crescenti di cura con una logica incrementale di specializzazione, in termini di risorse umane, *facilities* ed *equipments*, man mano che si passa da un livello a un altro. Concettualmente si parla di un approccio *stepped care* quando le persone ricevono progressivamente interventi sempre più complessi, più specialistici e spesso più costosi, in relazione ai bisogni specifici. Inoltre c'è evidenza che un approccio multidisciplinare alla gestione del dolore cronico sia efficace. Tali soggetti presentano una complessità di problematiche a molteplici livelli, quindi è auspicabile una gestione basata sulla cooperazione tra professionisti di diverse specialità (American Pain Foundation, 2009).

Si parla di *primo step* facendo riferimento a tutte le persone che richiedono una cura per il dolore. Comprende l'individuazione della condizione problematica specifica del paziente legata al dolore, attraverso un'accurata ricostruzione della storia medica e dei vissuti del soggetto. Il *secondo step* riguarda quei soggetti che continuano a provare dolore e lamentano disabilità nei mesi successivi all'esordio del dolore. Tali condizioni richiedono un approccio più complesso, una gestione multidisciplinare, che comporta lo sviluppo di piani di trattamenti individuali, il supporto e la valutazione dei risultati nel tempo (*follow-up*). Nel *terzo step*, l'esperienza del dolore è continuativa e determina un livello di disabilità importante, oltre a un disagio psicologico significativo. A questo livello i pazienti presentano storie mediche e di vita complesse ed è necessaria una presa a carico della persona complessiva. L'*International Association for the Study of Pain* (IASP) propone la seguente classificazione delle strutture di Terapia del dolore e una descrizione delle loro principali caratteristiche (Department of Health, 2002; Canadian Pain Society, 2005):

a) Clinica del dolore.
   Una struttura orientata principalmente alla diagnosi e alla gestione della persona con dolore cronico, che eroga prestazioni terapeutiche e legate alla valutazione

del soggetto. Dovrebbe includere una collaborazione continuativa e regolare con specialisti di discipline diverse (almeno tre, di cui uno psicologo clinico). Viene effettuata una valutazione degli esiti dei trattamenti e dell'efficacia dei programmi terapeutici.

b) Clinica del dolore multidisciplinare.
Una struttura che offre servizi diagnostici e terapeutici ad ampio spettro. L'équipe include una varietà di specialisti in discipline diverse (almeno tre) che siano formati alla gestione medica, psicologica e farmacologica del dolore. Sono definiti protocolli per la gestione del paziente ed è valutata l'efficacia degli interventi a intervalli regolari.

c) Centro del dolore multidisciplinare.
Presenta le stesse caratteristiche di una clinica del dolore multidisciplinare, ma si distingue perché contempla anche programmi specifici finalizzati alle attività di ricerca e di formazione.

Infine, gli obiettivi di una struttura per il dolore cronico dovrebbero prevedere (Haute Autorité de Santé, 2008):

- diminuzione del dolore;
- gestione degli aspetti psicologici legati al dolore;
- riduzione della disabilità;
- razionalizzazione delle terapie;
- ottimizzazione dell'accesso ai servizi sanitari;
- attenzione ai fattori sociali, familiari e lavorativi;
- formazione alle diverse figure professionali coinvolte nella gestione del dolore;
- valutazione regolare dei bisogni dei pazienti e degli esiti;
- ricerca clinica scientifica e tecnologica;
- rete di assitenza territoriale e regionale.

In Italia nel 2001 è stata introdotta la normativa per un ospedale senza dolore (Gazzetta Ufficiale n. 149 del 29-06-2001), con lo scopo di migliorare il processo assistenziale della cura del dolore.

Il progetto, però, non prevedeva risorse per l'implementazione delle strutture di Terapia del dolore dedicate al dolore cronico e non identificava degli standard organizzativi.

15.4 Metodologia dell'indagine descrittiva

L'indagine, che si configura come uno studio descrittivo, ha l'obiettivo di classificare le strutture di Terapia del dolore delle strutture ospedaliere, pubbliche e private convenzionate con il SSN, secondo i diversi livelli di cura erogati, con riferimento ai criteri e agli standard riconosciuti in letteratura, allo scopo di ottenere una fotografia delle strutture di Terapia del dolore esistenti attualmente sul territorio italiano e sviluppare riflessioni per azioni future.

Lo staff della Onlus Nopain si è occupato sostanzialmente di due aree: una relativa all'attività di counseling telefonico (contatto con l'utenza e con le strutture di Terapia del dolore), l'altra più strettamente di studio e di ricerca (elaborazione di materiale informativo, creazione della banca dati).

Riguardo il campione, nella presente indagine sono state coinvolte tutte le strutture di Terapia del dolore selezionate attraverso una procedura di campionamento su base opportunistica secondo Silverman (Donabedian, 1990; Gardini, 2004) che tiene conto dei seguenti criteri di inclusione: a fronte delle strutture ospedaliere pubbliche e accreditate presenti sul territorio italiano segnalate negli elenchi regionali, sono state selezionate tutte strutture in cui è presente una struttura di Terapia del dolore (184 strutture su tutto il territorio nazionale nelle 20 regioni territoriali). Sono stati identificati tramite la rete internet i numeri telefonici dei centralini generali di tutte le aziende ospedaliere pubbliche e private convenzionate con il SSN sul territorio italiano (Istituto Nazionale di Statistica, 2009; Ministero della Salute, 2009).

Successivamente sono state contattate tutte le strutture ospedaliere rilevate ed è stato eseguito uno screening identificando le aziende sanitarie in cui è presente una struttura di Terapia del dolore. Inoltre è stato eseguito un controllo incrociato con i nominativi dei servizi di Terapia del dolore pubblicati sulla rete internet accessibile a qualsiasi utente sul territorio nazionale italiano. Sulla abse dell'incrocio dei due canali di reperimento dei centri interessati è stata redatta la lista esaustiva delle strutture ospedaliere pubbliche e convenzionate in cui è presente una struttura di terapia del dolore.

L'intento della ricerca era di fotografare il quadro esistente attraverso un questionario formulato come se una qualsiasi persona con dolore cronico necessitasse di acquisire informazioni sulle strutture di Terapia del dolore; i dati raccolti sono stati elaborati in modo anonimo.

Il questionario è stato creato in modo da evidenziare le caratteristiche organizzative delle strutture, con lo scopo di classificarne i livelli di cura erogati: primo livello (elementare), secondo livello (intermedio), terzo livello (avanzato).

Le variabili di tipo organizzativo valutate, in particolare per la classificazione del terzo livello (livello avanzato), hanno tenuto conto dei criteri minimi riscontrati in letteratura, escludendo la valutazione dell'attività di ricerca e di formazione.

15.5 Risultati

In totale le strutture selezionate sono state 184; di queste le 26 strutture dedicate unicamente alla cura delle sindromi dolorose oncologiche non sono state oggetto di analisi, diversamente dalle 25 dedicate al trattamento di una o più patologie degenerative benigne. Dalla valutazione analitica sono solo 53 strutture che possono essere classificate di livello avanzato secondo gli standard minimi internazionali (Fig. 15.1), pari al 33,5% del totale delle 158 strutture studiate (Fig. 15.2).

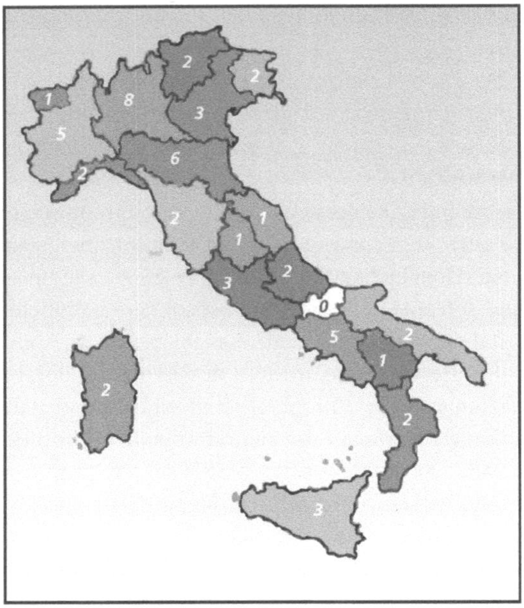

Fig. 15.1 Numero di strutture del terzo livello per regione. Il totale delle strutture di terzo livello di terapia del dolore corrisponde al 33,5% del totale nazionale delle strutture pubbliche e private accreditate. Da Notaro et al. 2009, con autorizzazione

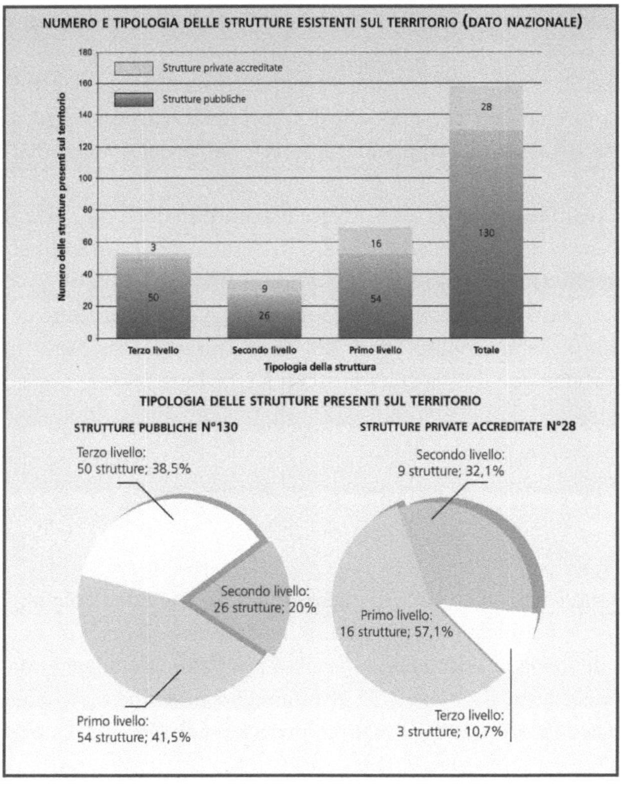

Fig. 15.2 Distribuzione dei vari tipi di struttura pubblica e privata accreditata secondo i livelli di cura. Da Notaro et al. 2009, con autorizzazione

Le risorse mediche dedicate su scala nazionale sono esigue (Tabella 15.1): 1,21 medici per 250.000 residenti così come la distribuzione del totale delle strutture: 0,66 per 250.000 residenti.

I dati sono omogenei sia per quanto riguarda il rapporto risorse/popolazione residente, sia per quanto riguarda la distribuzione delle strutture sul territorio nazionale (Tabella 15.2). La specializzazione prevalente delle risorse mediche (Figg. 15.3 e 15.4) è Anestesia e Rianimazione; c'è almeno un medico anestesista nell'87,4% delle strutture e uno psicologo nel 49,6% delle strutture.

La variegata denominazione delle stesse strutture testimonia la necessità di introdurre sul territorio nazionale degli standard definiti al fine di classificare *chi fa che cosa* e soprattutto orientare le persone in base al loro bisogno di cure per il dolore cronico. La confusione esistente in Italia tra Terapia del dolore e cure palliative di certo non aiuta le persone a orientarsi.

Tabella. 15.1 Risorse mediche dedicate confrontate con la popolazione residente. Da Notaro et al. 2009, con autorizzazione

Regione	Residenti	Totale medici dedicati	Medici dedicati per 250.000 residenti
Friuli Venezia Giulia	1.222.061	6	**1,2**
Liguria	1.609.822	12	**1,9**
Lombardia	9.642.406	50	**1,3**
Piemonte e Val d'Aosta	4.527.245	33	**1,8**
Trentino Alto Adige	1.007.267	8	**2,0**
Veneto	4.832.340	12	**0,6**
TOTALE NORD	**22.841.141**	**121**	**1,3**
Abruzzo	1.323.987	10	**1,9**
Emilia Romagna	4.275.802	15	**0,9**
Lazio	5.561.017	23	**1,0**
Marche	1.553.063	9	**1,4**
Toscana	3.677.048	17	**1,2**
Umbria	884.450	4	**1,1**
TOTALE CENTRO	**17.275.367**	**78**	**1,1**
Basilicata	591.001	5	**2,1**
Calabria	2.007.707	14	**1,7**
Campania	5.811.390	25	**1,1**
Molise	320.838	1	**0,8**
Puglia	4.076.546	19	**1,2**
Sardegna	1.665.617	9	**1,4**
Sicilia	5.029.683	17	**0,8**
TOTALE SUD E ISOLE	**19.502.782**	**90**	**1,2**
TOTALE NAZIONALE	**59.619.290**	**289**	**1,21**

Tabella 15.2. Numero di strutture di Terapia del dolore per 250.000 residenti e distribuzione delle strutture sul territorio nazionale. Da Notaro et al. 2009, con autorizzazione

REGIONE	Residenti	Terzo livello		Secondo livello		Primo livello		Totale strutture	
		Numero strutture	x 250.000 residenti	Numero strutture	x 250.000 residenti	Numero strutture	x 250.000 residenti	Numero strutture	x 250.000 residenti
Friuli Venezia Giulia	1.222.061	2	0,41	1	0,20	1	0,20	**4**	**0,82**
Liguria	1.609.822	2	0,31	1	0,16	2	0,31	**5**	**0,78**
Lombardia	9.642.406	8	0,21	9	0,23	8	0,21	**25**	**0,65**
Piemonte e Val d'Aosta	4.527.245	6	0,33	3	0,17	9	0,50	**18**	**0,99**
Trentino Alto Adige	1.007.267	2	0,50	-	0,00	4	0,99	**6**	**1,49**
Veneto	4.832.340	3	0,16	2	0,10	3	0,16	**8**	**0,41**
TOTALE NORD	**22.841.141**	**23**	**0,25**	**16**	**0,18**	**27**	**0,30**	**66**	**0,72**
Abruzzo	1.323.987	2	0,38	1	0,19	1	0,19	**4**	**0,76**
Emilia Romagna	4.275.802	6	0,35	3	0,18	2	0,12	**11**	**0,64**
Lazio	5.561.017	3	0,13	2	0,09	7	0,31	**12**	**0,54**
Marche	1.553.063	1	0,16	1	0,16	2	0,32	**4**	**0,64**
Toscana	3.677.048	2	0,14	3	0,20	4	0,27	**9**	**0,61**
Umbria	884.450	1	0,28	-	0,00	1	0,28	**2**	**0,57**
TOTALE CENTRO	**17.275.367**	**15**	**0,22**	**10**	**0,14**	**17**	**0,25**	**42**	**0,61**

(cont. ↓*)*

(cont.)

Basilicata	591.001	1	0,42	1	0,42	-	0,00	**2**	**0,85**
Calabria	2.007.707	2	0,25	2	0,25	3	0,37	**7**	**0,87**
Campania	5.811.390	5	0,22	2	0,09	8	0,34	**15**	**0,65**
Molise	320.838	-	0,00	1	0,78	-	0,00	**1**	**0,78**
Puglia	4.076.546	2	0,12	2	0,12	7	0,43	**11**	**0,67**
Sardegna	1.665.617	2	0,30	-	0,00	5	0,75	**7**	**1,05**
Sicilia	5.029.683	3	0,15	1	0,05	3	0,15	**7**	**0,35**
TOTALE SUD E ISOLE	**19.502.782**	**15**	**0,19**	**9**	**0,12**	**26**	**0,33**	**50**	**0,64**
TOTALE NAZIONALE	**59.619.290**								

RIEPILOGO NAZIONALE		
(59.619.290 residenti)	**Numero strutture**	**Per 250.000 residenti**
Terzo livello	**53**	**0,22**
Secondo livello	**35**	**0,15**
Primo livello	**70**	**0,29**
TOTALE	**158**	**0,66**

Dalla Tabella si evidenzia che il numero di strutture è inadeguato a soddisfare il fabbisogno di cura delle persone. Infatti abbiamo un totale di 0,66 strutture per 250.000 residenti, ma solo 0,22 strutture di livello avanzato per 250.000 residenti.

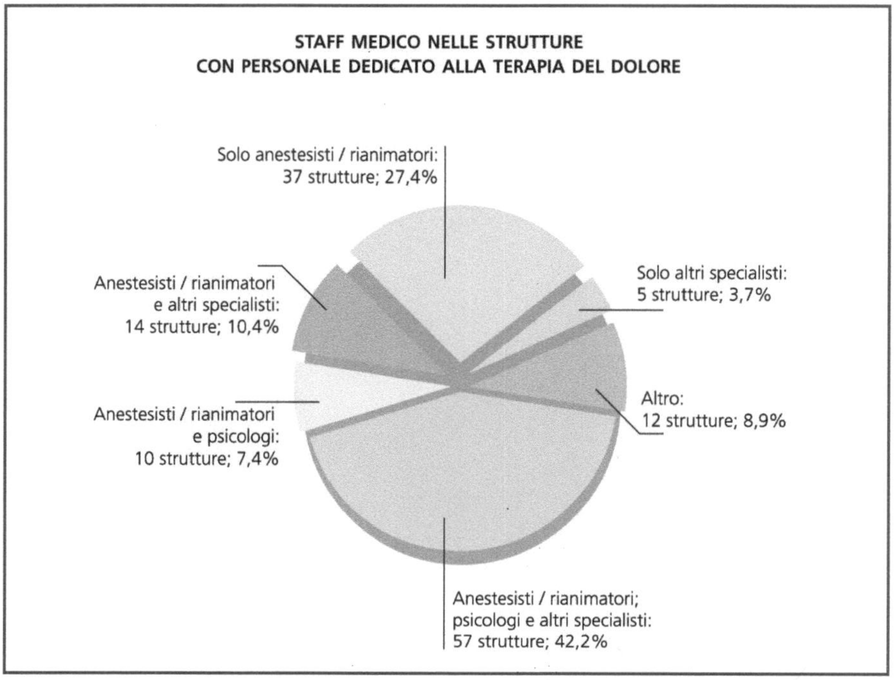

Fig. 15.3 Tipologia degli specialisti nelle strutture di Terapia del dolore. Sono riportate le percentuali dei diversi specialisti presenti nelle strutture di Terapia del dolore rispetto alle risorse mediche dedicate alla cura del dolore cronico. Da Notaro et al. 2009, con autorizzazione

L'impegno della Onlus Nopain nel produrre il primo *Libro Bianco delle strutture di Terapia del dolore in Italia* (Nopain, 2009) ha come scopo quello di favorire:

- un maggiore sviluppo di modelli organizzativi con risorse dedicate in un numero adeguato;
- percorsi diagnostici terapeutici e assistenziali per la malattia dolore;
- processi formativi adeguati;
- una maggiore consapevolezza delle persone che hanno bisogno di cura.

Tutto questo è necessario per cercare di migliorare la cura del dolore *inutile* in tante persone che soffrono per lunghi periodi e spesso per tutta la vita.

15.6 Conclusioni

Questo studio descrittivo condotto dalla Onlus Nopain con il supporto della Struttura di Terapia del dolore dell'Azienda Ospedaliera Ospedale Niguarda Cà Granda di

PRESENZA DEI DIVERSI TIPI DI SPECIALISTI

		Strutture con almeno uno specialista in anestesia e rianimazione		Strutture con almeno uno psicologo		Strutture con almeno uno specialista di altri settori	
Totale strutture analizzate	**158**	127	80,4%	67	42,4%	79	50,0%
Strutture con almeno un medico dedicato alla terapia del dolore	**135**	118	87,4%	67	49,6%	76	56,3%

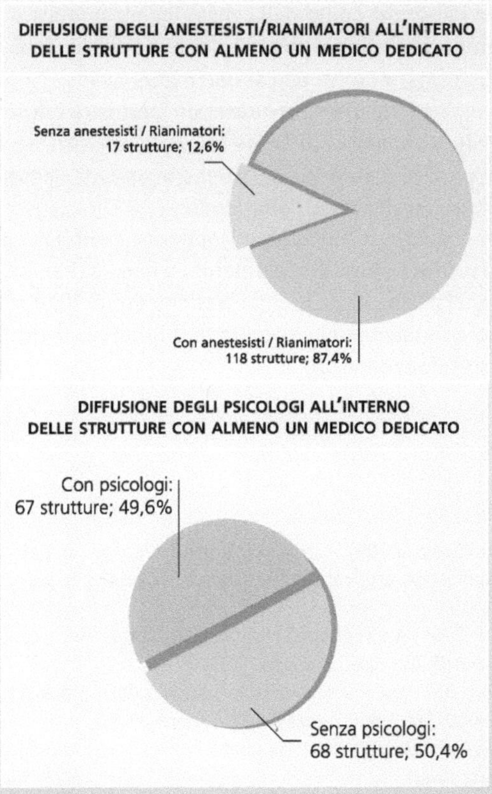

a

b

Fig. 15.4 a Diffusione degli anestesisti/rianimatori all'interno delle strutture con almeno un medico dedicato. **b** Diffusione degli psicologi all'interno delle strutture con almeno un medico dedicato. Da Notaro et al. 2009, con autorizzazione

Milano evidenzia come in Italia le strutture di Terapia del dolore siano molto disomogenee tra loro sia per quanto riguarda la denominazione, sia per ciò che concerne l'organizzazione e le prestazioni erogate. Tale situazione genera fraintendimenti e difficoltà nella gestione del dolore cronico per la mancanza di indirizzi e percorsi comuni, con conseguente disorientamento nelle persone sofferenti in cerca di aiuto.

L'aspetto più significativo che emerge dall'analisi dei dati è il numero marginale di risorse umane dedicate nella maggior parte delle strutture; il numero di specialisti è infatti molto basso e ciò limita la possibilità di attuare interventi complessi e di organizzare in maniera ottimale le attività a vari livelli, sia nella ricerca clinica sia nello sviluppo tecnologico. I modelli e le esperienze internazionali auspicano l'adozione di un approccio *stepped care*, secondo il quale la gestione della persona con dolore cronico avviene per livelli: più aumenta la complessità del bisogno di cure, maggiori sono le risorse impiegate. Le strutture in grado di rispondere in modo adeguato alla domanda di cura algologica complessa si classificano in questo modo.

L'indagine ha evidenziato come nella maggior parte delle strutture italiane non via sia un'équipe multidisciplinare strutturata né un sufficiente sviluppo di progetti di ricerca e di piani formativi oltre che assistenziali.

È emerso inoltre che nelle stesse strutture di Terapia del dolore raramente esistono posti letto dedicati e riconosciuti come tali dal SSN. All'occorrenza ci si avvale di posti letto presso altre divisioni specialistiche in caso di ricovero ordinario per diagnosi e/o cura di sindromi dolorose complesse.

Il nostro intento è quello di informare l'opinione pubblica su tali problematiche, e di sensibilizzare i professionisti e le istituzioni a una analisi del problema e dei vantaggi economici e sociali che derivano dal trattamento del dolore cronico.

Obiettivo ultimo e fondamentale è quello di migliorare la qualità di vita delle persone riducendo le sofferenze inutili.

Bibliografia

American Pain Foundation (2009) A reporter's guide: covering pain and its management. http://www.painfoundation.org/learn/publications/files/reporters-guide.pdf. Accessed 31 ottobre 2009

Canadian Pain Society (2005) Accreditation pain standard. http://www.canadianpainsociety.ca/accreditation_manual.pdf. Accessed 8 novembre 2009

Department of Health (2002) Specialised services national definitions set. www.dh.gov.uk/assetRoot/04/01/96/12/04019612.pdf. Accessed 31 ottobre 2009

Donabedian A (1990) La qualità dell'assistenza sanitaria. Principi e metodologie di valutazione. Nuova Italia Scientifica, Roma

Fullen B, Hurley DA, Power C et al (2006) The need for a national strategy for chronic pain management in Ireland. Ir J Med Sci 175(2):68–73

Gardini A (2004) Verso la qualità. Centro Scientifico Editore, Torino

Haute Autorité de Santé (2008) Douleur chronique: reconnaître le syndrome douloureux chronique l'évaluer et orienter le patient. http://www.has-sante.fr/portail/jcms/c_732257/douleur-chronique-reconnaitre-le-syndrome-douloureux-chronique-l-evaluer-et-orienter-le-patient. Accessed 31 ottobre 2009

Istituto Nazionale di Statistica (2009) http://www.istat.it. Accessed 31 ottobre 2009

Joint Commission (2009) http://www.jointcommission.org/. Accessed 31 ottobre 2009

McEwen J (2004) Chronic Pain Services in Scotland. Scottish Executive, Edinburgh

Ministero della Salute http://www.ministerosalute.it. Accessed 31ottobre 2009

Nopain (2009) http://www.nopain.it/. Accessed 8 novembre 2009

Notaro (2006) Le malattie inguaribili: curare? Sempre. Cap. 5. In: Botturi M, Riboldi L (eds) Le malattie inguaribili: curare? Sempre. Società Editrice Fiorentina, Firenze, pp 43–50
Notaro P, Voltolini A, Ferrario M et al (2009) Dolore cronico, dolore inutile. Strutture di Terapia del dolore in Italia. Perché un Libro Bianco. http://www.nopain.it/. Accessed 8 novembre 2009
Royal College of Anaesthetists, Pain Society (2003) Pain Management service: good practice. http://www.rcoa.ac.uk/docs/painservices.pdf. Accessed 8 novembre 2009

Letture consigliate

Association of Anaesthetists of Great Britain and Ireland and the Pain Society (1997) Provision of Pain Services. http://www.britishpainsociety.org/24doc.pdf Accessed 31 ottobre 2009
Dobkin P, Boothroyd L (2008) Organizing health services for patients with chronic pain: when there is a will, there is a way. Pain Med 9(7):881–889
Loeser JD (1991). Desirable characteristics for pain treatment facilities: report of the IASP task-force. In: Bond MR, Charlton JE, Woolf CJ (eds) Proceedings of the 4th world congress on pain. Elsevier, Amsterdam
Royal College of Anaesthetists (2009) Guidance on the provision of anaesthetic services for chronic pain management http://www.rcoa.ac.uk/docs/GPAS-Chronic.pdf. Accessed 8 novembre 2009

Indice analitico

FSC
www.fsc.org
MIX
Papier | Fördert gute Waldnutzung
FSC® C083411

Kolibri 360 GmbH
Ferdinand-Jühlke-Straße 7
99095 Erfurt, Deutschland
produktsicherheit@kolibri360.de